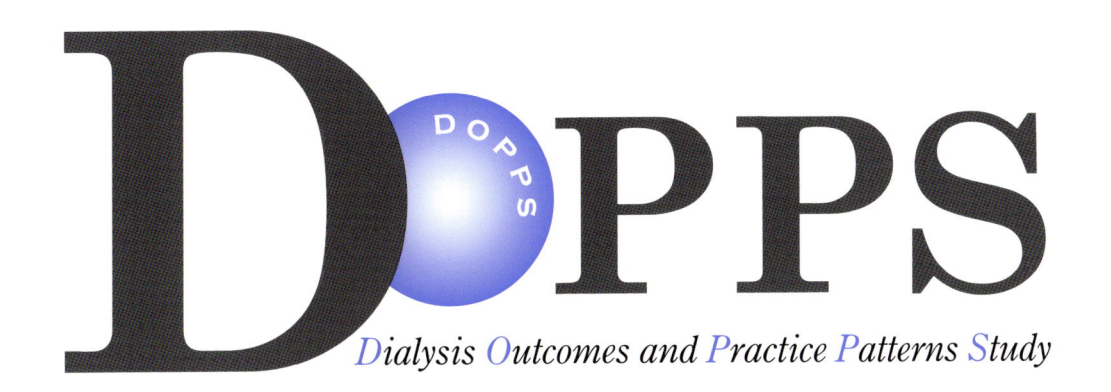

DOPPS
Dialysis Outcomes and Practice Patterns Study

監修　黒川　清　Kiyoshi Kurokawa
編集　秋澤 忠男　Tadao Akizawa
　　　斎藤　明　Akira Saito
　　　秋葉　隆　Takashi Akiba
　　　福原 俊一　Shunichi Fukuhara

透析臨床にもたらした *impact*

日本メディカルセンター

■ 監　修

黒川　　清　日本医療政策機構 代表理事/東京大学名誉教授

■ 編　集

秋澤　忠男　昭和大学医学部内科学講座腎臓内科学部門　教授
斎藤　　明　横浜第一病院　院長
秋葉　　隆　東京女子医科大学腎臓病総合医療センター血液浄化療法科　教授
福原　俊一　京都大学大学院医学研究科医療疫学分野　教授/福島県立医科大学　副学長

■ 執　筆 (執筆順)

Philip J. Held　Adjunct Professor, Department of Internal Medicine, University of Michigan Health System/Arbor Research Collaborative for Health, Senior Researcher
Donna L. Mapes　Arbor Research Collaborative for Health, Adjunct Senior Researcher
池之上辰義　京都大学大学院医学研究科医療疫学分野
福間　真悟　京都大学大学院医学研究科医療疫学分野
山﨑　　新　京都大学大学院医学研究科医療疫学分野　准教授
中村　文明　京都大学大学院医学研究科医療疫学分野
近藤　尚哉　京都大学大学院医学研究科医療疫学分野
木戸　　亮　健康医療評価研究機構/京都大学大学院医学研究科医療疫学分野
福原　俊一　京都大学大学院医学研究科医療疫学分野　教授/福島県立医科大学　副学長
金井　厳太　東海大学医学部腎内分泌代謝内科　助教
但木　　太　東海大学医学部付属八王子病院腎・透析科　講師
浅野　　学　池上総合病院腎臓医療センター　副センター長
小口　健一　池上総合病院腎臓医療センター　センター長
木全　直樹　東京女子医科大学腎臓病総合医療センター血液浄化療法科　講師
岩﨑　富人　新百合ケ丘総合病院腎臓・透析内科長/血液浄化センター長
秋葉　　隆　東京女子医科大学腎臓病総合医療センター血液浄化療法科　教授
駒場　大峰　東海大学医学部内科学系腎内分泌代謝内科　助教
深川　雅史　東海大学医学部内科学系腎内分泌代謝内科　教授
衣笠えり子　昭和大学横浜市北部病院内科　教授
朝倉　　慶　昭和大学横浜市北部病院内科　助教
吉田　典世　昭和大学横浜市北部病院内科　助教
緒方　浩顕　昭和大学横浜市北部病院内科　准教授

武重　由依	昭和大学横浜市北部病院内科	
溝渕　正英	昭和大学医学部内科学講座腎臓内科学部門	
式田　康人	昭和大学医学部内科学講座腎臓内科学部門	
秋澤　忠男	昭和大学医学部内科学講座腎臓内科学部門　教授	
小岩　文彦	昭和大学藤が丘病院腎臓内科　准教授	
宮崎　友晃	昭和大学藤が丘病院腎臓内科	
長谷川　毅	昭和大学藤が丘病院腎臓内科	
小向　大輔	昭和大学藤が丘病院腎臓内科	
大宮　信哉	昭和大学藤が丘病院腎臓内科	
廣瀬　真	昭和大学藤が丘病院腎臓内科	
本田　浩一	昭和大学医学部内科学講座腎臓内科学部門　講師	
栗田　宜明	京都大学大学院医学研究科医療疫学分野	
林野　泰明	天理よろづ相談所病院内分泌内科　副部長	
山本　洋介	京都大学大学院医学研究科医療疫学分野　講師	
竹上　未紗	国立循環器病研究センター研究開発基盤センター予防医学・疫学情報部　研究員	
古松　慶之	藤井寺敬任会クリニック　副院長	
大西　良浩	認定NPO法人健康医療評価研究機構　研究部長/京都大学大学院医学研究科　非常勤講師	
藤島　幹彦	三愛病院附属矢巾クリニック　院長	
斎藤　明	横浜第一病院　院長	
鈴木　幸恵	昭和大学医学部内科学講座腎臓内科学部門	
佐藤　芳憲	昭和大学藤が丘病院腎臓内科	
兼島　伸青	昭和大学藤が丘病院腎臓内科	
川口　武彦	千葉東病院腎・糖尿病・内分泌内科	
高安真美子	昭和大学藤が丘病院腎臓内科	
笹井　文彦	昭和大学藤が丘病院腎臓内科	
横山　仁	金沢医科大学医学部腎臓内科学　教授	
斉藤ひさ子	昭和大学藤が丘病院腎臓内科	
藤岡　礼	昭和大学藤が丘病院腎臓内科	
田中　元子	松下会あけぼのクリニック腎臓内科　副院長	
田端　亮	協和発酵キリン株式会社開発本部臨床開発第3部　マネジャー	
Ronald L. Pisoni	Arbor Research Collaborative for Health, Senior Research Scientist	
Bruce M. Robinson	Arbor Research Collaborative for Health, Vice President	
鈴木　圭司	協和発酵キリン株式会社開発本部臨床研究推進部　マネジャー	

監修の言葉

DOPPSの意味と意義

　DOPPSは，先進欧米各国での透析医療の現場での実態を，とくにいくつかの仮説を設定するのではなく，多角的に臨床データを収集する大規模プロジェクトであり，1990年半ばに始められた．さらに，このような研究が私企業の支援で始まったところにもその社会的貢献への意欲がみられる．

　同じような「透析療法」を行っているとはいえ，参加各先進諸国でもいろいろな「違い」がある．意外な違いも見えてくる．そこで「これらの違いの理由は何なのか？」という検証すべき課題が出てくる．わが国でも多くのクリニックの参加協力を得ながらこの新しい形の「臨床治験」に参加してきたが，データが集まるにつれ，以下のような透析医療の背景が見えてきた．

　透析の原因疾患，ビタミンD投与，Kt/V，血流量，血圧，貧血，生命予後，アクセス等々，実に多様な透析医療の側面が，それぞれ各国で同じなのか，あるいは違うのか，などの多くはいつも当然と考えてしまいがちなことに違いのあることが見えてくる．そこで「なぜ」という新しい疑問が出てくる．

　これらの違いの理由は，透析医療としての医師たちの判断の違いなのか，医療制度からくる違いなのか，その理由は何なのか，貧血に対するrHuEPO使用量の違いなのか，その違いの理由は何なのか？である．

　これらを適切な分析法で比較検討する，学会等を通じた専門家同士での議論，研究成果の共有などから，透析医療の標準化，医療政策への違いの認識や提言が可能になってくる．十数年にわたるDOPPSの成果は，グローバル化する情報社会にあって，医療政策や患者の選択肢，専門家と学会の関係，私企業の社会貢献等々に多くの課題を示した画期的プロジェクトであるといえよう．

　本書が，DOPPSの意味と意義，さらに医療の在り方，世界のなかの日本，世界への発信など多くの成果と課題を私たちにも与えている．そして，日本の透析医療が，多くの課題を抱えながら，世界のなかでも多くの面で優れていることを確認してくれたこと，透析医療にかかわる人たち，患者さんと家族にとっても自信を与えてくれたのではないか．

　常に，世界の同じ土俵で診療をしていることの大事さを，改めて認識させてくれることにもなったのだと思う．

2013年1月

日本医療政策機構 代表理事/東京大学名誉教授　黒川　清

編集の意図

The Spirit of DOPPS

　この書籍を企画した第一の目的は，DOPPSというかつて例を見ない壮大かつ長期間にわたる国際的な研究プロジェクトの全容，本質，成果そしてその臨床的・社会的意義を，透析医療に係わるすべての皆さまに，わかりやすくご理解いただくことである．

　第二の目的は，従来の医学研究が，疾患の機序解明，治療法の開発，およびその効果の検証を目的にしたものがほとんどを占めてきたなかで，DOPPSは独自性のきわめて高い研究目的と研究デザインで計画・実施された．その画期性をわかりやすく解説することである．DOPPSが開始された1990年代後半は，evidence-based medicine（EBM）が提唱されわが国にも伝来し，急速に普及が開始された時代であった．当初，EBMが表層的に理解され，ランダム化比較試験（RCT）こそが最強のエビデンスを提供する唯一の研究である，という認識が多くの医療者に刷り込まれた．そのような風潮にあって，DOPPSは，あえて観察研究デザインを採用し，リアル・ワールドの診療の実態・ばらつき（practice variation）の記述，そしてそのばらつきと患者アウトカムとの関連性を分析し，どのような診療パターンが患者の予後にもっとも良い患者アウトカムをもたらすか，を目的とするという日本では見たこともない研究が開始されたのである．当初，このような研究アプローチの長所は世界，とくに日本ではよく理解されず，その価値も過小評価されてきたが，DOPPSの継続的な努力と成果発信により，良くデザインされていれば観察研究であっても良質なエビデンスを提供することができることが徐々に理解されるようになった．

　第三の目的は，DOPPS研究は，「研究のための研究（例：病態機序に関する新規知見の発見のみを目的とした研究）」ではなく，「診療を変えるための研究」「政策を変えるための研究」であったことをお伝えすることである．具体的には，DOPPSから得られた主要な成果（血管アクセス，透析時間，透析導入前腎臓内科専門医受診，透析液の水質など）はすべてmodifiableな要因であり，この要因の改善によって患者のアウトカムが改善しうることを科学的に示すことができた．これらの知見は世界の透析診療パターンを確実に改善させ，ひいては保険診療報酬などの政策の改善にもつながっている．

　最後に，何よりもこのDOPPS研究は，研究者のためではなく，透析診療に従事するすべての医療者とそして患者のために行われたことを強調したい．本書を読まれた皆さまの一人でも多くが，DOPPSのような臨床的・社会的意義の高い研究を自ら実施あるいは参加しようと思われることを，著者全員が切望する．たとえ研究に従事されなくても，日々の診療における疑問の解決において，「DOPPS Way and Spirit」とでも言える科学的アプローチや精神を活かしていただきたいと希望するものである．

2013年1月

J-DOPPS Steering Committee
福原俊一，秋澤忠男，秋葉　隆，斎藤　明，黒川　清

CONTENTS

DOPPS ● 透析臨床にもたらした *impact*

第1章 DOPPSはどんな手法で，何を明らかにしようとしたのか？

The Origins of the Dialysis Outcomes and Practice Patterns Study (DOPPS)　16
Philip J. Held and Donna L. Mapes

第2章 DOPPSとは何か？

1 DOPPSを図解する　22
池之上辰義・福間　真悟・山崎　新

2 DOPPSと臨床試験はどこが違うのか？　24
中村　文明

3 DOPPSの目的：リサーチ・クエスチョンで分類する

3-1 病気と診療の実態やばらつきを記述する研究　26
近藤　尚哉・中村　文明

3-2 病気の要因とアウトカムの関連を調べる研究　28
木戸　亮・福原　俊一

3-3 治療の効果を調べる研究　30
福間　真悟

第3章 DOPPS研究がもたらした透析臨床へのメッセージ

[透析処方]

1 Kt/Vの国際比較　34
金井　厳太

2	透析時間と生命予後	36
	但木　太	
3	血流量と生命予後	38
	但木　太	
4	バスキュラーアクセスの種類の国際推移	40
	浅野　学・小口　健一	
5	Kt/V と生命予後	42
	金井　厳太	
6	バスキュラーアクセス形態と生命予後	44
	浅野　学・小口　健一	

[骨カルシウム代謝]

1	透析液カルシウム濃度と生命予後	46
	木全　直樹	
2	ビタミン D 投与─生命予後への有用性には疑義がある	48
	岩﨑　富人・秋葉　隆	
3	PTH 値と生命予後	51
	駒場　大峰・深川　雅史	
4	血清カルシウム濃度，血清リン濃度，血清副甲状腺ホルモン濃度と生命予後の関連	54
	秋葉　隆	
5	シナカルセトと生命予後	58
	衣笠えり子・朝倉　慶・吉田　典世	

[貧血治療]

1 ヘモグロビンレベルとESA投与量の国際比較　60
　　　緒方　浩顕・吉田　典世・武重　由依

2 ヘモグロビンレベルとESA投与量の年次推移　63
　　　溝渕　正英・式田　康人・秋澤　忠男

3 鉄剤の種類と投与量の国際間比較と年次推移　66
　　　小岩　文彦・宮崎　友晃

4 ヘモグロビンレベルの変動と生命予後　70
　　　長谷川　毅・小向　大輔・大宮　信哉

5 ヘモグロビンレベルと健康関連QOL　72
　　　長谷川　毅・廣瀬　真・宮崎　友晃

6 ヘモグロビンレベルに関連する因子　76
　　　本田　浩一・秋澤　忠男

[その他]

1 QOL―健康関連QOLは死亡や入院を予測する因子となりうる　78
　　　栗田　宜明

2 うつ―透析患者においてうつは死亡率上昇と関連する　80
　　　山崎　新

3 糖尿病―血液透析を受けている糖尿病患者における健康関連QOLと総死亡との関連　82
　　　林野　泰明

4 透析患者のうつ症状と，将来の痒みの発生には関連があるか？　84
　　　山本　洋介

5 睡眠障害―睡眠の質は,透析患者の生命予後と健康関連 QOL を予測するか？ 86
竹上 未紗

6 医療関係者との接触時間―医師による診察時間と,患者の主観的アウトカム（QOL, 満足度）との関連 88
古松　慶之・山崎　新・福原　俊一

第4章 DOPPS のもたらしたもの

[DOPPS の波及効果]

1 腎臓・透析医のための臨床研究デザイン塾
―DOPPS のもうひとつの果実 92
福原　俊一

2 J-CLIP 98
大西　良浩

3 DOPPS に参加して診療現場に何が起きたか？ 102
藤島　幹彦

[DOPPS は日本および世界の透析医療に何をもたらしたか？]

1 日本の透析診療ガイドラインへ与えた影響 104
秋葉　隆

2 日本の医療政策に与えた影響 107
斎藤　明

3 世界の透析医療に与えた影響 110
秋澤　忠男・鈴木　幸恵

	4	結局のところ，DOPPSから何がわかったのか？	112

福原　俊一

第5章　日本から発信されたDOPPS研究/J-DOPPS研究

	1	血液透析患者の腎性貧血管理にerythropoiesis stimulating agent（ESA）包括化が及ぼした影響	116

長谷川　毅・佐藤　芳憲・兼島　伸青

	2	血液透析患者におけるC-反応性蛋白質（CRP）と死亡率	118

川口　武彦

	3	より早期で頻回の保存期腎専門医診療は血液透析導入後の低い早期死亡リスクと関連している	122

長谷川　毅・高安真美子・笹井　文彦

	4	透析膜の生体適合性と機能により貧血，エリスロポエチン製剤使用量と予後は異なるか？	124

横山　仁

	5	ガイドラインの治療指針の修正により，日本の透析患者の推定生存年数はどう変わるか？	126

斎藤　明

	6	日本における貧血管理の変化と患者予後	130

秋澤　忠男・式田　康人

	7	継続的なアスピリン投与は新規血液透析患者における動静脈瘻内シャント開存期間を改善する	132

長谷川　毅・斉藤ひさ子・藤岡　礼

8	血液透析患者において，糖尿病の併存，血糖コントロールと総死亡は関係があるか？	134	
		林野　泰明	
9	血液透析患者における骨ミネラル代謝と生命予後	136	
		木全　直樹	
10	高カルシウム血症は血液透析患者におけるメンタルヘルスを低下させる	138	
		田中　元子	
11	うつを有する透析患者への治療パターン，および死亡リスクとの関連性	140	
		福原　俊一	
12	DOPPS 研究での透析施設における長い入院期間と早期再入院との関連の，二次性副甲状腺機能亢進症例における検討と考察	142	
		但木　太	
13	日本の血液透析患者における骨ミネラル代謝因子と貧血管理	144	
		木全　直樹	
14	DOPPS による日本と欧米の透析処方の差異	146	
		秋葉　隆	
15	世界 3 地域の透析患者における健康関連 QOL の比較	148	
		山本　洋介・福原　俊一	

付　録

[DOPPSの研究デザイン]

1　コホート研究とは？ … 152
栗田　宜明

2　DOPPSのサンプリング方法 … 154
田端　亮・Ronald L. Pisoni・Bruce M. Robinson

3　アウトカムとは何か？ … 158
山本　洋介

4　調整因子とは何か？ … 160
福間　真悟

[DOPPSの組織]

DOPPS phase Ⅰ～Ⅴ―参加国とおもな活動内容 … 162
鈴木　圭司

DOPPS文献リスト … 164
索　引 … 177

● **本書文献につきまして** ●

- 巻末の「DOPPS文献リスト」は，2012年9月現在のDOPPS関連の文献一覧です．
- 各論文中では，これらDOPPS文献についてはNo.のみ記載していますので，詳細は巻末（p.164～176）のリストをご参照ください．
- 「第3章 DOPPS研究がもたらした透析臨床へのメッセージ」では，紹介されるDOPPS文献を論文タイトルの下に DOPPS文献 として提示しております．

第1章
DOPPSはどんな手法で、何を明らかにしようとしたのか？

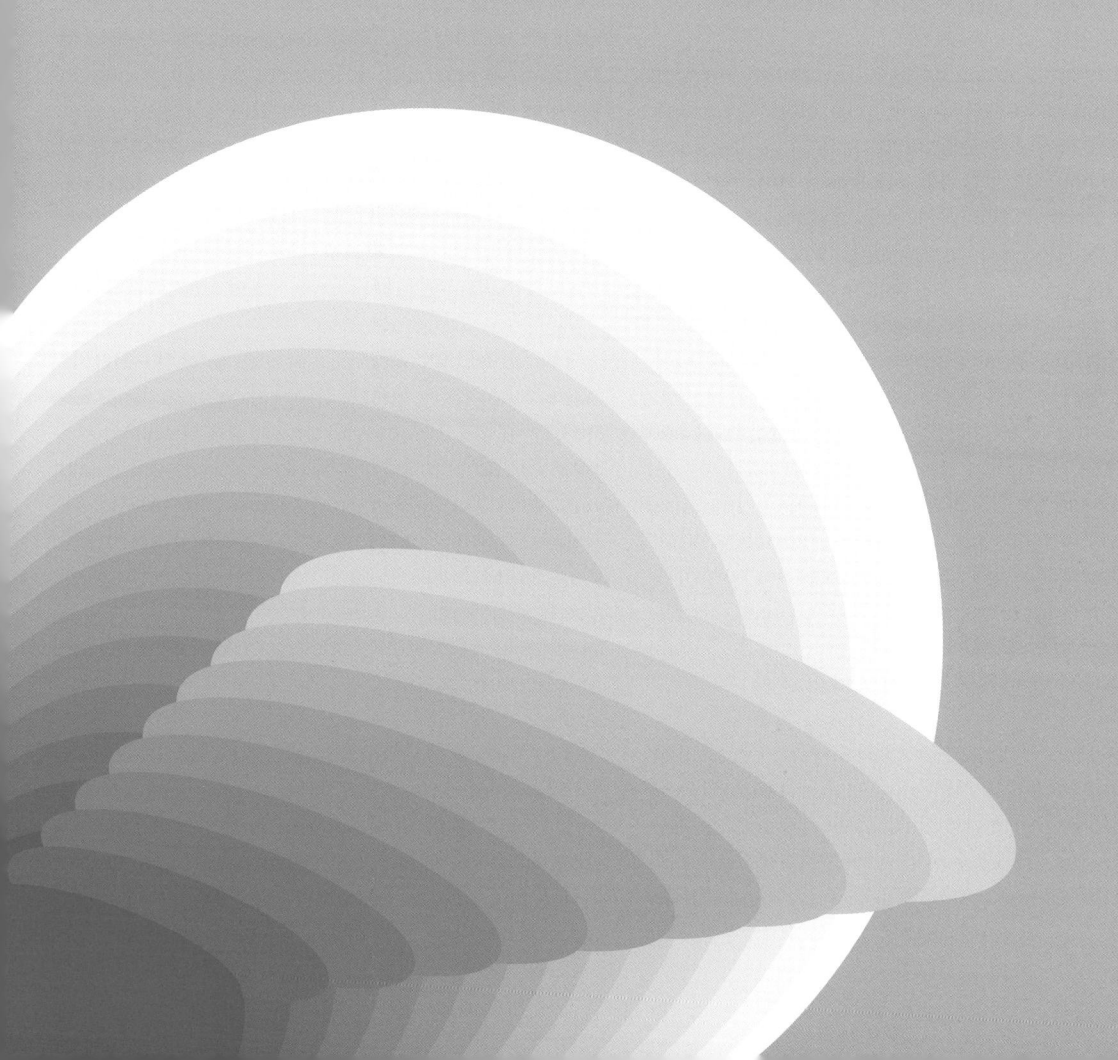

第 1 章　DOPPS はどんな手法で，何を明らかにしようとしたのか？

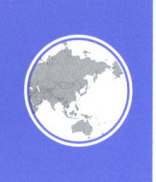

The Origins of the Dialysis Outcomes and Practice Patterns Study (DOPPS)

Philip J. Held, Ph.D. and Donna L. Mapes, Ph.D., MS

Many have developed the concepts and applications of dialysis, which is the removal of toxins from the blood when the kidney cannot do so, beginning with Graham of Scotland in 1854[1]. The application of this concept to use with an artificial kidney in a clinical setting is generally credited to Kolff in 1943[2]. Chronic dialysis generally moved closer to a reality in the 1960s with the development of the Quinton-Scribner shunt, which made access to the vascular system closer to routine[3]. Dialysis was introduced into Japan by 1968[4]. By 2008 the number of prevalent dialysis patients in Japan had exceeded 283,000[5].

Maintenance hemodialysis, the most common form of dialysis in Japan and most other countries, has always used mortality of the patient as the primary end point. The DOPPS (Dialysis Outcomes and Practice Patterns Study) had its distant origins in a mortality conference[6] in Texas. This conference, the first of its kind in the US which brought together medical researchers and practitioners, to discuss research findings primarily related to measuring mortality of dialysis patients in different physical and societal settings. One paper[7] reported that Japan had the lowest mortality, Europe had the next lowest mortality and the US, in this comparison of the three countries/societies had the highest mortality. While the Japanese dialysis community was not surprised by these results, nonetheless there remained in some Western circles skepticism that Japan had the lowest death rate compared to Europe and the US.

Anemia has always been a known problem for dialysis patients and historically was treated by blood transfusions. Urinary erythropoietin, a hormone produced by the kidney was identified by Goldwasser[8]. During the eighties, Amgen, Inc, a new biotechnology company, developed a recombinant DNA erythropoietin (Epoietin alfa) and brought it to market (EPOGEN™) in 1989[9]. Over this time period, Amgen developed scientific, clinical, manufacturing, and patent relationships with Kirin Pharmaceutical. Epoietin alfa was marketed in Japan as ESPO™ in 1990.

Based on a review of those international differences in mortality, Gordon Binder, Amgen's second President, established a general working principal that doing good for patients would be the driving force for the firm. Called the Longevity Program, DOPPS was the key study that evolved to explain international mortality differences as well as helping each of the practicing communities to improve their own patient outcomes. With full cooperation from the Amgen-Kirin Scientific Committee and key Japanese and European nephrologists, the DOPPS was initially launched in the US, Japan, and five European countries. It expanded first to twelve, and now 20 nations.

The initial outcome measurements of the DOPPS were：mortality, morbidity, vascular access, and quality of life. The overall goal of the study is to explain the differences in practice patterns and patient outcomes. The study involves substantial practices of nephrologists, surgeons, nurses, and other health care professionals in each country. And perhaps for the first time in such epidemiological studies, wide application of random sampling design for efficiency and scientific rigor.

The data from Japan has been instrumental in pointing out differences both in practices and outcomes and confirmed the low mortality of Japanese dialysis patients. DOPPS has resulted in an international impact with over 100 scientific publications, countless scientific citations, scientific data contributions to the development of clinical practice guidelines internationally, and a data source which is globally impacting medical practice, dialysis health policy and regulatory changes.

The DOPPS represents the results of extraordinary international cooperation within the scientific and clinical nephrology community. Japan has been a leading and fundamental part of this powerful endeavor.

References
1) Graham T：The Bakerian lecture：on osmotic force. Philosophical Transactions of the Royal Society in London 1854；144：177-228
2) Kolff W J and Berk H T J：Artificial kidney, dialyzer with great area. Geneesk, 21：1944
3) Quinton W, Dillard D, Scribner BH：Cannulation of blood vessels for prolonged hemodialysis. Trans ASAIO 1960；6：104-107
4) An Overview of Regular Dialysis Treatment in Japan. Patient Registration Committee, Japanese Society for Dialysis Therapy, Tokyo, Japan
5) Akizawa T：Current status of dialysis therapy and related clinical guidelines in Japan. JMAJ 2010；53：185-187
6) Hull AR：The 1989 Dallas Conference on Morbidity and Mortality in Dialysis：what did we learn? Clin J Am Soc Nephrol 2009；4（Suppl 1）：S2-S4
7) Held PJ, Brunner F, Odaka M, et al：Five-year survival for end-stage renal disease patients in the United States, Europe, and Japan, 1982 to 1987. Am J Kidney Dis 1990；15：451-457
8) Eugene Goldwasser, PhD, 1922-2010. The University of Chicago Medicine Communications. http://www.uchospitals.edu/news/2010/20101220-goldwasser.html
9) Eschbach JW, Egrie JC, Downing MR, et al：Correction of the anemia of end-stage renal disease with recombinant human erythropoietin. Results of a combined phase I and II clinical trial. N Engl J Med 1987；316：73-78

〈日本語訳〉

「透析の予後と診療内容の関連に関する研究（DOPPS）」の起源

● 透析の起源と発展の過程

腎臓が体内にたまった毒素を血液から取り除くことができなくなったとき，それを代行する「透析」の概念と，それを実際に臨床に使えるようにしようと研究者たちが努力してきた．その始まりは，1854年スコットランドのGraham[1]であったし，この概念を現実のものとし臨床応用を実現したのは1943年Kolff[2]の業績とされている．その後，血管アクセスとしてQuinton-Scribner shuntが開発され，1960年代に慢性透析が現実のものとなった[3]．透析療法は1968年までには日本に導入され[4]，2008年には，日本の慢性透析患者数は283,000人を超えている[5]．

● DOPPSの発想

日本をはじめとしてほかの多くの国々で行われる透析療法としてもっともルーチーンに行われる維持血液透析療法では，その主要評価項目として，常に「患者死亡」が使われてきた．「透析の予後と診療内容の関連に関する研究（Dialysis Outcomes and Practice Patterns Study；DOPPS）」は，米国テキサスでの「透析患者死亡カンファランス（Mortality Conference）」[6]にその起源をさかのぼることができる．このカンファランスは，異なった身体的，社会的な背景をもつ透析患者の生命予後に関する研究成果を持ち寄って，医学研究者と臨床医が集まり議論した米国で初めての場であった．このカンファランスで，「日本の透析患者の死亡率がもっとも低く，欧州が続き，三つの国と地域の比較のなかで，米国がもっとも高い死亡率である」という報告がなされた[7]．日本の透析関係者たちはこの結果に驚かなかったが，一方で欧米では，「日本がもっとも慢性透析患者の死亡率が低い」という結果に懐疑的な向きもあった．

● DOPPS研究の実現

透析患者では貧血は常に大きな問題として認識され，歴史的には輸血によって治療されてきた．腎臓で産生される造血ホルモンであるエリスロポエチンは，Goldwasserにより尿中エリスロポエチンとして同定された[8]．1980年代，新しいバイオテクノロジー企業であるAmgen社は，リコンビナントエリスロポエチン（epoietin alfa）を開発し，1989年に商品名EPOGEN™として発売した[9]．この時期，Amgen社はKirin医薬（株）と，科学的，臨床的，製造，そして特許契約などの関係を発展させた．epoetin alfaは，1990年日本で商品名エスポー™として発売された．この患者生命予後の国・地域間差異を示した論文を背景として，Amgen社の2代目社長であるGordon Binder氏は，患者の利益となり，会社の発展に益する全体的作業スローガンを打ち出した．これが「長寿プログラム」と呼ばれたDOPPS研究で，国・地域間の生命予後の差異を解明し，それぞれの国・地域のなかにおいて患者アウトカムを改善するために，臨床家たちが互いに協力し合いながら研究を行うものと位置づけられた．

● DOPPS研究の成果

DOPPSは，Amgen-Kirin科学委員会や日本や欧州の主要な腎臓医たちからの大きな協力を得て，米国・日本と欧州5カ国でスタートした．その後，12カ国に拡大し，現在20カ国が参加している．初期のDOPPSで調査したアウトカムの項目は，「死亡率，罹患率，バスキュラーアクセス，生活の質（quality of life）」の4項目だった．この研究全体の目標は，治療方法の違いと患者アウトカムの違いとの関係を解明することにあった．この研究には，各国で実際に行われている腎臓医，外科医，看護師，その他の医療従事者の診療内容のほとんどが包括されている．そしておそらくは，効率的に実施し，かつ科学的厳密さを求めて「無作為抽出」という研究デザインをこの種の疫学研究として採用した初めての研究であった．

● DOPPS研究への日本の貢献

日本からのデータはDOPPS研究全体での治療方法とアウトカムの双方での違いを指摘し，日本の透

析患者の死亡率の低さを確認しその原因を解明するうえで，重要な示唆を与えるものであった．DOPPSは 100 以上の科学的な出版物を産み出し，数え切れないほどの科学論文で引用され，国際的な診療ガイドラインの構築への科学的データを寄与し，そして医療の実践や透析医療政策や規制変更へ貢献する，地球規模でインパクトを与えるデータソースとなっている．DOPPS は，腎臓病の研究者や臨床医のコミュニティーにおける並外れた国際的協力の成果そのものである．日本は，このDOPPSの力強い取り組みをリードし，その根元的な役割を担ってきたといえる．

（訳 秋葉　隆）

● 著者紹介 ●

- Philip J. Held 博士は，35 年にわたって臓器不全の研究で国際的に活躍されている，米国ミシガン大学の内科腎臓病学の教授で，公衆衛生学の教授も併任されていらっしゃいました．米国腎臓データシステム（USRDS）を創設し，9 年間にわたり理事長を務められ，また腎移植患者科学的レジストリーの理事長も務められました．

　特筆すべきことは，DOPPS 研究を発想し，その実施まで担われ現在の DOPPS の基盤を創られました．また「Arbor Research Collaborative For Health（健康のためのアーバー研究機構）」の創立に携わられ，初代理事長として 1996 年来世界の DOPPS 研究を統括されました．

- Donna L. Mapes 博士，理学修士，正看護師は 40 年以上腎臓病学の臨床，研究，教育，相談，プログラム立案に携わってきました．近年では，彼女は，Arbor 研究所の DOPPS 研究の共同研究者で，独立した腎臓病コンサルタントで，カリフォルニア大学の臨床助教でした．Mapes 博士は 2003 年に腎臓病学のメディカルディレクターで退職されました．彼女の経歴では，科学研究と教育プログラムとを 2 つ立ち上げ，80 名以上の研究者を有する研究プログラムのプロジェクトディレクターを務めたことが特筆されます．その 1 つは Arbor 研究所に与えられた DOPPS 研究であり，彼女はその発想立案時から共同研究者として寄与しました．2 つめは，アメリカ腎臓財団に与えられた合衆国の KDOQI と呼ばれた臨床診療ガイドライン作成であり，後に国際的に作成されるようになった KDIGO 臨床ガイドラインです．

第2章
DOPPS とは何か？

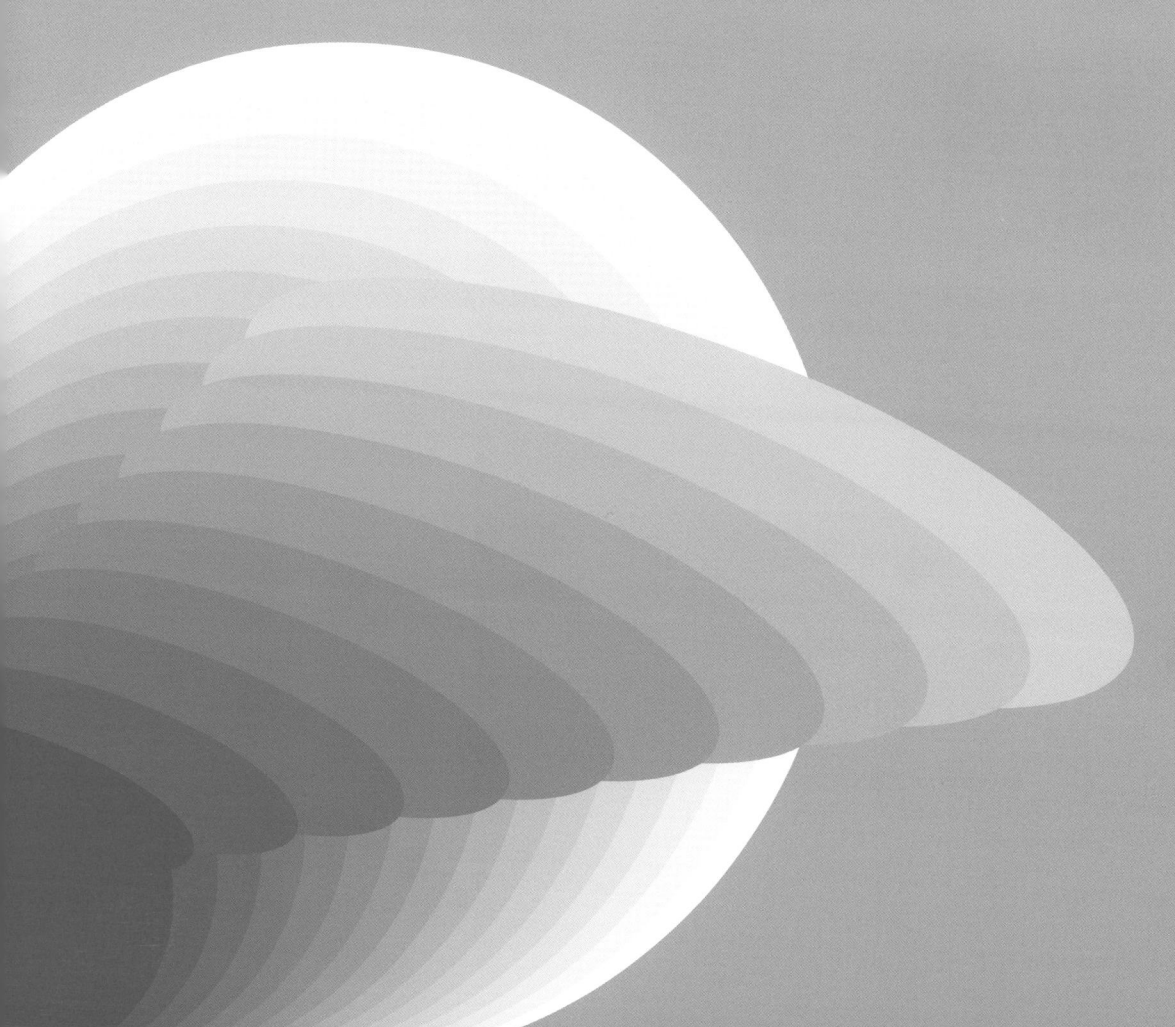

第2章　DOPPSとは何か？

1　DOPPSを図解する

Conceptual model of 'the DOPPS'

Background

- リサーチ・クエスチョンの構成要素の関係性を整理することが重要である．
- DOPPSでは「要因」「アウトカム」「第三の因子」が計画的に測定され，多様なリサーチ・クエスチョンに答えてきた．

1　概念モデルとは？

　概念モデルは，リサーチ・クエスチョン（RQ）の各要素の関係性を図示したものである．RQの基本的な構成要素は，「要因」と「アウトカム」の2つである（図1）．しかし，リアル・ワールドにおいて，要因とアウトカムのみで成立する関係はまれで，要因，アウトカム以外の「第三の因子」が存在する．第三の因子には，アウトカムに影響する「予後因子」，要因とアウトカムの中間にある「中間因子」，要因に関連かつアウトカムに影響する「交絡因子」などさまざまなパターンがある〔第三の因子の種類，とくに交絡因子については付録1～4（p.152～）で解説する〕．

　概念モデルを作成することのメリットは，①第三の因子のパターンを整理してパターンごとに区別すること，②分析に必要な第三の因子をリストアップできること，③RQを第三者にわかりやすく伝えられること，などがある．

2　DOPPSの概念モデルとは？

　DOPPSの概念モデルを図2に示し，その特徴を記述する．

● 要　因

　DOPPSでは，透析医療に関連する診療パターンのばらつき自体を要因として定義した．診療パターンには，薬剤（ESA製剤，リン吸着薬，降圧薬など），透析処方（透析時間，透析液など），バスキュラーアクセスといったさまざまな診療行為が含まれる．これにより，RQに応じて多様な要因の定義が可能となった．

● アウトカム

　DOPPSで定義された主要なアウトカムは，死亡，入院，バスキュラーアクセス，quality of life（QOL）の4つである．死亡や入院が切実なアウトカムであることはいうまでもない．また，バスキュラーアクセスは透析患者にとり，透析継続の命綱となる重要なアウトカムである．QOLが主要なアウトカムと

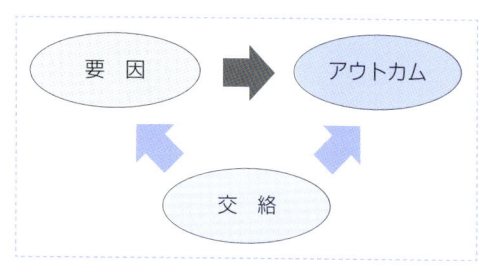

図1　概念モデルの例（交絡因子）
　要因は原因，アウトカムは結果に相当する．交絡因子は，以下の3条件を満たす第三の因子である．
　①アウトカムに影響し，②要因と関連し，③要因とアウトカムの中間にない．

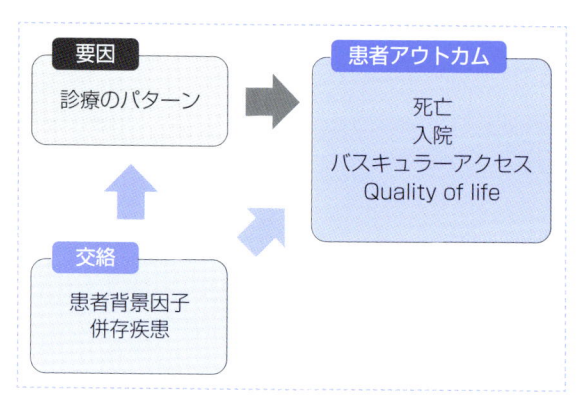

図2　DOPPSの概念モデル

して選ばれている点はDOPPSの特徴の一つとなっている．慢性腎不全のような慢性疾患において，検査値，イベントの発生など客観的アウトカム指標のみでは診療の評価が不十分となり，QOLなどのように患者の視点に基づく主観的アウトカム指標（patient-reported outcome；PRO）が重視されるようになってきている．

DOPPSでは，SF-36（Medical Outcomes Study 36-Item Short-Form Health Survey）を利用して健康関連QOLが測定されている．健康関連QOL測定のde facto standard（事実上の標準）であるSF-36は，多くの臨床研究で利用されている．また，SF-36は健康関連QOLを8つの側面（下位尺度）から捉えており，それぞれの下位尺度〔メンタルヘルス，活力，日常役割機能（精神），社会生活機能，身体機能，日常役割機能（身体），体の痛み，全般的健康観〕は独立したアウトカムとして利用可能である．

● 第三の因子

要因とアウトカムの関連を調べるには，第三の因子に適切に対処して質の高い比較を行うことが重要である．第三の因子のなかで関連を歪める交絡因子がとくに重要であるが，測定されていなければ対処はできない．DOPPSでは，各国共通のプロトコールにより，年齢，性別，人種といった患者背景因子，各種臨床検査値，14種類の併存疾患を第三の因子として測定している．これらは，RQによって重要な交絡因子となりうる．

3 DOPPSにおけるリサーチ・クエスチョン

DOPPSでは，以上のような概念モデルを基に，多様な要因，アウトカムの組み合わせにより，さまざまなRQに答えてきた．

● **診療パターンのばらつきを記述する**：抑うつ患者におけるベンゾジアゼピンの投与状況，バスキュラーアクセスの選択状況など．

● **患者の特性と臨床アウトカムの関連を調べる**：抑うつ傾向とかゆみの関連，骨・ミネラル代謝異常（MBD）マーカーと死亡の関連など．

● **治療の効果を調べる**：バイアスピリンがシャント開存に与える効果など．

● **診断・検査の性能を調べる**：質問紙によるうつの診断性能など．

これらの疑問は，臨床家が考える多様なRQのタイプを網羅しており，DOPPSの研究デザインの画期的な点と言える．

■ **まとめ**　　　　　　　　　　　　　　　　　　　　　テーマ：**DOPPSを図解する**

- 概念モデルを利用することで，要因，アウトカム，第三の因子の関係性を整理できる．
- DOPPSは，診療パターンを要因，死亡・入院・血管アクセス・QOLをアウトカム，患者背景因子や併存疾患を第三の因子として概念モデルを構成している．

参考文献

1) 松村真司，福原俊一：概念モデルをつくる．2008，特定非営利活動法人 健康医療評価研究機構，東京

（池之上辰義，福間真悟，山崎　新）

第2章　DOPPSとは何か？

2　DOPPSと臨床試験はどこが違うのか？

The difference between DOPPS and clinical trials

Background

- 臨床研究と臨床試験は同義ではない．
- ランダム化比較試験にも限界はある．
- 観察研究はランダム化比較試験にないエビデンスを補充する．

1　臨床研究≠臨床試験である

　日本において臨床研究というと，臨床試験と同義と見なされることが多いが，臨床研究が包含する研究領域はもっと広大なものである．医学の最新の成果を適切に患者の手元に届けるためには，臨床試験のみでは不十分であることを知っておかなければならない．薬剤疫学研究（安全性），アウトカム研究（実際の診療現場でのエビデンス），医療の質評価研究（エビデンスと診療のギャップ），医療の経済性の評価や医療政策に関する研究（エビデンスの効率的な活用），医療決断分析研究，医療情報やコミュニケーションに関する研究などがこれに相当する．DOPPSは，実際の臨床パターンとさまざまな患者アウトカムの記録を有する観察研究（コホート研究）であり，両者の関連をさまざまな角度から分析することが可能である．本稿では，臨床試験（おもにランダム化比較試験）のみでは実臨床に生かすエビデンスの作成には不十分である理由を挙げ，DOPPSの意義を理解していただく．

2　ランダム化比較試験の利点は何か？

　ランダム化比較試験は，治療効果の推定を行う際のゴールドスタンダードとされる．その理由は，ランダム化比較試験は治療方法をランダムに割り付けることにより，治療群とコントロール群の背景因子の差を最小限にすることが可能なためである．薬剤の有効性の検証では，さらに二重盲検法（治療者，患者の両方にどちらの群であるかをわからないようにする）を行うことで，より厳密に2群間の差をなくすことができる．また，通常解析の際には，途中での治療方法の変更の有無にかかわらず，最初のランダム割り付けに従って2群間の比較を行うintention-to-treat（ITT）解析が望ましいとされている．ITT解析を行うことで2群間の差は出現しにくくなるが，実際に選択した治療意図（intention）に従うことにより実践的な治療効果が推定できるため望ましいとされている．

　これらの方法を行うことで2群間をより厳密に比較することができるため，よくデザインされたランダム化比較試験は治療効果の推定にはもっとも優れている．

3　ランダム化比較試験の弱点は何か？

　一方で厳密な臨床試験のプロトコールは，表[1]に示すように実際の臨床実態からはかけ離れた状況を生じさせる．ランダム化比較試験で得られたエビデンスの結果が，実際の臨床の状況にどこまで適応可能なのか（一般化可能性）に限界があることは弱点として常にいわれている．大きく分けて3つの一般化可能性を阻害する原因がある．

　1つ目は対象者の選択の問題である．対象者の参加基準が厳密であるのに加えて，対象施設も任意に選択された高度な医療機関の場合がほとんどである．2つ目は，アウトカム設定の問題である．臨床試験では差を検出しやすくするために，発生数の少ないアウトカムは避けられたり，ほかのアウトカムと結び付けて複合アウトカムという形をとったりする．医療者や研究者が興味のあるアウトカムが，必ずしも患者にとって重要なアウトカムとはかぎらないことに注意しなければならない．3つ目の問題は，頻度はまれであるが重篤な有害事象を臨床試験の参加人数では十分に検出できないことである．実臨床の治療方法はリスクとベネフィットを考えて選択さ

表　実際の臨床実態とランダム化比較試験の比較

	実際の臨床実態	ランダム化比較試験
対象施設	大部分の患者は小規模医療施設（透析クリニックなど）を受診	高次医療機関のみを対象とすることが多い
治療対象患者	すべての診断がついた患者	研究対象が均一になるように選択された患者
診断方法	臨床像のみでの診断も多い	客観的検査に基づいた診断の場合が多い
治療方法の選択	医師と患者と両方が治療方法選択に関わる	ランダム化により選択
併存症	併存症の有無にかかわらず治療対象	重大な併存症のある患者は除外
治療	治療適応の患者すべてに治療	比較群はプラセボの場合が多い
フォローアップ	フォローアップや検査は臨床での必要に応じて	事前に決められた頻回のフォローアップに従う
治療内容の認知	どの治療がなされているか医師も患者も知っている	医師も患者も盲検化されていることが多い
治療アドヒアランス	アドヒアランスが悪いことはしばしば	プロトコール遵守が求められる
治療効果判定	患者の主観的な症状に基づく	検査などの客観的治療効果判定が多い

〔文献1）より改変・引用〕

れる．

これらの弱点は，研究デザインの工夫や費用をかけることにより，ある程度は解決可能であるが，すべての臨床的問題にランダム化比較試験で答えるのは現実的に不可能と考えられる．

❹ 観察研究は実際の臨床実態を調査することができる

ランダム化比較試験と対照的に，すでに行われている治療の効果や病期の実態などを観察する研究を観察研究と呼んでいる．観察研究の場合は表に示すような研究のポイントに関して，ほぼ実際の臨床状況を表すことができる．さらには，よくデザインされた観察研究は，ランダム化比較試験の結果と大きくずれないことを示唆する論文もあり[2]，一概に観察研究で得られたエビデンスの質が低いというわけではない．しかしながら，「よくデザインされた」の言葉どおり，対象者の選択，アウトカムの設定，解析の方法などが適切に行われていることが必要である．DOPPSでは研究デザインに十分な配慮がなされているが，具体的な研究方法は，付録［DOPPSの研究デザイン］（p.152～）を参照していただきたい．

■まとめ　　テーマ：DOPPSと臨床試験はどこが違うのか？

- 研究結果を実臨床に生かすためには，さまざまなステップが存在する．本稿ではランダム化比較試験のみでは，実臨床に満足するエビデンスを作成することは難しいことを解説した．
- DOPPSの研究デザインの項（p.152～）も参考にして，観察研究から役立つエビデンスを得るための注意点などを学び，今後の臨床に役立てていただきたい．

文献

1) Freemantle N, Strack T：Real-world effectiveness of new medicines should be evaluated by appropriately designed clinical trials. J Clin Epidemiol　2010；63：1053-1058

2) Concato J, Shah N, Horwitz RI：Randomized, controlled trials, observational studies, and the hierarchy of research designs. N Engl J Med　2000；342：1887-1892

（中村文明）

第2章　DOPPSとは何か？

3　DOPPSの目的：リサーチ・クエスチョンで分類する
1．病気と診療の実態やばらつきを記述する研究

Studies surveying the current status or the variation of practice patterns

Background

- DOPPSは，透析診療にばらつきがあることを明らかにした．
- 他国との比較により，改善すべき医学的課題が明らかとなった．
- 診療の実態を測定することで診療の質を評価できる．

1　なぜ診療のばらつきが重要なのか？

1990年ごろ，米国や日本，欧州の間で，血液透析患者の生命予後に差があることがレジストリデータから明らかとなった．この違いが何に起因するかについて議論が行われ，診療パターンの違いが注目されるようになった DOPPS文献131．しかし，レジストリデータは診療パターンに関する情報が少なく，また全体としてのデータの質にも限界があった DOPPS文献2．DOPPSはこの限界に対処するため，以下の特徴がある．

- 参加施設は各国において無作為に抽出されており，そのデータから得られる結果は，各国の代表的な実態やばらつきを反映していると考えられる．
- 幅広い診療内容について調査が行われており，透析診療のなかでもとくにズレの大きな事項を網羅的に明らかにすることができる．
- 検出されたズレが患者アウトカムと関連しているかどうかについて検討することができる〔詳細は「第2章3-2病気の要因とアウトカムの関連を調べる研究」（p.28）を参照〕．

以下，DOPPSが明らかにしてきた診療の実態や診療のばらつきを概説する．

2　病気と診療の実態やばらつきについての研究

● バスキュラーアクセス選択のばらつき

DOPPS I（1996〜2001年）データによると，参加国での人工血管シャントは3〜58％と大きなばらつきを認めた．米国はもっとも高い58％で，日本はもっとも低い3％と大きな差を認めた DOPPS文献118．また，動静脈シャントについても24〜93％とばらつきを認め，日本はもっとも高い93％で，米国はもっとも低い24％だった．より新しいDOPPS III（2005〜2008年）のデータによると，米国における動静脈シャントは47％まで増加し，人工血管シャントは28％まで減少を認めている（図）．一方，カテーテル使用については患者予後が不良となるにもかかわらず多くの国で1.5〜3倍に増加していた．

● 透析時間のばらつき

透析時間のばらつきを検討した研究によると，欧州や日本は米国と比較して透析時間が長いことがわかった（DOPPS I：日本244分，米国211分，DOPPS II：日本240分，米国221分） DOPPS文献67．さらに，透析時間が240分を超えると有意に死亡リスクが減少することがわかった（RR 0.81, p＝0.0005）．

● うつ病の診断と治療のばらつき

米国国立精神保健研究所が作成したうつ病自己評価尺度であるCES-Dスコア高値（10点以上）と，医師によるうつ病診断の有無を比較．DOPPS全体では43.0％にCES-D高値を認め，日本でも同様に40％の患者でCES-D高値が認められた．その一方で，医師によるうつ病との診断は，他国で10.6〜21.7％行われていたのに対し，日本では2％のみであった DOPPS文献48．この結果は，日本において，医師によるうつ病診断が十分に行われていない可能性を示唆した．

また治療についても，日本においてはうつと診断された患者に対する抗うつ薬処方患者の割合は他国に比べとくに少なかった（1％ vs 17％）．医師にうつ病と診断された場合でもベンゾジアゼピン薬の投与が有意に多く，高い死亡率と関連することが明らかとなった（32％ vs 16％） DOPPS文献70．

3. DOPPSの目的：リサーチ・クエスチョンで分類する／1. 病気と診療の実態やばらつきを記述する研究

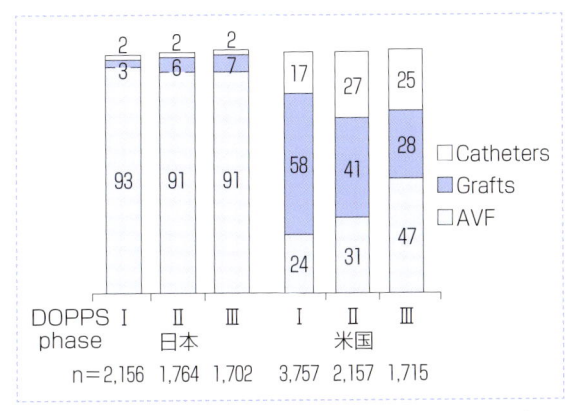

図　日本と米国におけるバスキュラーアクセス選択の経時的変化　〔DOPPS文献118より改変・引用〕

DOPPS phase	I	II	III	I	II	III
	日本			米国		
n=	2,156	1,764	1,702	3,757	2,157	1,715
Catheters	3	6	7	17	27	25
Grafts	2	2	2	58	41	28
AVF	93	91	91	24	31	47

③ 研究結果から何が言えるか？

DOPPSは日本と諸外国の病気の実態および透析診療内容を厳密に比較し，透析時間やうつ病診療などさまざまなテーマについて，診療実態にズレが生じていることを明らかにした．

とくにバスキュラーアクセスについては各国で大きなばらつきが存在することがわかった．現在では，バスキュラーアクセスの選択が地域による患者予後の違いの主要な原因の一つと考えられている[DOPPS文献131]．このような診療のばらつきの測定から，さまざまな治療のなかからもっとも優れた診療パターンを同定することにもつなげることができる．今回の例では，バスキュラーアクセスの種類は臨床アウトカムとの関連性を認め，DOPPSから得られたエビデンスに依拠し，NKF KDOQIガイドラインにおいて動静脈シャントが第一選択として推奨されるようになった[1]．

診療のばらつきの測定にはもう一つの意義がある．最新のエビデンスが実際の現場では普及していない実態が存在することが知られている（evidence-practice gap）．このevidence-practice gapを診療の質の指標と考え，診療の質を測定し改善へとつなげる試みが存在する．バスキュラーアクセスの場合，動静脈シャントの患者割合が高いほど診療の質が高いと考えられる．前述のとおりDOPPS IIIでは米国での動静脈シャント割合が増加していることが報告されているが，このように診療実態の経時的変化をみることで診療の質改善をモニタリングすることが可能である．

■ **まとめ**　　テーマ：病気と診療の実態やばらつきを記述する研究

● DOPPSは，透析診療のばらつきを測定することにより，診療実態を解明するだけでなく，観察研究であっても患者アウトカムを改善しうる最適な治療を同定し，さらには実診療の質改善へとつなげられることを示した．

文献

1) KDOQI Clinical Practice Guidelines and Clinical Practice Recommendations for 2006 Updates: Hemodialysis Adequacy, Peritoneal Dialysis Adequacy and Vascular Access. Am J Kidney Dis 2006; 48 (Suppl 1): S1-322

（近藤尚哉，中村文明）

第2章　DOPPSとは何か？

3 DOPPSの目的：リサーチ・クエスチョンで分類する
2．病気の要因とアウトカムの関連を調べる研究

Clinical researches investigating the association between predictors and outcomes

Background

- 臨床研究の論文の内容を正しく理解するためには，臨床研究の種類のなかでもっとも多い「要因とアウトカムの関連を調べる研究」とは何か，を正しく理解することが大切である．
- DOPPSのデータを用いて要因とアウトカムの関連を調べる研究を行うことの利点を理解することは，DOPPSから発信される論文の意義と重要性を知ることにつながる．

1 要因とアウトカムの関連を調べる研究とは

「要因とアウトカムの関連を調べる研究」とは，「患者側（または医療者側，医療施設側）のある要因の有無や程度の差によって，アウトカムが異なるかどうかを比較する，分析的な研究」と言い換えることができる．DOPPSのさまざまなリサーチ・クエスチョンのなかでも，もっとも多い種類といえる〔第3章（p.34～）で実際にリサーチ・クエスチョンと研究成果を示す〕．

疑問をリサーチ・クエスチョンへ構造化する

医療者は，実臨床の場で日常的に疑問を提起している．たとえば「透析患者の死亡の一因は，透析前高血圧なのではないか？」．この漠然とした疑問を，まず，リサーチ・クエスチョンへ構造化する[1]．研究者は，透析前高血圧という"要因"の有無によって，死亡という"アウトカム"の発生に差が生じる（＝関連する）可能性を考えている．つまり，透析前高血圧という要因をもつ患者群と，もたない患者群の間で，アウトカムの発生を比較することになる．以上から，この研究者のリサーチ・クエスチョンは「透析患者において，透析前高血圧があると，それがない患者と比べて，死亡発生割合（または率）が高いか？」に構造化され，この骨格をもとに，さらに詳細な研究計画を作成するのである．なおRobinsonらは近年，このリサーチ・クエスチョンに基づいて，透析前後の血圧値と死亡の関連についてDOPPSデータを用いて検討・報告している[2]．

同定した要因に対して行動変容を起こす

重要なことは，患者（または医療）にとってそのアウトカムがどれだけ切実か（relevant）である．同定した要因が，医療者や患者自身の手で修正することが可能（modifiable）なものならば，アウトカムの改善をもたらす重要な医学的情報となる．すなわち，要因あり/なしの群間でアウトカムを比較して差異を見出し，その差異をもたらした要因に対して医療者や患者自身が行動変容することで，アウトカムの改善へとつなげることが可能となる．もし，それが修正困難な要因であったとしても（例：性別，年齢など），その要因を保有する患者にアウトカム発生の危険が高い，との認識を医療者や患者自身にもたらし，日々の臨床現場で有用な情報となるだろう．

2 DOPPSで要因とアウトカムの関連を調べる利点と目的

臨床研究の最大の目的は，医療の質や患者アウトカムを改善すること，といえる．そのために，DOPPSにおいて要因とアウトカムの関連を調べることはどのような意味をもつだろうか．

研究対象集団の高い代表性

DOPPSでは，世界各国においてランダムに選択された施設から，さらにランダムに選択された患者に対して，内容が共通の質問紙を用いてデータが収集された．このランダムサンプリングの手法は，より一般代表性の高い対象集団を作り出す．結果の解釈には常に慎重さが必要であるが，DOPPS研究か

ら得られた要因とアウトカムの関連の知見は，全世界の透析患者に対して幅広く適応を議論することが可能である．

多種多様なデータの収集と探索的研究

DOPPSでは，患者側の要因だけではなく，医療者側（投薬，透析条件など）や，施設側（治療方針など）の多岐にわたるデータを収集している．このことは，日々積み重ねられるエビデンスの進展や変化に対して柔軟に，かつ多様なリサーチ・クエスチョンの創出につながる．当初の研究計画にない事後の分析は探索的な研究とも捉えられるが，それでも，これまでに知られていない新たな関連を発見することのメリットは大きい．

さらに，DOPPSではデータを前向きかつ経時的に収集している．このことは，得られた関連が真に因果関係といえるかどうかを推論するうえでも重要である．要因とアウトカムの関連の同定が，そのまま「因果関係」を証明するわけではないことに注意が必要である．因果関係であることの確からしさを高める要件の一つは，要因とアウトカムの時間関係「アウトカムは要因より後に発生する」を明示することである．研究デザイン（コホート研究のデザイン，要因・アウトカム間にタイムラグを設けた分析，など）で工夫を行うことが重要であり，DOPPSのデータはそういった研究者の要求に対応することができる．

DOPPSはよくデザインされた前向き観察研究であり，多くのリサーチ・クエスチョンに答えることができる，質の高いデータベースを構築しているといえる．

観察研究であることの強み

DOPPSは観察研究である．あるがままの診療情報・実態を分析するため，得られた関連の適応範囲は一般的に広い．介入研究であるランダム化比較試験（RCT）は，エビデンスレベルがもっとも高いと認識される一方で，研究にエントリーされる患者には（意図的でなくとも）選別の過程が加わるため，そこから得られる知見の一般化可能性は低いと考えられる．そのため，近年はRCTで示された効果が実臨床の場（リアル・ワールド）においても本当に認められるのか（effectiveness），を検討する観察研究もまた重要視されている．さらに，倫理的問題からRCTが行えないような研究課題も多く（例：要因と有害事象の関連），そういった疑問の解明には，観察研究のなかから関連を見出すことが唯一の手段となる．

DOPPSは，質の高い観察研究であるからこそ，RCTで解決できない疑問を含めた幅広い研究者の問いに一定の解を示し，世界の透析患者に広く適応可能な知見を創出することができる．すでに多大な貢献がなされているが，引き続き，新たな知見の創出を通じて患者のアウトカムを改善し，世界の医療を変えていくことがDOPPSの使命といえるだろう．

■まとめ　テーマ：病気の要因とアウトカムの関連を調べる研究

- 「要因とアウトカムの関連を調べる研究」とは，患者側の要因の有無や程度の差によってアウトカムが異なるかを比較する，分析的な研究のことである．
- DOPPSは，ランダム化比較試験では解決できないような課題を含めた多種多様な研究が可能で，結果の幅広い適応を議論することができる，質の高い観察研究である．

文献

1) 福原俊一：リサーチ・クエスチョンの作り方. 2008, 1-113. 特定非営利活動法人 健康医療評価研究機構, 東京

2) Robinson BM, Tong L, Zhang J, et al：Blood pressure levels and mortality risk among hemodialysis patients in the Dialysis Outcomes and Practice Patterns Study. Kidney Int. 2012；82：570-580

（木戸　亮，福原俊一）

第2章　DOPPSとは何か？

3　DOPPSの目的：リサーチ・クエスチョンで分類する
3. 治療の効果を調べる研究

Research questions to examine the effectiveness of treatments

Background

- 治療の効果を調べる研究は，多くの臨床家がもつリサーチ・クエスチョン（RQ）のタイプである．
- 観察研究における治療効果の検証は，チャレンジングなテーマである．DOPPSでもさまざまな工夫のもとに行われてきた．

1　治療の効果を調べる研究とは？

臨床家がもつほとんどのRQは以下の4つに分類される（表）[1]．

DOPPSでは，これら4つに類型化される多様なRQを解決する試みがなされてきた．「1. 病気や診療の実態を調べる」と「3. 要因とアウトカムの関連を調べる」タイプのRQについては本章3の1, 2（p.26～29）で説明した．本項では「4. 治療の効果を調べる」タイプのRQについて解説する．これは，臨床家（医師，看護師，臨床工学技士，薬剤師などすべての医療者）が患者を前に常に感じている「自分が日常行っている治療法・予防法・指導は本当に有効なのだろうか？」というクリニカル・クエスチョン（CQ）に基づく．このCQは漠然としており，第三者にわかりやすく伝えるためには，構造化する必要がある．

DOPPSのような観察研究の場合には，Patients（だれを研究に含めるのか：対象），Exposure（どんな治療について効果を調べるのか：要因），Comparison（何と比較するのか：比較対照），Outcomes（何が起こるのか：アウトカム）が必要な要素となり，この頭文字をとって"PECO"と呼ぶ．すなわち，対象集団がAという治療（要因）を受けた場合，治療Aを受けない場合（あるいは異なる治療Bを受けた場合）と比べて，アウトカムが起こりやすいかどうかを調べるRQとなる．

2　DOPPSにおける治療効果を調べるRQ

第2章1（p.22）項の概念モデルで述べたように，DOPPSで定義された主要な要因は診療パターンである．診療パターンとして測定された診療行為は，薬剤（降圧薬，リン吸着薬，ビタミンD，エリスロポエチンなど），透析量，バスキュラーアクセス，透析液などさまざまである．アウトカムとしては，死亡，入院などのイベント，quality of life（QOL），バスキュラーアクセスなどが測定された．これらの組み合わせによって，多様な治療効果を調べるRQに答えることが可能である．治療の効果を調べるRQのDOPPSにおける具体例については，第3章で紹介している．

3　観察研究とRCT：治療選択（適応）交絡への対処

治療効果を調べるRQに対して，もっとも強力な研究デザインはランダム化比較試験（RCT）と呼ばれている．これは，ランダム割り付けによって介入群と比較対照群の患者特性（未測定の特性も含めて）を平均的には均等に分布させるからである．これによって，患者特性の均質な集団同士で理想に近い比較を行い，治療の効果を調べることができる．よく紹介されるエビデンスのピラミッドでも，RCTが頂点に位置している理由である．

しかし，DOPPSは研究者が対象者に対して意図

表　4つのRQのタイプ

1. 病気や診療の実態を調べる
2. 診断法を評価する
3. 要因とアウトカムの関連を調べる
4. 治療の効果を調べる

〔文献1）より引用〕

的な介入（治療の選択）を行わない観察研究である〔第2章2（p.24）を参照〕．よって，現場の医師が，患者の状態（年齢，病歴，重症度，併存症など）に応じて治療を選択する．たとえば，経口活性型ビタミンD（VDRA）は年齢が若く，併存症の少ない患者に投与されやすいかもしれない．その結果，VDRA投与患者と非投与患者で心血管イベントの発生を比較した場合，両群の患者特性に違いがあり，この違いが結果を歪めてしまう．この現象を治療選択（適応）交絡と呼び，治療効果を過大評価しやすいので，注意が必要である〔詳細は付録［DOPPSの研究デザイン］4（p.160）で解説〕．

では，治療効果を調べるRQにおいて，観察研究は常にRCTより質が低いのであろうか？ Concatoらは，RCTと観察研究の結果を比較したメタ解析を行い，よくデザインされた観察研究においては，治療効果の見積もりについて，RCTと比較して過大評価をすることはないだろうと述べている[2]．また，厳格な組み入れ基準が設定されたRCTの対象者は，リアルワールドで治療対象となる患者とは治療への反応性が異なるのではないかとの指摘がある．これは，RCTの結果の一般化可能性の問題となる[3]．さらにRCTでは，介入の倫理性，同意取得の困難さ，時間がかかる，労力が大きい，コストが高いなどの理由で実施困難な場合もあり，次善の策として観察研究が選択される場合も多い．

リアルワールド・エビデンスに対するニーズはますます大きくなり，DOPPSのような多様なRQに答えることが可能な観察研究のデータベースは重要性が増している．

❹ DOPPSにおける治療効果を調べる工夫

DOPPSでは，前述の治療選択（適応）交絡に対処するためにさまざまな工夫が行われてきたので，簡単に紹介する．

● モデル調整

交絡因子を調整変数として回帰モデルに投入する．モデルの仮定を満たしていれば，交絡因子の影響を断ち切り，要因とアウトカムの関連を推定できる．よく使われる回帰モデルには，線形回帰，ロジスティック回帰，Cox回帰などがある．調整変数の考え方については付録（p.160）で解説する．

● 傾向スコア

治療を受ける確率をモデル化し推定する．この確率を傾向スコアと呼ぶ．傾向スコアを利用した調整法には，①直接補正（モデルに直接投入），②マッチング変数として利用，③傾向スコアで重みづけなどがある．近年，治療選択（適応）交絡への対処法として急速に広まっているが，未測定の変数については調整できないため，治療選択（適応）交絡への対処が困難な点は，通常のモデル調整と変わらない．

● 操作変数法

要因を介してのみ，アウトカムへ影響する因子を操作変数として利用する．操作変数がこの仮定を満たしていれば，ランダム化のように未測定の交絡因子についても対処可能であるといわれている[3]．経済学で発展した手法だが，今後，臨床研究でも使用機会が増えてくることが予想される．

■ **まとめ**　　　　　　　　　　　　　　　　　　　テーマ：治療効果を調べるRQ

- DOPPSにおいても，さまざまな治療効果を調べるRQが検討されてきた．
- 観察研究において治療効果を調べる際には，治療選択（適応）交絡に注意が必要で，さまざまな対処法（モデル調整，傾向スコア，操作変数など）がチャレンジされている．

文　献

1) 福原俊一：リサーチ・クエスチョンの作り方．2008，特定非営利活動法人 健康医療評価研究機構，東京
2) Concato J, Shah N, Horwitz RI：Randomized, controlled trials, observational studies, and the hierarchy of research designs. N Engl J Med　2000；342：1887-1892
3) Brookhart MA, Schneeweiss S, Avorn J, et al：Comparative mortality risk of anemia management practices in incident hemodialysis patients. JAMA　2010；303：857-864

（福間真悟）

第3章
DOPPS研究がもたらした透析臨床へのメッセージ

透析処方

骨カルシウム代謝

貧血治療

その他

第3章　DOPPS研究がもたらした透析臨床へのメッセージ

1 [透析処方] Kt/Vの国際比較

Comparison of Kt/V in international region

DOPPS文献
45　Akiba T, et al：日本透析医学会雑誌　2004；37：1865-1873
79　Bradbury BD, et al：Clin J Am Soc Nephrol　2007；2：89-99

Background

わかっていたこと　☞　● 国際的な透析指標としてのKt/Vは，患者予後に関与することが知られている．

わかっていなかったこと　☞　● しかし，世界各国における透析治療の方略は異なっており，国際地域間でのKt/Vの違いは明らかではなかった．

透析量の増加が入院率減少に寄与することが米国におけるNational Cooperative Dialysis Study（NCDS）により示され，透析量の指標として尿素クリアランス（K）と透析時間（t）の積を尿素分布体液量（V）で除したKt/Vの概念が確立されてきた[1]．さらに，Kt/Vは生命予後の独立規定因子であることが国際的共同研究であるDOPPSにより示された[2]．

一方，1995年から米国で行われたRCT（ランダム化比較試験）であるthe Hemodialysis（HEMO）studyによる結果はKt/V 1.32と1.71と比較したときに死亡率，有病率における有意差を認められなかった．このことはK/DOQIの定めた最小透析量を否定するものではなかったが，Kt/Vを増やすことが直接に死亡率改善につながらないという提示となった．

❶ 何を明らかにしようとしたか：研究の目的

Kt/Vはおもに尿素窒素を対象とした小分子量物質の除去を対象とした指標であるがゆえ，透析療法の治療効果をすべて反映しているものとは断定できない．わが国のように小・中分子量物質から低分子量蛋白までの除去を目標とした考え方があるように，治療戦略には各国において相違があることが知られている．現在においても，透析量に対する世界的に統一された見解は存在していないと思われる．このようななかで，米国，欧州，わが国で治療される血液透析患者を対象に，治療方法の予後に与える影響を検討し，血液透析患者にもっとも適した治療法を明らかにすることが本研究の目的である．

❷ 研究の方法

米国，欧州（英国，フランス，イタリア，ドイツ，スペイン），日本の7カ国における血液透析患者を対象として1996～2001年にかけてphase Ⅰが施行された．その後，カナダ，ベルギー，スウェーデン，オーストラリア，ニュージーランドの5カ国を加えて2002～2004年にかけてphase Ⅱが施行された．注目すべき調査項目は，患者背景，平均透析量Kt/V 1.2未満の患者割合，透析時間といった透析指標であり，死亡率をアウトカムとしてこれらの関連を検討している DOPPS文献79．

本研究は7カ国にわたる広範の地域における大規模な前向き観察研究であり，わが国における透析療法の実態にも則した検証がなされている DOPPS文献45．

❸ 本研究から明らかになったこと：研究結果のポイント

透析歴1年以上の週3回透析を受ける患者のKt/Vはわが国では1.33であり，そのほかの国では1.41であった．K/DOQIの定めた推奨透析量レベルであるKt/V 1.2以上に満たない患者はわが国では32.4％であり，そのほかの国の22.4％と比較しても多い結果であった．わが国の透析時間は244分で，そのほかの国の222分と比較して長く，血流量は195 mL/minであり，そのほかの国の360 mL/minに比べると大きな差が認められた．観察期間中のわが国の死亡率は6.6％であり，そのほかの国の20.4％に比べると明らかに低値であった．これらの結果より，わが国の血液透析治療における生命予後が他国に比較しても良好であるという事実が明確と

なった．

一方で，わが国でも透析量の低い群が比較的多く存在すること，透析時間や血流量などの Kt/V を決定する因子に関しての差異が存在することが明らかとなった．

さらに，米国における透析量の推移は 1986 年には Kt/V 0.99 と低値であったが，その後の研究の結果からも小分子量物質除去における信頼できるパラメーターとして Kt/V が認識されるに従い，2002 年においては Kt/V 1.53 と増加のトレンドを示している．

透析量における世界 7 カ国の経時的推移をみても，Kt/V 1.2 未満の割合は DOPPS I においては 24〜42％であったものが，DOPPS II においては 20％まで減少している．しかしながら，Kt/V の改善には国際的な偏差が残っていることも事実である（図）．

4 本研究の結果が透析診療に与えるインパクト

わが国における Kt/V は DOPPS 参加国に比較して同等であったが，一部においては Kt/V の改善されない群が存在していることが示された．

しかしながら，地域間における Kt/V の比較から

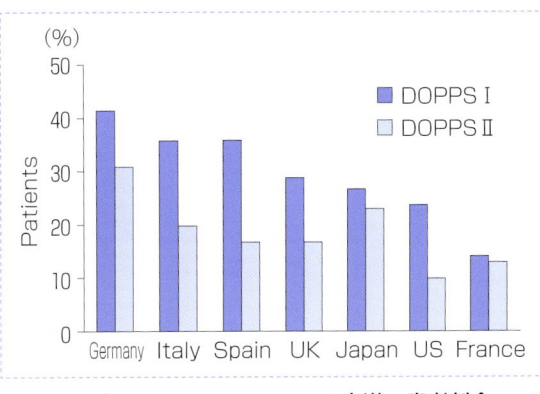

図 各国における Kt/V 1.2 未満の患者割合
ガイドライン推奨値に達成しない患者割合は各国で減少しており，Kt/V は増加傾向にある．

〔DOPPS 文献 79 より作成〕

は Kt/V 値および予後を悪化させると考えられる Kt/V の低い患者群の比率には，その地域間で大きな相違がないことがわかり，生命予後の地域差を Kt/V で説明することは困難であると考えられる．

わが国における透析処方の特徴からみて，Kt/V を構成する透析時間や血流量との関連を明らかにする必要性が示された．

■ **まとめ** テーマ：Kt/V の国際比較

この研究で新たにわかったこと
● Kt/V および Kt/V 低値群の比率には，地域間で大きな相違がないことが示された．

この研究が臨床にもたらしたインパクト
● 生命予後の地域差を Kt/V で説明することは困難であり，検証の余地を明らかにした．

文 献

1) Lowrie EG, Laird NM, Parker TF, et al：Effect of the hemodialysis prescription of patient morbidity：report from the National Cooperative Dialysis Study. N Engl J Med 1981；305：1176-1181

2) Eknoyan G, Beck GJ, Cheung AK, et al：Effect of dialysis dose and membrane flux in maintenance hemodialysis. N Engl J Med 2002；347：2010-2019

（金井厳太）

第3章　DOPPS研究がもたらした透析臨床へのメッセージ

2 ［透析処方］ 透析時間と生命予後

Association between treatment time and mortality

DOPPS文献 67　Saran R, et al：Kidney Int 2006；69：1222-1228

Background

わかっていたこと
- 日本透析医学会統計調査から，透析量（Kt/V）が高いほど1年あるいは6年生存が良好であること．
- RCTであるHEMO studyでは，通常Kt/V群（1.16）と高Kt/V群（1.53）の間に生存率などまったく差が認められなかったこと．

わかっていなかったこと
- 透析時間は透析量（Kt/V）と別の独立した生命予後規定因子か．

1 何を明らかにしようとしたか：研究の目的

透析時間は透析量（Kt/V）の構成因子でもあり，その効果を分けて評価することは困難であったが，透析時間が透析量（Kt/V）とは別の独立した予後規定因子か明らかにする．

2 研究の方法

対象患者

対象はDOPPS I, IIに参加した7カ国（フランス・ドイツ・イタリア・スペイン・英国・米国・日本）の維持透析患者．米国ではDOPPS Iで145施設9,500名，IIで79施設3,500名．欧州ではIで101施設4,500名，IIで101施設4,000名．日本ではIで65施設2,700名，IIで60施設2,800名．

観察期間はDOPPS Iでは米国で1996年6月～2002年1月，欧州で1998年5月～2000年11月，日本で1999年2月～2001年10月．DOPPS IIでは参加国7カ国すべてで2002～2004年．

主たる要因・比較対象

透析治療時間，透析量

主たるアウトカム

全死亡，心血管死亡の相対危険度

研究方法のポイント

3地域7カ国から抽出された患者による観察研究から治療時間と死亡率，Kt/Vと死亡率との関係を解析し，そこから治療時間とKt/Vの関係を検討した点．

3 本研究から明らかになったこと：研究結果のポイント

治療時間の分布

DOPPS参加国の平均治療時間は，228分で中央値は229分．約半数が211～240分で27.1％が240分より長く，22.2％が211分未満であった．

DOPPS I, IIでは，日本と欧州の平均治療時間は米国に比べて明らかに長かった．

治療時間とKt/Vの関係

日本1.34±0.26，欧州1.36±0.25，米国1.41±0.26であった．相当する10～90パーセンタイル値はそれぞれ1.03～1.67，1.09～1.70，1.13～1.70であった．4つの異なる治療時間（180, 210, 240, 270分）での平均Kt/Vはそれぞれ，日本では1.16±0.22, 1.23±0.23, 1.33±0.23, 1.43±0.26，欧州では1.29±0.25, 1.36±0.26, 1.38±0.26, 1.36±0.21，米国では1.37±0.26, 1.43±0.27, 1.43±0.27, 1.38±0.23だった．また，治療時間が30分長くなるごとにKt/Vは日本では0.08，欧州では0.03，アメリカでは0.02高くなる．

死亡リスクと治療時間（図1）

治療時間240分超を対照とすると死亡リスクは，治療時間211分未満では1.34，211～240分では1.19．治療時間240分超と治療時間240分以下とを比較すると前者は全死亡リスクでは19％，心血管死亡リスクでは16％低くなる．治療モデルを連続変数と考えると，全体では治療時間が30分長くなるごとに死亡リスクが7％低くなる．DOPPS参加地域別で死亡リスクは，米国では4％，欧州6％，

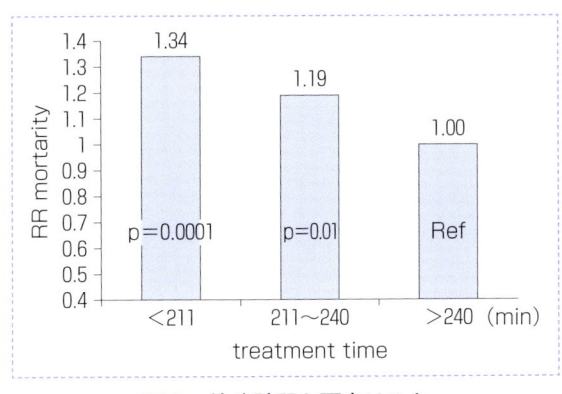

図1 治療時間と死亡リスク
〔DOPPS文献67より引用〕

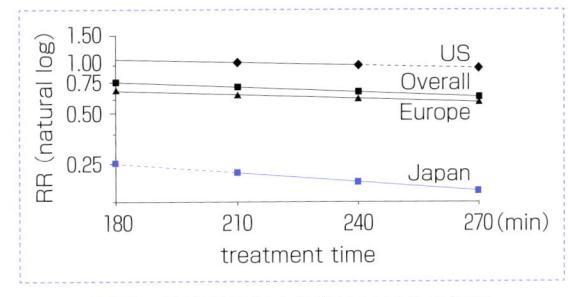

図2 治療時間による死亡リスクの低下
〔DOPPS文献67より引用〕

日本16%の低下となる.

死亡リスクとKt/V

Kt/Vと死亡リスクは治療時間とは独立に,明らかな相関がある.治療時間で補正しようがしまいがKt/Vが0.1上がるごとに相対死亡リスクは2%低くなる.

治療時間とKt/V（図2）

Kt/Vと治療時間には明らかな相関関係がある.治療時間が長ければどのKt/Vでも死亡リスクの低下につながり,さらにKt/Vが高い場合は,低い場合に比べて治療時間の長いことがより多くの改善となる.このことは,死亡リスクの低下の点で治療時間とKt/Vは相乗的に働くといえる.

4 本研究の結果が透析診療に与えるインパクト

① この研究は透析時間の長さが死亡リスク低下に対する独立的因子であることを示し,またKt/Vと治療時間の死亡リスク軽減の相乗的相互作用は,同じKt/Vでも治療時間が長いほうがより強くなることを示した.しかし透析時間はKt/Vの構成因子であり,Kt/Vとまったく独立した予後規定因子として評価することは困難である.

② 一方,Kt/Vの改善に関して日本は治療時間を長くすることで,また欧米は血流量・膜面積を上げることで達成する傾向がある.この違いがどのような影響を与えるか今後研究する必要があると同時に,日本の透析においては,血流量・膜面積を上げることでより死亡リスクを低下できる可能性がある.

■まとめ　　テーマ：透析時間と生命予後

この研究で新たにわかったこと
- 透析時間が死亡リスクを低下させる因子であるが,Kt/Vとの関係において区別することは困難であること.
- Kt/Vと治療時間の相対的死亡リスク軽減の相乗的相互作用は,同じKt/Vでも治療時間が長いほうがより強くなること.

この研究が臨床にもたらしたインパクト
- 今後,より長い治療時間の施行と同時に,より高いKt/Vの実現が求められる.
- 日本では血流量・膜面積を上げることでより死亡リスクを低下できる可能性があること.

（但木　太）

第3章 DOPPS研究がもたらした透析臨床へのメッセージ

3 [透析処方] 血流量と生命予後

The association between bloodflow rate and mortality

DOPPS文献 67 Saran R, et al：Kidney Int 2006；69：1222-1228

Background

わかっていたこと
- 日本透析医学会統計調査から，透析量（Kt/V）が高いほど1年あるいは6年生存が良好であること．
- ランダム化比較試験（RCT）であるHEMO studyでは通常Kt/V群（1.16）と高Kt/V群（1.53）の間に生存率などまったく差が認められなかったこと．

わかっていなかったこと
- 透析量（Kt/V），透析時間，血流量が生命予後因子としてどのような関係にあるのか．

1 何を明らかにしようとしたか：研究の目的

血流量と生命予後を，透析時間，透析量（Kt/V）との関係を通して検討する．

2 研究の方法

● 対象患者

対象は，DOPPS phase I，IIに参加した7カ国（フランス・ドイツ・イタリア・スペイン・英国・米国・日本）の維持透析患者．米国はDOPPS Iでは145施設9,500名，IIでは79施設3,500名．欧州はIでは101施設4,500名，IIでは101施設4,000名．日本はIでは65施設2,700名，IIでは60施設2,800名．

観察期間は，DOPPS Iでは米国が1996年6月～2002年1月，欧州が1998年5月～2000年11月，日本が1999年2月～2001年10月．DOPPS IIは参加7カ国すべてで2002～2004年．

● 主たる要因・比較対象

透析治療時間，透析量

● 主たるアウトカム

全死亡，心血管死亡の相対危険度

● 研究方法のポイント

3地域7カ国から抽出された患者による観察研究から治療時間と死亡率，Kt/Vと死亡率との関係を解析し，そこから透析時間とKt/Vの関係を検討した点．

3 本研究から明らかになったこと：研究結果のポイント

● 治療時間の分布

DOPPS参加国の平均治療時間は228分で，中央値は229分．約半数が211～240分で，27.1%が240分より長く，22.2%が211分未満であった．

DOPPS I，IIでは，日本と欧州の平均治療時間は米国に比べて明らかに長かった．

● 治療時間とKt/Vの関係

日本1.34±0.26，欧州1.36±0.25，米国1.41±0.26であった．相当する10～90パーセンタイル値はそれぞれ1.03～1.67，1.09～1.70，1.13～1.70であった．4つの異なる治療時間（180，210，240，270分）での平均Kt/Vはそれぞれ，日本では1.16±0.22，1.23±0.23，1.33±0.23，1.43±0.26，欧州では1.29±0.25，1.36±0.26，1.38±0.26，1.36±0.21，米国では1.37±0.26，1.43±0.27，1.43±0.27，1.38±0.23だった．また，治療時間が30分長くなるごとにKt/Vは，日本では0.08，欧州では0.03，米国では0.02高くなる．

● 死亡リスクと治療時間

治療時間240分超を対照とすると死亡リスクは，治療時間211分未満では1.34，211～240分では1.19．治療時間240分超と治療時間240分未満とを比較すると，前者は全死亡リスクでは19%，心血管死亡リスクは16%低くなる．治療モデルを連続変数と考えると，全体では治療時間が30分長くなるごとに死亡リスクが7%低くなる．DOPPS参加地域別で死亡リスクは，米国では4%，欧州6%，

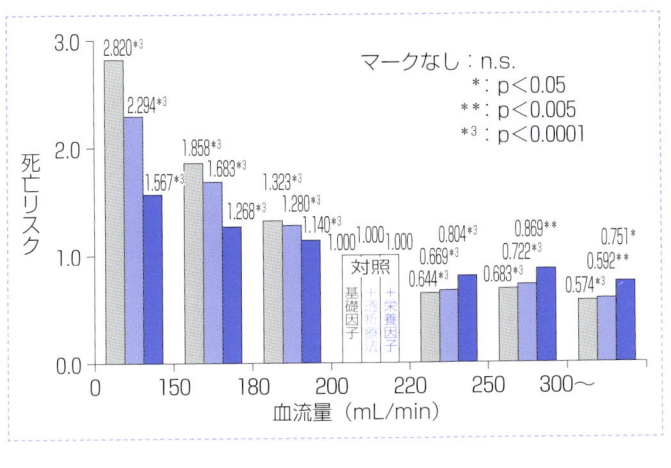

図　血流量と生命予後
〔文献1）より引用〕

日本 16 ％の低下となる．

死亡リスクと Kt/V

Kt/V と死亡リスクは治療時間とは独立に，明らかな相関がある．治療時間で補正しようがしまいが，Kt/V が 0.1 上がるごとに相対死亡リスクは 2 ％低くなる．

4　本研究の結果が透析診療に与えるインパクト

① この研究は，透析時間の長さが死亡リスク低下に対する独立的因子であることを示し，また Kt/V と死亡リスクには明らかな相関があることを示している．一方，Kt/V は透析時間とクリアランス（おもに膜面積×血流量）が主たる因子である．したがって血流量・膜面積の増大は，生命予後改善をもたらす可能性がある．

② 日本においては血流量の増加による循環器系の負荷増大を懸念し血流量増加に対して否定的な報告もあったが，DOPPS phase Ⅰ，Ⅱ の結果，また日本透析医学会統計調査結果（図）[1] からは血流量の増加が生命予後を改善する可能性が高いといえる．しかし，HEMO study の結果を踏まえると，単なる透析量の増大は生命予後の改善につながらず，透析時間，血流量，膜面積などの因子を総合的にどのように改善するか検討する必要がある．

■まとめ　　　　　　　　　　　　　　　　　　　　　　テーマ：血流量と生命予後

この研究で新たにわかったこと
- 透析時間が死亡リスクを低下させる独立的因子であること．
- Kt/V と死亡リスクには明らかな相関関係があり，血流量を増加させることによって生命予後が改善する可能性がある．

この研究が臨床にもたらしたインパクト
- 血流量増加により生命予後改善の可能性はあるが，どのように増加させるかは，透析量（Kt/V）・透析時間・膜面積などの透析条件との関係のなかで検討する必要がある．

文　献

1) 日本透析医学会統計調査委員会：わが国の慢性透析療法の現況（2009 年 12 月 31 日現在）．2010

（但木　太）

第3章　DOPPS研究がもたらした透析臨床へのメッセージ

[透析処方]

Vascular access use and trend in the world

4　バスキュラーアクセスの種類の国際推移

DOPPS文献　118　Ethier J, et al：Nephrol Dial Transplant 2008；23：3219-3226

Background

わかっていたこと
- バスキュラーアクセス（vascular access；VA）は，血液透析の継続に際して欠かすことができない．広く受け入れられているVAは以下の3種，すなわち自己血管内シャント（arteriovenous fistula；AVF），人工血管内シャント（arteriovenous graft；AVG），透析用カテーテルである．VAの種類と生命予後の関係については既知であり，AVFがもっとも好ましいVAであることは合意がなされている．

わかっていなかったこと
- 国あるいは地域によって，VAの実態にいかなる相違があるのかについては明らかにされていなかった．

1　何を明らかにしようとしたか：研究の目的

米国（NKF-KDOQI clinical practice guidelines for hemodialysis vascular access，1997年）ならびに欧州のVAガイドライン（European guidelines for vascular access：clinical algorithms on vascular access for hemodialysis，2003年）の設定以後，VAの内訳が地域別にいかに変化してきたかを，10年間にわたり蓄積されたDOPPSのデータをもとに検証する．

2　研究の方法

●対象患者

対象は，1996～2007年にDOPPSⅠ～Ⅲに参加した12カ国（日本・イタリア・ドイツ・フランス・スペイン・英国・オーストラリア・ニュージーランド・ベルギー・スウェーデン・カナダ・米国）37,162名の慢性血液透析患者である．

●研究方法のポイント

12カ国300以上の透析施設の医師，看護師，VA外科医から集められた情報に基づいて，VAの地域別差異ならびに経年的変化を観察した．

3　本研究から明らかになったこと：研究結果のポイント

●各国のVA使用状況および推移（図1）

AVF：直近の調査によれば，日本はもっともAVFの使用率が高く（91％），イタリア，ドイツ，フランス，スペイン，英国，オーストラリア，ニュージーランドにおいてAVFは67％以上の患者に使用されていた．次いで，ベルギー，スウェーデン，カナダでは50～59％であった．

一方で1996～2007年にかけて，米国のAVF使用率は24％から47％に上昇した．イタリア，ドイツ，スペインでは減少していた．

AVG：DOPPSⅢでは，AVGの使用率はアメリカが28％と際立って高く，ほか11カ国においては2～13％であった．米国はいまだにAVG使用率が高いとはいえ，1996年時点の調査（DOPPSⅠ）では58％であり，現在ではその使用率は著しく減少しているといえる．

透析用カテーテル：多くの欧州諸国およびカナダ，米国では透析用カテーテルの使用率が増加している．とくにドイツ，イタリア，フランス，スペインではDOPPSⅠ～Ⅲの調査期間内に約2～3倍に増加していた．

●新規導入患者におけるVA選択（図2）

カテーテル使用が，生命予後に好ましくない影響を与えることが知られている．しかし，現実には約半数の血液透析導入患者において，カテーテルによる導入が行われていた．なかでも，英国，スウェーデン，ベルギー，カナダ，米国の5カ国について60～79％の患者は，4カ月以上前から腎臓科医の診療を受ける機会があったにもかかわらず，結果的に58～73％の患者がカテーテルにて透析導入されていた．

透析処方／4. バスキュラーアクセスの種類の国際推移

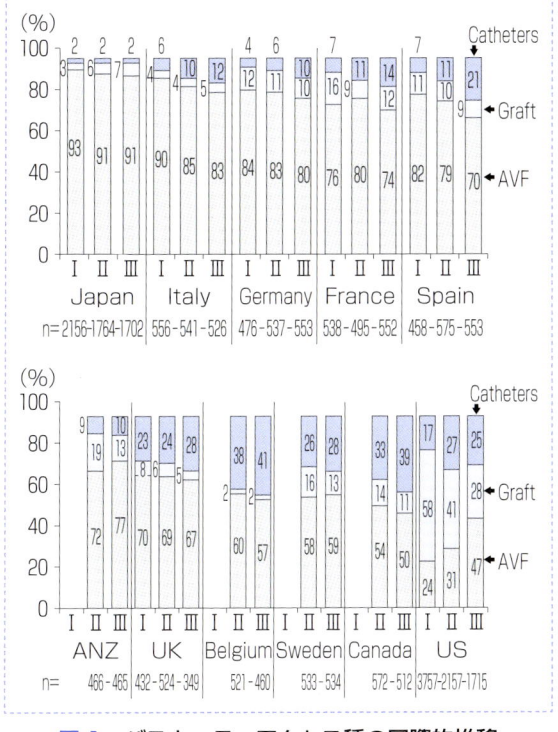

図1　バスキュラーアクセス種の国際的推移
上：DOPPS I（1996〜2001年）あるいは II（2002〜2004年）で AVF 使用率が 80％以上の国における推移．少しずつ AVG およびカテーテルの比率が増加している．
下：DOPPS I あるいは II で AVF 使用率が 80％未満の国における推移．
とくに米国における AVF 使用率の増加が目を引く．
〔DOPPS 文献118 より引用〕

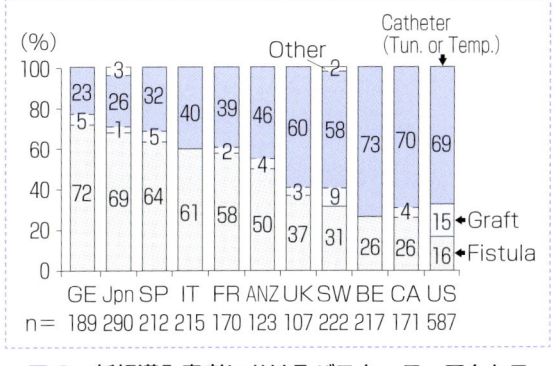

図2　新規導入患者におけるバスキュラーアクセス選択の国際比較
AVF 使用率の高い国では導入時の VA として AVF が選択されることが多い．　〔DOPPS 文献118 より引用〕

4　本研究の結果が透析診療に与えるインパクト

① VA 種の使用率には，無視できない地域差が存在するが，その状況は固定されたものではない．

② 広い地域において AVF の使用割合が高まっており，将来的に血液透析患者の生命予後の改善が期待される．

③ 本邦では，90％以上の維持血液透析患者に VA として AVF が使用されている．その一方で，血液透析導入時の一時的な VA としてカテーテルがいまだ 26％もの患者に選択されており，さらなる改善の余地を残している．

■ まとめ

テーマ：バスキュラーアクセスの種類の国際推移

この研究で新たにわかったこと
● 全世界的に AVF が血液透析患者において最適な VA として受け入れられていることが再認識された．

この研究が臨床にもたらしたインパクト
● DOPPS の VA 研究における国際比較が示されたことは，世界的な VA のトレンドを正しい方向に後押しするものとなろう．

参考文献

（巻末「DOPPS 文献35, 147」についてもご参照ください）

1) O'Conner AS, Wish JB, Sehgal AR：The morbidity and cost complications of hemodialysis clinical performance measures. Hemodial Int　2005；9：349-399
2) National Kidney Foundation：K/DOQI clinical practice guidelines for vascular access；update 2000. Am J Kidney Dis　2001；37（Suppl 1）：S137-S181
3) Schwab S, Besarab A, Beathard G, et al：NKF-KDOQI clinical practice guidelines for hemodialysis vascular access. Am J Kidney Dis　1997；30（Suppl 3）：S137-S181
4) Tordoir JH, Mickey V：European guidelines for vascular access：clinical algorithms on vascular access for hemodialysis. EDTNA ERCA J　2003；29：131-136

（浅野　学，小口健一）

第3章　DOPPS研究がもたらした透析臨床へのメッセージ

[透析処方]

5　Kt/V と生命予後

Association between Kt/V and mortality in hemodialysis patients

DOPPS文献
28　Port FK, et al：Am J Kidney Dis 2004；43：1014-1023
34　Goodkin DA, et al：Am J Kidney Dis 2004；44（5 Suppl 2）：16-21
67　Saran R, et al：Kidney Int 2006；69：1222-1228
79　Bradbury BD, et al：Clin J Am Soc Nephrol 2007；2：89-99

Background

わかっていたこと
- これまでの観察研究においてKt/Vは独立した生命予後規定因子であると考えられている．

わかっていなかったこと
- しかし，HEMO studyにみられる大規模RCT（ランダム化比較試験）においては透析量の増加が死亡率へ影響を与えないことから，Kt/Vの死亡リスクへの関与は明らかでなかった．

これまでにKt/Vと生命予後の関連を検討した研究として，まず1995～2000年に米国で施行されたHEMO studyが挙げられる．これは1,846名を対象にした大規模なRCTでありエビデンスレベルは高いが米国のみの調査であり，当時の限られた治療条件のなかで行われた研究としての限界を有していた．その結果からは透析量の高い群と標準の群で死亡率に関する有意差を得られなかったことから，その後の透析医療に大きな影響を与えた．

一方で1996～2001年に世界7カ国で施行されたDOPPSは前向き観察研究であり普遍性，客観性を得た研究である．その調査結果からはKt/Vの増加により死亡に対するリスクが減少することが明らかとなり，Kt/Vが独立した予後規定因子であることが示されていた DOPPS文献28．

わが国では，1993～1999年の日本透析医学会統計調査報告によりKt/V 1.6まではKt/Vが高いほど1年あるいは6年生存に良好であるという結果が認められている（図1）[1]．

1　何を明らかにしようとしたか：研究の目的

Kt/Vにおいての透析時間は，それ自身を構成している因子であることから，Kt/Vと透析時間には強い相関関係が存在している．したがって，生命予後に関与する透析量がKt/Vによるものか透析時間によって得られるものかは単純には判別することはできない．

これまでのRCTとわが国をはじめとした観察研究による，Kt/Vと死亡率に関する結果の相違となった原因を明らかにすることが研究の目的となる．

2　研究の方法

米国，欧州（英国，フランス，イタリア，ドイツ，スペイン），日本の7カ国における血液透析患者を対象として1996～2001年にかけて行われたDOPPS phase I参加国各施設における血液透析患者を対象とする前向き観察研究である．注目すべき調査項目は，患者背景，透析指標であり，死亡率をアウトカムとしてこれらの関連を検討している．本研究は広範の地域において施行された大規模な前向き観察研究であり，調査結果において普遍性，客観性を得た研究であるといえる DOPPS文献34, 79．

3　本研究から明らかになったこと：研究結果のポイント

日本のDOPPS研究に関する結果によれば，透析歴にかかわらずKt/V 1.4～1.6の患者よりもKt/Vの小さい患者では1年および5年死亡リスクが高く，Kt/Vの大きい患者では相対死亡リスクが有意に低いことが示されている．また，維持血液透析を受けている患者の平均透析量はKt/V 1.33であり，約1/3の患者がK/DOQIガイドライン推奨値に達していなかった．しかし死亡率は他国の20.4％を大きく下回り，わが国では6.6％であった．今日まで米国では平均透析量はKt/V 1.53を達成しており，K/DOQIガイドライン推奨値に達していない患者は約1/10にまで減少している．

一方で，米国，欧州，日本の比較においては，生

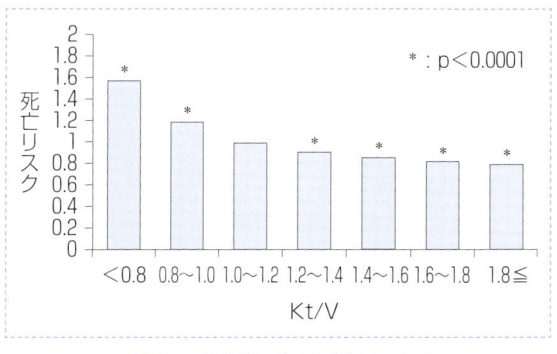

図1 Kt/Vと生命予後の関係
血液透析患者におけるKt/Vと6年生存に及ぼす死亡リスクを示す．Kt/V1.6まではKt/Vの増加に伴って相対リスクが減少している．*標準値Kt/V1.0〜1.2に対して有意差あり． 〔文献1）より作成〕

図2 Kt/Vと透析時間の相互作用
3つの異なるKt/Vにおける透析時間ごとの死亡リスクを示す．Kt/Vと透析時間の相互作用により死亡リスクは減少している． 〔DOPPS文献67より作成〕

命予後は日本，欧州，米国の順に良好であることが示されている．また，Kt/Vと死亡リスクには透析時間に独立した関連が示され，Kt/Vが0.1増加するごとに死亡リスクは2％低下することが示されている．さらに，Kt/Vと透析時間，除水量の相互作用についても生命予後との関連が言及され，これらの多変量解析の結果は，透析時間と時間当りの除水量が生命予後への有意な関連要因であることを示した（図2）DOPPS文献67．

4 本研究の結果が透析診療に与えるインパクト

これまでの研究結果からは介入研究による透析量と死亡リスクの関連は認められなかったが，DOPPSによる観察研究によってKt/Vをはじめとした透析量と死亡リスクの関連が示された．しかしながら，わが国にみられる生命予後の改善をもたらすような透析処方の選択について，実態に則したエビデンスは乏しい．死亡リスクに関連するとされる透析量では，透析時間と時間当りの除水量が生命予後に関して有意の要因であることが示された．このことは，わが国における透析量の増加が生命予後の改善につながるという考え方の論理的支柱になりうる結果であった．

■ まとめ テーマ：Kt/Vと生命予後

この研究で新たにわかったこと
- Kt/Vは独立して生命予後に関与する因子であり，透析時間や除水量との相互作用によって生命予後に関与していることが示された．

この研究が臨床にもたらしたインパクト
- 透析指標におけるKt/Vと透析時間，除水量による生命予後への関与が考えられ，これを実証する新たな研究が必要である．

文献
1) 日本透析医学会統計調査委員会：わが国の慢性透析療法の現況（1999年末現在）．透析会誌 2001；34：1-31

（金井厳太）

第3章 DOPPS研究がもたらした透析臨床へのメッセージ

[透析処方]

6 バスキュラーアクセス形態と生命予後

Vascular access use and absolute outcomes

DOPPS文献 125 Pisoni RL, et al：Am J Kidney Dis 2009；53：475-491

Background

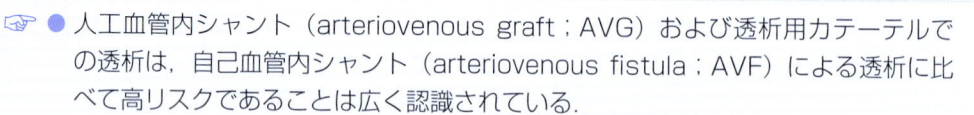

- **わかっていたこと** ☞ 人工血管内シャント（arteriovenous graft；AVG）および透析用カテーテルでの透析は，自己血管内シャント（arteriovenous fistula；AVF）による透析に比べて高リスクであることは広く認識されている．

- **わかっていなかったこと** ☞ 過去の報告の多くは操作変数アプローチの非実施の観察研究であるがゆえに，バスキュラーアクセス（vascular access；VA）と生命予後との関連においてさまざまな患者背景・治療因子が交絡している．このため，その結果には歪みが生じている可能性があり，VAがどの程度独立して予後に影響を与えているかは明らかでなかった．

❶ 何を明らかにしようとしたか：研究の目的

Instrumental variable approach（操作変数アプローチ）を用いて，患者レベルの治療バイアスを減少させることによって統計精度を高め，VA形態の差が死亡あるいは入院リスクに及ぼす影響を数値化することである．

❷ 研究の方法

- **研究デザイン**：前向き観察研究
- **対象患者**：1996～2004年の間にDOPPS研究に参加した12カ国，300施設以上の透析施設に属する28,196名の血液透析患者を対象とした．
- **主たる要因・比較対照**：患者背景，血清アルブミン，ヘモグロビン，カルシウム，リン，single-pool Kt/V，VAの種類（AVF，AVG，透析用カテーテル）を調査対象項目に設定した．
- **主たるアウトカム**：死亡および入院リスク
- **研究方法のポイント**：患者背景，検査項目を調整した多変量モデルを作成し，患者レベルおよび施設レベルで3種のVAの死亡・入院リスクの検討が行われた．複数の多変量モデルを用いて比較することによりエビデンスレベルが高められている．

❸ 本研究から明らかになったこと：研究結果のポイント（表）

① 合併症や臨床検査値を調整した後に患者レベルで死亡リスクを解析したところ，AVFを基準としたAVGの相対危険度は1.15（95％信頼区間1.06

～1.25，P値＜0.001），カテーテルは1.32（95％信頼区間1.22～1.42，P値＜0.001）であった．さらに施設レベルの解析ではカテーテルおよびAVGの使用が20％増加すると，AVF使用と比較してそれぞれ死亡率が20％，9％高くなった．

② あらゆる理由を含めた入院リスクは，AVFに対しAVGおよびカテーテル使用において高かった．すべての入院についての相対危険度は，カテーテルおよびAVGの使用が20％増加すると，AVF使用と比較してそれぞれ1.24（95％信頼区間1.14～1.35，P値＜0.001），1.10（95％信頼区間1.02～1.19，P値0.01）となった．

③ 米国におけるAVGおよび透析カテーテルの使用頻度は日本あるいは欧州諸国より高く，米国の血液透析患者の死亡リスクは日本より30％高かった．

❹ 本研究の結果が透析診療に与えるインパクト

① 操作変数を用いた解析は，透析治療要因のバイアスを軽減できる．こうして得られた結論も，カテーテルおよびAVGの使用を控えることによって，血液透析患者の生命予後にかかわるリスクを減少させるというものであった．

② これまで患者レベルで解析されていたVA形態と入院および死亡リスクとの関連が，施設レベルにおいても再現性があることが確認できた．

③ VAの選択においてはかなりの地域差が存在し，これが各国間における生命予後の差異の一因になっている可能性がある．

表　バスキュラーアクセス形態と死亡リスク

ほとんどの解析モデルにおいて，AVGおよびカテーテルの死亡リスクが高いことがわかる．

調　整	カテーテル 対 AVF (n=22,498) 相対死亡リスク (95% CI)	P	AVG 対 AVF (n=20,194) 相対死亡リスク (95% CI)	P	カテーテル 対 AVF あるいは AVG 相対死亡リスク (95% CI)	P
調整なし	1.79（1.68〜1.92）	<0.001	1.29（1.19〜1.39）	<0.001	1.54（1.46〜1.63）	<0.001
年齢，性別，人種，ESRD 期間	1.67（1.57〜1.78）	<0.001	1.22（1.13〜1.32）	<0.001	1.48（1.40〜1.56）	<0.001
モデルBと14の合併症および体重	1.45（1.35〜1.56）	<0.001	1.14（1.05〜1.24）	0.001	1.32（1.24〜1.40）	<0.001
モデルCの因子を基準とした傾向スコア	1.46（1.35〜1.57）	<0.001	1.13（1.04〜1.22）	0.003	1.34（1.26〜1.42）	<0.001
モデルCの因子を基準とした周辺構造モデル	1.71（1.59〜1.84）	<0.001	1.23（1.13〜1.34）	<0.001	1.38（1.30〜1.47）	<0.001
モデルCと臨床検査データのCoxモデル	1.32（1.22〜1.42）	<0.001	1.15（1.06〜1.25）	0.001	1.20（1.13〜1.27）	<0.001
DOPPS I（model C）	1.47（1.33〜1.63） n=12,106	<0.001	1.13（1.02〜1.24） n=11,419	0.02	1.30（1.20〜1.39） n=16,119	<0.001
US-DOPPS I（model C）	1.41（1.27〜1.57） n=5,646	<0.001	1.17（1.06〜1.30） n=5,319	0.003	1.26（1.16〜1.36） n=9,210	<0.001
DOPPS II（model C）	1.44（1.30〜1.60） n=10,392	<0.001	1.17（1.02〜1.34） n=8,775	0.03	1.35（1.23〜1.49） n=12,080	<0.001

付記：14の合併症；冠動脈疾患，心不全，その他の心血管疾患，脳血管疾患，高血圧，糖尿病，末梢血管疾患，肺疾患，消化管出血，神経疾患，精神疾患，癌，蜂窩織炎，HIV
臨床検査データ：アルブミン，single-pool Kt/V，ヘモグロビン，リン，カルシウム　　〔DOPPS文献125より引用〕

■まとめ

テーマ：バスキュラーアクセス形態と生命予後の解析

この研究で新たにわかったこと
- VA形態によって透析患者の生命予後が異なることが再認識され，血液透析患者における最適なVAは生命予後の観点からもAVFであった．

この研究が臨床にもたらしたインパクト
- 本邦では90%以上の透析患者においてAVFが選択されているが，患者の高齢化に伴い固有血管を使用することが困難な症例が増加し，AVGおよびカテーテルの比率が高まっていくことが予想される．
- しかしながら，死亡・入院リスクの観点から可能なかぎりAVFを選択する努力を怠るべきではない．

参考文献
（巻末「DOPPS文献10」についてもご参照ください）

1) Dhingra RK, Young EW, Hulbert-Shearon TE, et al：Type of vascular access and mortality in US hemodialysis patients. Kidney Int　2001；60：1443-1451
2) Pastan S, Soucie JM, McClellan WM：Vascular access and increased risk of death among hemodialysis patients. Kidney Int　2002；62：620-626
3) Xue JL, Dahl D, Ebben JP, et al：The association of initial hemodialysis access type with mortality outcomes in elderly Medicare ESRD patients. Am J Kidney Dis　2003；42：1013-1019
4) Polkinghorne KR, McDonald SP, Atkins RC, et al：Vascular access and all cause mortality：A propensity score analysis. J Am Soc Nephrol　2004；15：477-486
5) Astor BC, Eustace JA, Powe NR, et al：CHOICE Study：Type of vascular access and survival among incident hemodialysis patients：The Choices for Healthy Outcomes in Caring for ESRD（CHOICE）Study. J Am Soc Nephrol 2005；16：1449-1455

（浅野　学，小口健一）

第3章 DOPPS研究がもたらした透析臨床へのメッセージ

[骨カルシウム代謝]

Dialysate calcium concentration

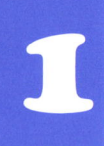

1 透析液カルシウム濃度と生命予後

DOPPS文献
58　Young EW, et al：Kidney Int 2005：67：1179-1187
82　Kimata N, et al：Hemodial Int 2007：11：340-348

Background

わかっていたこと
- K/DOQIガイドラインにて，透析液カルシウム（Ca）濃度は2.5 mEq/Lがオピニオンレベルだが，推奨されている．

わかっていなかったこと
- 透析液Ca濃度が，予後規定因子であるか否か．
- 診療パターンと透析液Ca濃度選択がどうなっているのか．

1 何を明らかにしようとしたか：研究の目的

K/DOQIガイドラインで透析液Ca濃度は2.5 mEq/Lが推奨されているが，本当に透析液Ca濃度が予後規定因子となりうるのか．また，診療パターンとして，遵守されているのか．

2 研究方法

● 対象患者

① DOPPS phase I 研究参加7カ国8,615名の慢性血液透析患者 DOPPS文献58

② J-DOPPS I，IIに参加した日本の血液透析患者計5,041名 DOPPS文献82

● 主たる要因・比較対象

①②ともに血清補正Ca，リン値，副甲状腺ホルモン（intact PTH）値，Ca・リン値，透析液Ca濃度

● おもなアウトカム

総死亡および心血管疾患による死亡

● 研究方法のポイント

DOPPSに参加している諸国の情報プロトコールは，同時期に同一の質問票にて収集されているため，各地域間の比較も可能であり，併存疾患や各種データ値を用いて調整して予後解析を行っている．

3 本研究から明らかになったこと：研究結果のポイント

1）①の多国間大規模データであるDOPPSの解析結果では，透析液Ca濃度は地域によって異なり，低Ca濃度透析液（≦2.5 mEq/L）使用頻度は，米国（64.1％）で高く，欧州（23.9％），日本（19.8％）で低いことがわかった．透析液Ca濃度に関しては，日本や欧州では推奨値が示されていなかったのに対して，米国のK/DOQIガイドラインが低Ca濃度透析液を推奨していることが影響していると考えられ，①の論文でも透析液Ca濃度が1 mEq/L上昇するごとに，全死亡リスクが13％有意差をもって上昇することが示されたが，心血管関連死亡リスクでは有意差は認められなかった．透析液Ca濃度が低いと全死亡の予後改善が示され，高Ca透析液が副甲状腺摘出術頻度低下と関連することを勘案しても，低Ca透析液が推奨されることが，無作為抽出観察研究結果として示された．しかし，②の日本データでは，総死亡および心血管疾患による死亡リスクは透析液Ca濃度が3.0 mEq/Lでも2.5 mEq/Lでも有意差は認められなかった．

2）その原因として，日本では研究参加施設の72％が単一濃度（2.5 mEq/Lまたは3.0 mEq/L）の透析液のみを処方しており，多くの施設が透析液中央

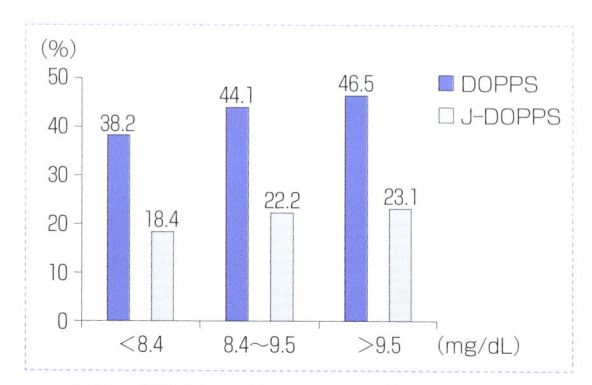

図1　各補正Ca値における透析液Ca＜2.5 mEq/Lの患者比率

〔DOPPS文献58より作成〕

図2 本邦の透析液 Ca 濃度の分布
〔DOPPS 文献 82 より引用〕

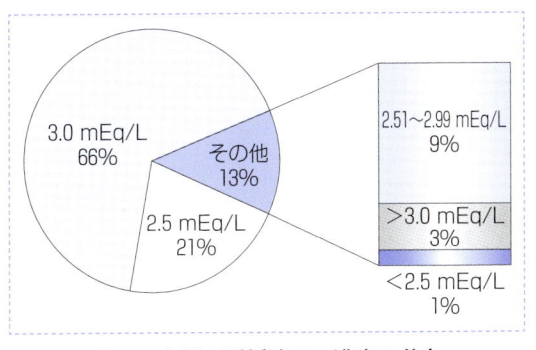

供給システムを使用していることから，患者の病状に合わせて透析液が選択されておらず，その患者の割合は全体の9割以上に及ぶことがわかった．同様の結果は，血清 Ca 値と透析液 Ca 濃度の間でも認められ，血清 Ca 値が異なっても（＜8.4 mg/dL, 8.4〜＜9.5 mg/dL, ＜9.5 mg/dL）透析液 Ca 濃度の選択比率は同等であり，日本においては，透析液の処方に改善の余地があることが示唆された（図1, 2）．

まとめ

テーマ：透析液 Ca 濃度と生命予後

- 多国間大規模データでは，透析液 Ca 濃度が低値であると生命予後が良いという結果であったが，日本では同様の結果が得られなかった．
- 日本では，透析液中央供給システムが普及していることが，影響していると推定された．

（木全直樹）

第3章 DOPPS研究がもたらした透析臨床へのメッセージ

2 [骨カルシウム代謝] ビタミンD投与
―生命予後への有用性には疑義がある

Vitamin D administration; The survival advantage for hemodialysis patients taking vitamin D is questioned

DOPPS文献 135 Tentori F, et al：Nephrol Dial Transplant 2009；24：963-972

Background

わかっていたこと
- Shojiら[1], Tengら[2], Tentoriら[3], Kalantar-Zadehら[4], Wolfら[5]によって報告された観察研究では，ビタミンD製剤投与を受けている透析患者の死亡リスクは受けていない透析患者に比べ低く，NKF-K/DOQIガイドラインで推奨[6]されるなど，ビタミンD製剤投与は，今日のCKD-MBDの治療選択における有力な選択肢の一つと広く考えられている．

わかっていなかったこと
- しかしながら，この点に関して大規模研究は行われておらず，また，近年報告されたメタ解析[7]でも，ビタミンD製剤の有用性は示されていない．

1 何を明らかにしようとしたか：研究の目的

透析患者における，ビタミンD製剤投与と生命予後の関連を大規模データで調査し，明らかにする．

2 研究の方法

● 対象患者

対象は，DOPPS研究に参加した12カ国のべ38,066名の慢性血液透析患者である．phase I（1996〜2001年）は7カ国8,609名，phase II（2002〜2004年）は12カ国9,103名，phase III（2005〜2007年）は12カ国7,757名が登録されている．

● 主たる要因・比較対象

調査をしたのは，患者背景，血液検査，併存疾患，副甲状腺切除の既往，バスキュラーアクセスの種類，透析液カルシウム濃度，ビタミンD製剤投与の有無および投与方法である．なお，ビタミンD製剤については，使用する薬剤の種類や投与量の多寡は問わない．

● 主たるアウトカム

登録患者の全死亡をアウトカムとしている．

● 研究方法のポイント

本研究は12カ国（phase Iでは7カ国）にわたる代表的な施設から患者が抽出された観察研究であり，各施設における投薬内容や，治療選択における留意点など，実際の臨床に近い診療情報が把握されているほか，患者背景や併存疾患なども詳細に調査されており，信頼に足るデータとなっている．

3 本研究から明らかになったこと：研究結果のポイント

① 全患者におけるビタミンD製剤の使用割合は45.5％で，フランスの33％から米国の66％まで，国による違いが認められた．また，米国では全患者の62％が静注製剤使用するなど，静注製剤がもっとも多く使用されていたが，他の地域では経口製剤がおもに使用されていた（図）．

② 観察開始時にビタミンD製剤の投与を受けていた患者は，受けていない患者と比べ，平均年齢は若い（61.3歳 対 62.3歳）が透析歴は長く（4.4年 対 3.0年），糖尿病合併患者が少ない（35.7％ 対 40.3％）ほか，心血管系の併存疾患を有する患者が少なかった（冠動脈疾患40.7％ 対 43％，うっ血性心不全32.2％ 対 36.6％，脳血管疾患15.5％ 対 18.0％，末梢動脈疾患23.2％ 対 26.7％）．また，血液検査データにおいては，アルブミン濃度が高く（3.7 g/dL 対 3.6 g/dL），副甲状腺ホルモン（PTH）値が高かった（311 pg/mL 対 254 pg/mL）．

③ 全死亡のリスクは，観察開始時におけるビタミンD製剤投与の有無に関して，相対リスクは調整前と患者背景〔年齢，性別，人種，透析歴，糖尿病合併の有無，spKt/V（single poor Kt/V），バスキュラーアクセスの種類，観察開始年，地域およびDOPPSのphase〕のみの調整でそれぞれ0.86（95％信頼区間 0.82〜0.90，$p<0.001$），0.91（95％信頼区間 0.87〜0.95，$p<0.001$）と統計的有意差をもっ

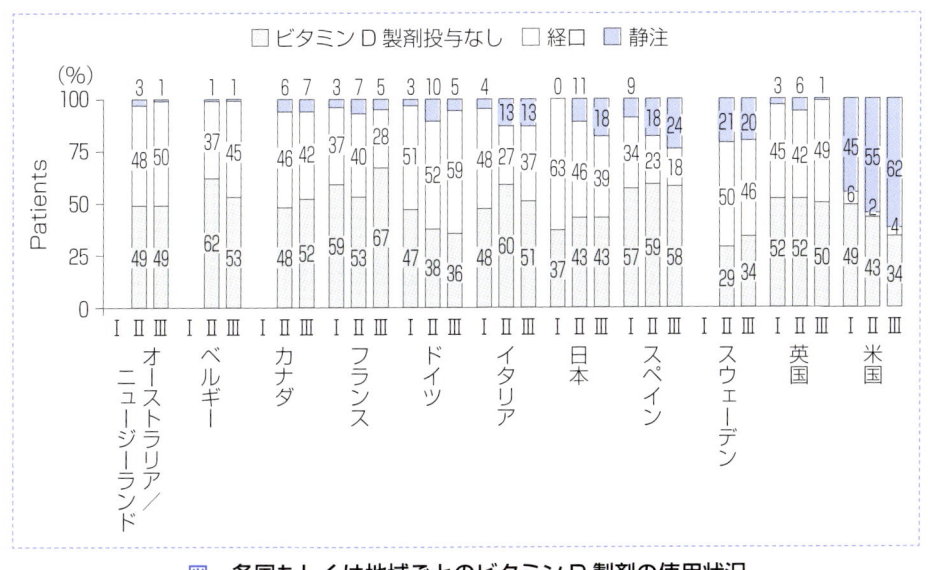

図 各国もしくは地域ごとのビタミンD製剤の使用状況

ビタミンD製剤投与を受けている患者の割合をDOPPS参加国もしくは地域ごと，各phaseごとに示している．観察期間はそれぞれphase I 1996～2000年，phase II 2002～2004年，phase III 2005～2006年である．ビタミンD製剤投与を受けている患者の割合は国，各phaseによってばらつきがあるほか，投与方法（経口か静注か）も大きく異なっている．

〔DOPPS文献135より引用〕

表 アウトカム（全死亡）とビタミンD製剤投与の有無との関連

	Relative rate (95% confidence intervals)		
	Patient level		Facility level
Adjustment level	Vitamin D at study entry	Time-varying vitamin D	Higher facility % of patients on vitamin D : 75th versus 25th percentile of facility % of patients
Unadjusted	0.86** (0.82～0.90)	0.78** (0.75～0.82)	0.99 (0.93～1.04)
Demographics	0.91** (0.87～0.95)	0.83** (0.79～0.87)	1.00 (0.94～1.05)
+ Comorbidities	0.97 (0.93～1.02)	0.87** (0.82～0.91)	0.98 (0.93～1.04)
+ Baseline labs	0.98 (0.93～1.02)	0.87** (0.83～0.92)	0.99 (0.94～1.04)
+ Time-varying labs	N/A	0.89** (0.84～0.94)	N/A
Marginal structural models	0.84** (0.78～0.89)	0.78** (0.73～0.84)	N/A

全死亡をアウトカムとして，ビタミンD製剤投与の有無の相対リスクを示している．
ビタミンD製剤投与群の，観察開始時における併存疾患（14併存疾患および副甲状腺切除の既往），検査データ（ヘモグロビン値，血清アルブミン濃度，補正カルシウム濃度，リン濃度，PTH濃度，透析液カルシウム濃度）で補正すると，補正前，および患者背景（年齢，性別，人種，透析歴，糖尿病合併の有無，spKt/V，バスキュラーアクセスの種類，観察開始年，地域およびDOPPSのphase）による補正時にみられた統計的有意差は消失してしまった．
**p<0.001

〔DOPPS文献135より引用〕

て投与群が低かった（表）．
④ しかしながら，併存疾患（観察開始時における14併存疾患および副甲状腺切除の既往の有無）や，血液データ（ヘモグロビン値，血清アルブミン濃度，補正カルシウム濃度，リン濃度，PTH濃度，透析液カルシウム濃度）で調整を行うと，相対リスクはそれぞれ，0.97（95%信頼区間0.93～1.02），0.98（95%信頼区間0.93～1.02）となり，統計的有意差は消失してしまった．Tentoriらは，アルブミン濃度が，健康の度合いを強く示唆する指標である[3]ことをすでに示しているが，このことを合わせて考察すると，ビタミンD製剤投与群で全死亡の

リスクが低いのは，ビタミンD製剤投与群の患者が健康の度合いが高かったからにすぎないのではという疑問が残る．

④ 本論文の結果が透析診療に与えるインパクト

今日広く信じられている，透析患者に対するビタミンD製剤の有用性に疑問を投げかけ，不適切な投与に関する警鐘となっている．

■ まとめ

テーマ：ビタミンD製剤は本当に生命予後を改善するのか？

この研究で新たにわかったこと
- ビタミンD製剤投与が生命予後に寄与しているという報告は，単にビタミンD投与を受けている患者群の健康度が高いだけにすぎなかった可能性がある．

この研究が臨床にもたらしたインパクト
- 透析患者に対するビタミンD製剤の有用性に疑問が投げかけられ，介入研究の必要性が確認された．

文献

1) Shoji T, Shinohara K, Kimoto E, et al：Lower risk for cardiovascular mortality in oral 1alpha-hydroxy vitamin D3 users in a haemodialysis population. Nephrol Dial Transplant 2004；19：179-184
2) Teng M, Wolf M, Ofsthun MN, et al：Activated injectable vitamin D and hemodialysis survival：a historical cohort study. J Am Soc Nephrol 2005；16：1115-1125
3) Tentori F, Hunt WC, Stidley CA, et al：Mortality risk among hemodialysis patients receiving different vitamin D analogs. Kidney Int 2006；70：1858-1865
4) Kalantar-Zadeh K, Kuwae N, Regidor DL, et al：Survival predictability of time-varying indicators of bone disease in maintenance hemodialysis patients. Kidney Int 2006；70：771-780
5) Wolf M, Betancourt J, Chang Y, et al：Impact of activated vitamin D and race on survival among hemodialysis patients. J Am Soc Nephrol 2008；19：1379-1388
6) National Kidney Foundation：K/DOQI clinical practice guidelines for bone metabolism and disease in chronic kidney disease. Am J Kidney Dis 2003；42：S1-S202
7) Palmer SC, McGregor DO, Macaskill P, et al：Meta-analysis：vitamin D compounds in chronic kidney disease. Ann Intern Med 2007；147：840-853

（岩﨑富人，秋葉　隆）

第3章 DOPPS研究がもたらした透析臨床へのメッセージ

[骨カルシウム代謝]

3 PTH値と生命予後

Parathyroid hormone levels and mortality risk in hemodialysis patients

DOPPS文献 109 Tentori F, et al：Am J Kidney Dis 2008；52：519-530

Background

- **わかっていたこと** ☞ 透析患者の重要な合併症である二次性副甲状腺機能亢進症が死亡，入院，骨折などのアウトカムのリスク上昇に関連することは知られていた．
- **わかっていなかったこと** ☞ 副甲状腺ホルモン（PTH）値とアウトカムの関連性は報告により異なり，生命予後の観点から適正な管理目標がどの程度かは明らかではなかった．

① 何を明らかにしようとしたか：研究の目的

血液透析患者において，血清カルシウム値，血清リン値とともにPTH値が全死亡，心血管死亡リスクに関連しているかどうか，またこれらのリスクと関連するPTH値の範囲を明らかにする．

② 研究の方法

● 対象患者
DOPPS I（1996～2001年），DOPPS II（2002～2004年），DOPPS III（2005～2007年）に参加した12カ国925施設からの透析患者のうち，透析歴180日以上の患者25,588名．

● 主たる要因・比較対象
血清カルシウム（Ca）値（非補正値および補正値），血清リン（P）値，PTH値．PTH値はintact PTH以外のアッセイによって測定された値も解析に用いられた．PTH値は50 pg/mLごとに群別され，アウトカムとの関連性が解析された．

● 主たるアウトカム
全死亡，心血管死亡

● 研究方法のポイント
死亡リスクを推算するためのCox回帰分析には，古典的な解析方法であるベースラインモデル（観察開始時点の検査値がその後の死亡リスクを規定する）に加え，時間依存性モデル（4カ月ごとに更新される検査値がそのつどの死亡リスクを規定する），診療依拠モデル（各施設におけるコントロール状況がその施設の患者の死亡リスクを規定する）での検討も行われた．

また，統計解析におけるPTH値の取り扱いに関して，DOPPS Iデータによる前回の研究 DOPPS文献58 では，死亡リスクとの関係に線形性の仮定（PTH値の上昇or低下に比例して，死亡リスクが変化する）が成り立つことを前提に解析が行われたが，実際にはU字状の関連性を示す可能性もあることから，本研究では50 pg/mLごとにカテゴリー化されたかたちで解析が用いられた．

③ 本研究から明らかになったこと：研究結果のポイント

本稿では，PTH値に関連する結果を中心に紹介する（表，図）．

① DOPPS I～DOPPS IIIを通して，血清Ca値，血清P値は経時的に低下傾向にあったが，PTH値に有意な変化はみられなかった．

② 925施設中792施設においてPTHアッセイの種類が報告され，そのうち706施設でintact PTHアッセイが使用されていた．そのほか，9施設でbiointact PTHアッセイ，13施設でC terminal PTHアッセイ，2施設でN terminal PTHアッセイ，7施設でwhole PTHアッセイ，55施設でこれら以外のアッセイが用いられていた．

③ PTH低値（≦100 pg/mL）は，時間依存性モデルにおいてのみ，心血管死亡リスク上昇との有意な関連性が認められた．

④ PTH高値（>600 pg/mL）は，ベースラインモデル，時間依存性モデルのいずれにおいても，全死亡リスクと有意な関連性が認められた．ビタミンD治療の有無を因子に加えた感度分析においても，同様の結果が認められた．

⑤ PTH値101～300 pg/mLをreference category

表 DOPPS 解析結果に基づく PTH 値群別の全死亡，心血管死亡リスク（ベースライン解析）

PTH (pg/mL)	患者数（%）	全死亡 HR (95% CI) (5,857 イベント)		心血管死亡 HR (95% CI) (1,930 イベント)	
≦100	7,425 (29.0)	1.00	(0.92〜1.07)	1.00	(0.87〜1.13)
101〜300	10,223 (39.9)	Reference		Reference	
301〜600	5,038 (19.6)	1.05	(0.95〜1.15)	1.05	(0.89〜1.23)
>600	2,965 (11.6)	1.21*	(1.08〜1.35)	1.17	(0.96〜1.43)

*$P<0.05$

〔DOPPS 文献109 より引用〕

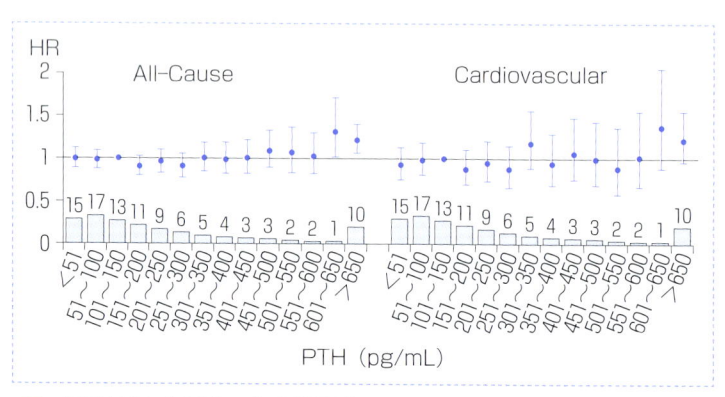

図 PTH 値と全死亡，心血管死亡リスクの関連（ベースライン解析）

PTH 値は 600 pg/mL を超えたところで，全死亡リスクと有意な関連性が認められた．PTH 値と心血管死亡リスクとの関連性は統計学的に有意ではなかった．

〔DOPPS 文献109 より引用〕

とした場合も，PTH 高値（>600 pg/mL）は全死亡リスクと有意に関連していた．

⑥ 診療依拠モデルでは，PTH 値とアウトカムに有意な関連性は認められなかった．

4 本研究の結果が透析診療に与えるインパクト

① DOPPS Ⅰ〜DOPPS Ⅲ を通して，血清 Ca 値，血清 P 値が低下傾向を示す一方，PTH 値には有意な変化がないことが示され，各国で発表されたガイドラインが実際の診療パターンに大きな影響を及ぼすことが明らかとなった．

② 死亡リスクに及ぼす寄与度は，PTH 値よりも血清 Ca 値，血清 P 値のほうが大きいという従来研究の知見が，国際的大規模調査である DOPPS においても再確認された．

③ 前回の研究[DOPPS文献58]と同様，PTH 値の上昇は死亡リスクと関連することが示されたが，本研究により，これが統計学的に有意となるのは 600 pg/mL を超えてからであることが示された．生命予後の観点からは，骨代謝を指標とする従来のガイドラインの管理目標（KDIGO ガイドラインでは intact PTH 150〜300 pg/mL）よりも高い値まで容認される可能性が示唆された．

④ 解析手法によっては，前回の研究[DOPPS文献58]では示されなかった，PTH 値の低下（≦100 pg/mL）も死亡リスクに関連するという結果が示された．

⑤ 本研究の結果より，PTH の管理目標として 101〜600 pg/mL という範囲が提案され，その後に発表された KDIGO ガイドラインの管理目標（正常上限値の 2〜9 倍）の重要な根拠の一つとなった．

⑥ DOPPS では PTH 値は施設によって異なるアッセイで測定されており，このため PTH 値とアウトカムの関連性が有意に出にくくなった可能性が考えられた．より信頼性の高い研究結果を出すためには，測定法により PTH 値が異なる問題を解決する必要性が示された．

⑦ 本研究結果をもってしても，PTH 値の管理が予後の改善につながるかどうかは明らかでなく，これを検証するためには無作為化比較試験の実施が必要であることが再認識された．

■まとめ　　　　　　　　　　　　　テーマ：血液透析患者の適正 PTH 値の検索

この研究で新たにわかったこと
- PTH 値の管理状況が生命予後に影響を及ぼしうること，とくに PTH 値 600 pg/mL を超えると死亡リスクとの関連性が有意になることが示された．

この研究が臨床にもたらしたインパクト
- 生命予後の観点からは，PTH 値の管理は骨代謝を指標とする従来のガイドラインの管理目標よりも高い値まで容認される可能性が示唆された．
- この研究結果は，その後に発表された KDIGO ガイドラインの管理目標（正常上限値の 2〜9 倍）の重要な根拠の一つとなった．

（駒場大峰，深川雅史）

第3章 DOPPS研究がもたらした透析臨床へのメッセージ

[骨カルシウム代謝]

4 血清カルシウム濃度，血清リン濃度，血清副甲状腺ホルモン濃度と生命予後の関連

Association between mineral metabolism and mortality in hemodialysis patients

DOPPS文献 58 Young EW, et al：Kidney Int 2005；67：1179-1187

Background

- **わかっていたこと** ☞ 末期腎不全患者にみられるカルシウム（Ca）・リン（P）・副甲状腺ホルモン（PTH）異常は代謝性骨異常をもたらすだけでなく，筋関節異常，貧血，神経異常やインポテンツをもたらし，その補正によりこれらの改善の可能性があることはよく認識されていた．
- **わかっていなかったこと** ☞ しかしながら，Ca・P・PTHの異常値をどのように補正したら臨床的な改善が得られるのか（介入の効果）明らかではなかった．

1 何を明らかにしようとしたか：研究の目的

Ca，P，PTHの生化学的異常値をどのように改善したらよいか，ガイドライン策定に当たって科学的な指標を得ることが，この研究の目的である．

2 研究の方法

● 対象患者

対象はDOPPS研究に参加した7カ国 8,615名の慢性血液透析患者で，観察期間は米国が1996〜2001年，欧州が1998〜2000年，日本が1999〜2000年までである．

● 主たる要因・比較対照

調査したのは，患者背景，骨Ca関連生化学的検査，骨Ca関連治療法である．なおintact-PTHアッセイを用いた検査のみ採用した．

● 主たるアウトカム

全死亡，心血管死亡（急性心筋梗塞，動脈硬化性心疾患，不整脈による死亡）および副甲状腺摘出術である．

● 研究方法のポイント

本研究は7カ国にわたる代表的な患者が抽出された観察研究で，実際の臨床に近い診療状況が把握されていると考えられる．また処方内容，合併症など網羅的に詳細に調査されたしっかりとした集団で信頼に足る成績である．

3 本研究から明らかになったこと：研究結果のポイント（表）

① 血清P濃度の目標値に達しない患者は8％，目標値を超える患者が52％，血清補正Ca濃度目標値に達しない患者が9％，超える患者が50％，血清Ca・P積目標値を超える患者が44％，血清PTH濃度目標値に達しない患者が51％，超える患者が27％存在していた．

② 全死亡は有意に独立して血清P濃度（RR 1.04 per 1 mg/dL，p=0.0003）と，血清補正Ca濃度（RR 1.10 per 1 mg/dL，p<0.0001），Ca・P積（RR 1.02 per 5 mg^2/dL^2，p=0.0001），PTH（1.01 per 100 pg/dL，p=0.04），透析液Ca濃度（RR 1.13 per 1 mEq/L，p=0.01）と関連していた（図1, 2）．

③ 心血管死亡は，血清P濃度（RR 1.09，p<0.0001），血清補正Ca濃度（RR 1.14，p<0.0001），Ca・P積（RR 1.05，p<0.0001），PTH濃度（RR 1.02，p=0.03）と関連していた．

④ 補正新規副甲状腺摘出術の頻度はDOPPS参加国間で4倍の開きがあり，血清P濃度基礎値（RR 1.17，p<0.0001），血清補正Ca濃度基礎値（RR 1.58，p<0.0001），Ca・P積（RR 1.11，p<0.0001），PTH濃度（RR 1.07，p<0.0001），透析液Ca濃度（RR 0.57，p=0.03）と関連していた．

⑤ 全体で52％の患者に，米国に限ると経静脈的にビタミンD製剤が投与されていた．低PTH血症の患者の34％でビタミンD製剤が過剰使用，高PTH血症の患者の46％でビタミンD製剤が過少

表 アウトカム（全死亡，心血管死亡，副甲状腺摘出術）と骨カルシウム代謝マーカーとの関連
心血管死と透析液カルシウム濃度の関係以外のすべてが有意に関連していた．

	RR（95％CI）P value		
	全死亡	心血管死亡	副甲状腺摘出術
血清リン濃度（per 1 mg/dL）	1.04 (1.02〜1.06) 0.0003	1.09 (1.05〜1.12) <0.0001	1.17 (1.09〜1.25) <0.0001
血清アルブミン補正カルシウム濃度（per 1 mg/dL）	1.10 (1.06〜1.15) <0.0001	1.14 (1.07〜1.21) <0.0001	1.58 (1.35〜1.85) <0.0001
カルシウム・リン積（per 5 mg^2/dL^2）	1.02 (1.02〜1.03) 0.0001	1.05 (1.05〜1.05) <0.0001	1.11 (1.10〜1.12) <0.0001
PTH（per 100 pg/mL）	1.01 (1.00〜1.02) 0.04	1.02 (1.00〜1.03) 0.03	1.07 (1.05〜1.09) <0.0001
透析液カルシウム濃度（per 1 mEq/L）	1.13 (1.03〜1.25) 0.01	1.09 (0.92〜1.30) 0.30	0.57 (0.35〜0.95) 0.03

〔DOPPS 文献 58 より引用〕

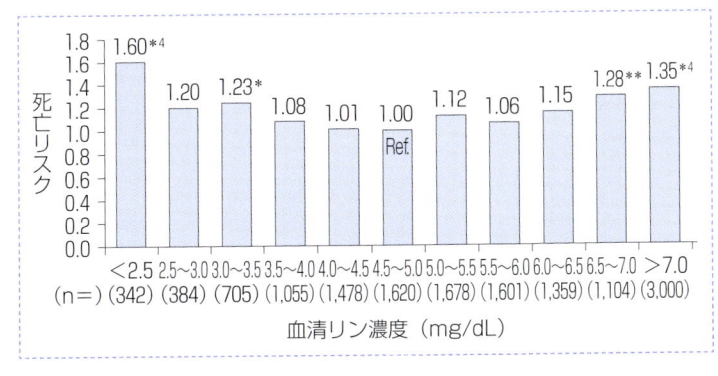

図1 血清リン濃度と全死亡との関連
全死亡リスクは血清リン濃度 4.5〜5.0 mg/dL が最低で，それより大きくても小さくても増加した．（*p<0.05, **p<0.01, *^{3}p<0.001, *^{4}p<0.0001）
〔DOPPS 文献 58 より引用〕

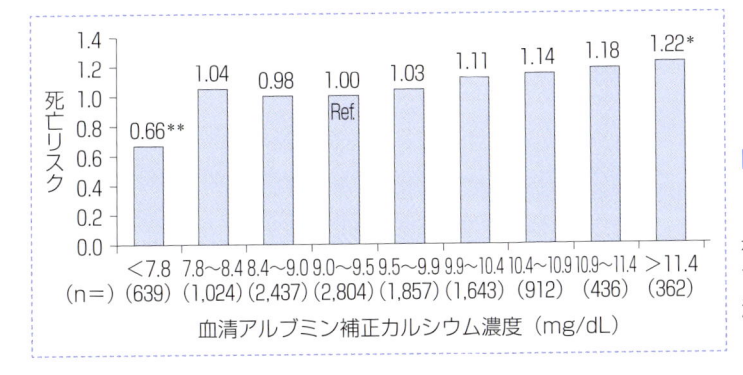

図2 血清補正カルシウム濃度と全死亡との関連
血清補正カルシウムと全死亡リスクは有意に関連した．血清補正カルシウム 7.8 g/dL 未満では有意に死亡リスクが減少した．（*p<0.05, **p<0.0001）
〔DOPPS 文献 58 より引用〕

投与されている可能性が考えられた．P吸着薬は，この研究期間内ではほとんどがCa含有P吸着薬だったが，81％に用いられており，低P血症の患者の77％に過剰投与，高P血症患者の18％に過少投与されている可能性があった．関連死亡リスクの評価は簡便で，これを用いることでより患者アウトカムに沿った質の高いP管理ができる可能性がある．

4　本研究の結果が透析診療に与えるインパクト

① 既存ガイドラインの目標値の妥当性が示された．

② ガイドラインに沿っていない診療，とくにビタミンD製剤投与とP低下薬の不適切な投与が高頻度に行われている実態が明らかになり，臨床医への警鐘となった．

③ 透析液Ca濃度が低いと生命予後が良好であることが示され，高Ca透析液が副甲状腺摘出術の頻度低下と関連することを勘案しても，低Ca透析液が推奨される．

■ **まとめ**　　テーマ：血液透析患者の骨代謝マーカーの適正値の検索

この研究で新たにわかったこと
- 既存のガイドラインでのカルシウム代謝指標適正値（ここではKDOQI[1]とEBPG[2]を指している）の妥当性が示された．

この研究が臨床にもたらしたインパクト
- 既存のガイドラインにそぐわない診療が高頻度に行われており，日常診療はさらに改善する余地を残している．

文　献

1) National Kidney Foundation：K/DOQI clinical practice guidelines for bone metabolism and disease in chronic kidney disease. Am J Kidney Dis　2003；42（Suppl 3）：Sl-S202

2) European Best Practice Guideline for Hemodialysis. Nephrol Dial Transplant　2002；17（Suppl 7）：Sl-S111

〈秋葉　隆〉

MEMO

第3章　DOPPS研究がもたらした透析臨床へのメッセージ

[骨カルシウム代謝]

5 シナカルセトと生命予後

Association between cinacalcet and mortality

Background

わかっていたこと ☞
- 透析患者の血清リン（P），カルシウム（Ca），副甲状腺ホルモン（PTH）を適切に保つことは心血管死亡リスクを低減し，生命予後を改善させる．
- シナカルセト塩酸塩は二次性副甲状腺機能亢進症（SHPT）治療薬で，副甲状腺細胞のCa感受性受容体に作用し，PTHの産生・分泌を抑制するとともに，血清CaやP濃度を低下させる結果，Ca×P積を減少させる．
- その結果，当然ながら副甲状腺摘出術（PTx）のリスクを低減し，一部の報告では骨折リスクの低減や冠動脈石灰化の改善傾向などが報告された（表）．

わかっていなかったこと ☞
- シナカルセトによるSHPT治療効果と同時に認められる血清P，Ca低下がもたらす臨床効果，とくに心血管系死亡を含む生命予後への影響はいまだ明らかにされていない．

1 何を明らかにしようとしたか：研究の目的

　海外でのシナカルセトの臨床使用の開始は2004年，本邦では2008年からであり，DOPPS研究のなかではまだシナカルセト使用による生命予後への影響は検討されていない．ここでは，死亡，心筋梗塞，狭心症，心不全，末梢動脈疾患による入院までの期間を複合エンドポイントとした前向き大規模臨床試験（EVOLVE study）を取り上げる．

2 研究の方法

● 対象患者
　中等度から重度のSHPT（median iPTH 693 pg/mL）を合併する血液透析患者3,883名をランダム化し，シナカルセト（C）群，プラセボ群の2群に分けた．P吸着薬，活性型ビタミンD（VDRA）を含む通常治療を継続し，64カ月まで観察した．

● 一次エンドポイント
　全死亡，心筋梗塞，狭心症，心不全，末梢動脈疾患による入院までの期間．

● 研究方法のポイント
　二重盲検無作為化プラセボ対照比較試験（国際多施設共同試験）．

3 本研究から明らかになったこと：研究結果のポイント

　C群では1,948例中938名（48.2％），プラセボ群では1,935例中952名（49.2％）が複合エンドポイントに達し，全死亡，心筋梗塞，狭心症，心不全，末梢動脈疾患の発症に両群間での差はみられなかった（プラセボ群に対するハザード比は0.93）が，年齢調整後の解析では，ハザード比は0.88とC群で有意のリスク低下がみられた．

4 本研究の結果が透析診療に与えるインパクト

　表に示したようないくつかの試験からシナカルセトがPTH低下のみならず，Ca×P積を低下させる結果，血管石灰化の改善が心血管系合併症の進展防止に働き，生命予後を改善させることに大きな期待がもたれていた．
　EVOLVE試験は，プラセボを対照とした約5年の無作為化大規模臨床試験であり，その結果に世界中の注目が集まっていたといっても過言ではない．複合エンドポイントに両群間で有意差が得られなかったというITT（intention-to-treat）解析結果は，非常な落胆をもって迎えられた．その原因として，途中脱落例が非常に多かった（C群で約2/3が服薬中止，プラセボ群の1/5が途中からシナカルセト内

表　シナカルセト＋低用量ビタミンD療法に関する代表的臨床試験

試験名	症例数	期間	対象患者	併用治療	アウトカム（シナカルセト群）
TARGET[1] (Block, et al, 2008)	444	16週	iPTH 300〜800 pg/mL	低用量VD	K/DOQIガイドライン達成率の向上（3→54％）
OPTIMA[2] (Messa, et al, 2008)	552	23週	iPTH>300 pg/mL	P, Ca, PTHに応じてVDを調節	59％の患者でK/DOQIガイドラインを達成
ACHIEVE[3] (Fishbane, et al, 2008)	173	27週	iPTH>300 pg/mL Ca≧8.4 mg/dL	washout後，シナカルセト併用VDとVD単独群	33％の患者でK/DOQIガイドラインを達成
ADVANCE[4] (Raggi, et al, 2011)	360	52週	iPTH>300 pg/mL or iPTH 150〜300 pg/mL with Ca×P>50	シナカルセト併用低用量VD群とVD単独群	冠動脈石灰化スコアの改善傾向
EVOLVE[5] (Chertow, et al, 2012)	3,883	5年	iPTH>300 pg/mL Ca≧8.4 mg/dL	プラセボコントロール，VD併用	全死亡，心筋梗塞，狭心症，心不全，末梢動脈疾患による入院までの期間に有意差なし

服）など，期間の長さや試験のコントロールなど試験自体に関わる問題点が挙げられている．

5年間の複合エンドポイントの発生が約50％と，日本の現状と比べるときわめて高いことも象徴的である．

■ まとめ　　　　　　　　　　　　　　　　テーマ：シナカルセトと生命予後

この研究で新たにわかったこと
- 本研究は，SHPT患者を対象とした心血管イベント発生に対するシナカルセトの効果を5年間の二重盲検無作為化プラセボ対照比較試験で検討したものである．
- 未調整のITT解析では両群間で有意差はみられなかったが，年齢など試験に影響した因子を調整した解析では，12％の有意のリスク低下が得られた．

この研究が臨床にもたらしたインパクト
- 新たなシナカルセト投与による脱落が多かったなど，すでに臨床応用されている薬剤に対する長期間の二重盲検無作為化プラセボ対照比較試験の遂行がいかに困難であるかが示された．
- シナカルセトの効果に関しては，DOPPSなどの観察研究を含め今後さらに検討される必要がある．

文献

1) Block GA, Zeig S, Sujihara J, et al：Combined therapy with cinacalcet and low doses of vitamin D sterols in patients with moderate to severe secondary hyperparathyroidism. Nephrol Dial Transplant　2008；23：2311-2318
2) Messa P, Macario F, Yaqoob M, et al：The OPTIMA study：assessing a new cinacalcet treatment algorithm for secondary hyperparathyroidism. Clin J Am Soc Nephrol　2008；3：36-45
3) Fishbane S, Shapiro WB, Corry DB, et al：Cinacalcet HCl and concurrent low-dose vitamin D improves treatment of secondary hyperparathyroidism in dialysis patients compared with vitamin D alone：the ACHIEVE study results. Clin J Am Soc Nephrol　2008；3：1718-1725
4) Raggi P, Chertow GM, Torres PU, et al：The ADVANCE study：a randomized study to evaluate the effects of cinacalcet plus low-dose vitamin D on vascular calcification in patients on hemodialysis. Nephrol Dial Transplant　2011；26：1327-1339
5) Chertow GM, Alto P, Block GA, et al：Effect of cinacalcet on cardiovascular disease in patients undergoing dialysis. N Engl J Med　2012；363：2287-2300

（衣笠えり子，朝倉　慶，吉田典世）

第3章　DOPPS研究がもたらした透析臨床へのメッセージ

[貧血治療]

International comparison of hemoglobin levels and erythropoiesis stimulating agents use in hemodialysis patients

1 ヘモグロビンレベルとESA投与量の国際比較

DOPPS文献
29　Pisoni RL, et al：Am J Kidney Dis 2004；44：94-111
45　Akiba T, et al：日本透析医学会雑誌 2004；37：1865-1873
143　McFarlane PA, et al：Kidney Int 2010；78：215-223

Background

わかっていたこと
- 赤血球造血刺激因子製剤（ESA）が臨床応用されて以来，腎性貧血の治療には大きな進歩がもたらされ，患者のヘモグロビン（Hb）値は飛躍的に上昇し，輸血の頻度は激減した．さらに貧血の是正は，死亡リスク，入院リスクの低下，QOLの改善をもたらした．
- 日本の血液透析（HD）患者は欧米諸国に比して生命予後は良好にもかかわらず，Hb値，ESA投与量とも低いことが知られていた．

わかっていなかったこと
- しかしながら，国際的な大規模臨床研究はなく，貧血管理の国際的な比較は行われていなかった．

1 何を明らかにしようとしたか：研究の目的

HD患者の貧血管理とESA使用状況に，DOPPS参加国でどのような差異があるか．

2 研究の方法

対象患者

対象は7カ国から309施設が参加したDOPPS I（1996～2001年）DOPPS文献45および12カ国の309施設が参加したDOPPS II（2002～2004年）にエントリーした維持HD患者であるDOPPS文献29．Hb値の推移，ESA投与量の推移の検討では，DOPPS III（2005～2008年）のデータも使用したDOPPS文献143．

主たる要因・比較対照

各参加施設から20～40名の患者データを4カ月ごとに収集した．調査項目は患者背景，貧血の状態およびESA投与量である．

主たるアウトカム

貧血の管理状況（Hb値，ESA投与量）

研究方法のポイント

欧米，オセアニア（ニュージランド，オーストラリア）の各国と日本の計12カ国が参加した大規模観察研究から得られた貧血管理の現状を示すデータであり，各国における実臨床の状況を示していると考えられる．

3 本研究から明らかになったこと：研究結果のポイント

①7カ国（フランス，ドイツ，イタリア，スペイン，英国，米国および日本）が参加したDOPPS Iでは，維持HD（導入後＞180 day）患者の平均Hb値は日本で9.7 g/dLであり，日本以外の国での10.7 g/dLに比較して有意に低値であった（P＜0.001）．当時はerythropoietin製剤（rHuEPO）のみであるが，ESAの使用率は日本，欧米参加国でそれぞれ79％，83％と大差がないにもかかわらず，ESA投与量はそれぞれ95と175 U/kg体重/weekと日本で顕著に低かった（P＜0.0001）．ESAの投与経路は，日本では99％で静脈内投与であったが，ほかの参加国では静脈内投与は70％，皮下投与が30％であった．

②12カ国が参加したDOPPS IIの検討では，日本を除くすべての国で導入期（透析開始時），維持透析期とも平均Hb値は10 g/dLを超えていた．日本の導入期，維持HD患者の平均Hb値は各々8.3，10.1 g/dLとDOPPS II参加国のなかで最低であった（図1 a，b）．また，Hb値＜11 g/dLである患者の比率は導入期95％，維持期77％であり，ほかの国々ではそれぞれ55～70，23～45％であることから，欧米諸国に比して日本の貧血管理は不十分であることが明らかにされた（図1 a，b）．

③DOPPS II参加国のESA使用率は，導入期（保

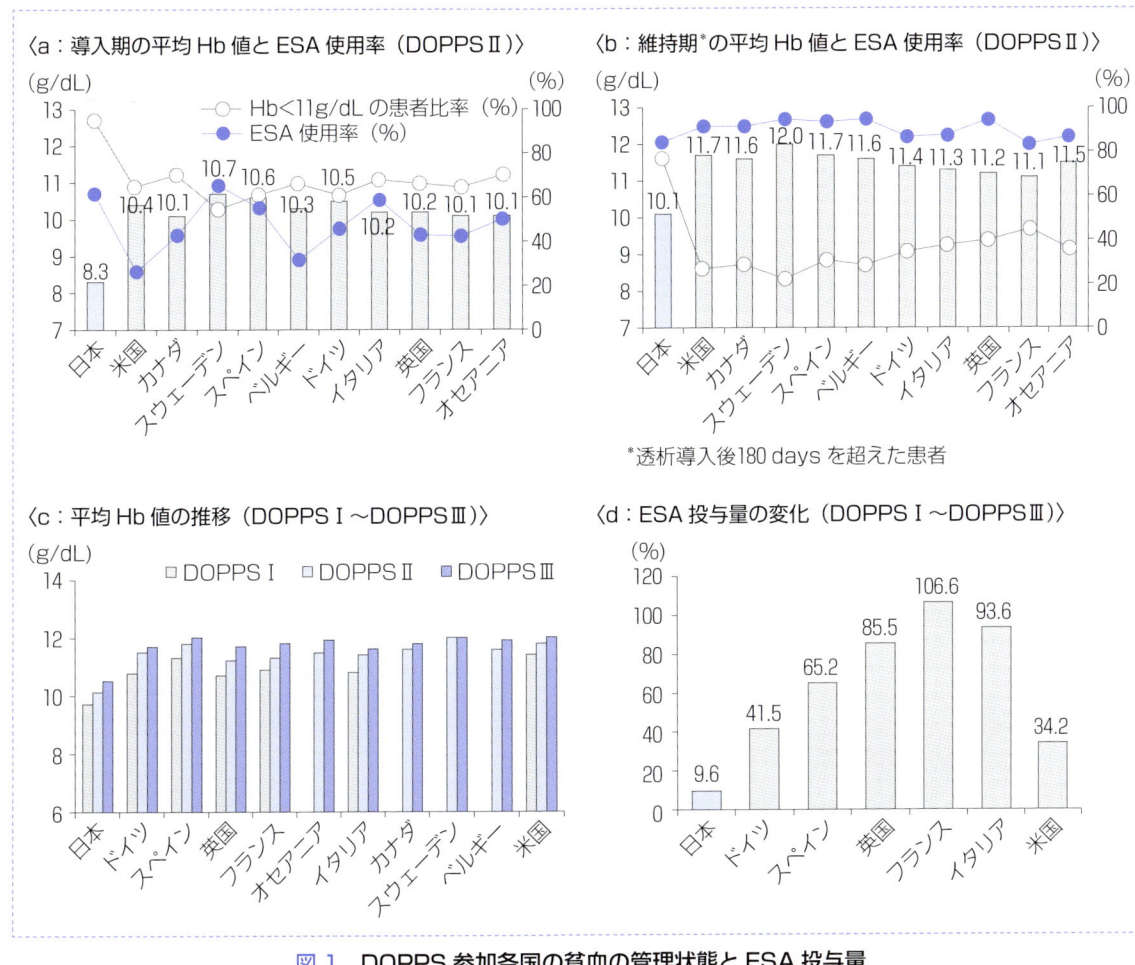

図1 DOPPS参加各国の貧血の管理状態とESA投与量
〔a・bはDOPPS文献29より作成, c・dはDOPPS文献143より作成〕

存期）では多くの国で40〜60％であり，最低は米国の27％であった．日本はスウェーデンの65％に次いで，62％であり，保存期慢性腎臓病（CKD）でのESA使用率は先進国のなかでも高いことが示された（図1a）．維持透析期のESA使用率は83％（フランス）から94％（英国，スウェーデン，ベルギー）に分布し，日本は84％であった（図1b）．週当りのrHuEPO投与量とHb値は有意な正の相関を示した．日本はHb値，rHuEPO投与量ともDOPPSⅡ参加国のなかで最低であった（図2）．

④ McFarlaneらはDOPPSⅠからⅢにかけての参加国の貧血管理状況の変化について検討した結果を報告し，Hb値は，スウェーデンを除いたすべての国で有意に増加傾向を示していた（図1c）．DOPPSⅠからⅢにかけてのESA投与量については，比較可能な6カ国では，投与量は増加していたが，日本はそのなかでも最低の増加率であった（図1d）．

4 本研究の結果が透析診療に与えるインパクト

① ESA製剤の登場により，腎性貧血の管理は大きく進歩したが，DOPPSⅠ，Ⅱの検討ではまだ不十分であることが明らかになった．

② 日本は平均Hb値，ESA投与量も参加国で最低であり，また別項で詳述されるが，鉄代謝状態の改善も不十分であることが明らかにされた．

③ DOPPSⅡの解析を行ったPissoniらの論文では，参加国の貧血管理状況でなく，貧血と生命予後の関連を検討し，腎性貧血の至適管理に関する理解が進んだ．

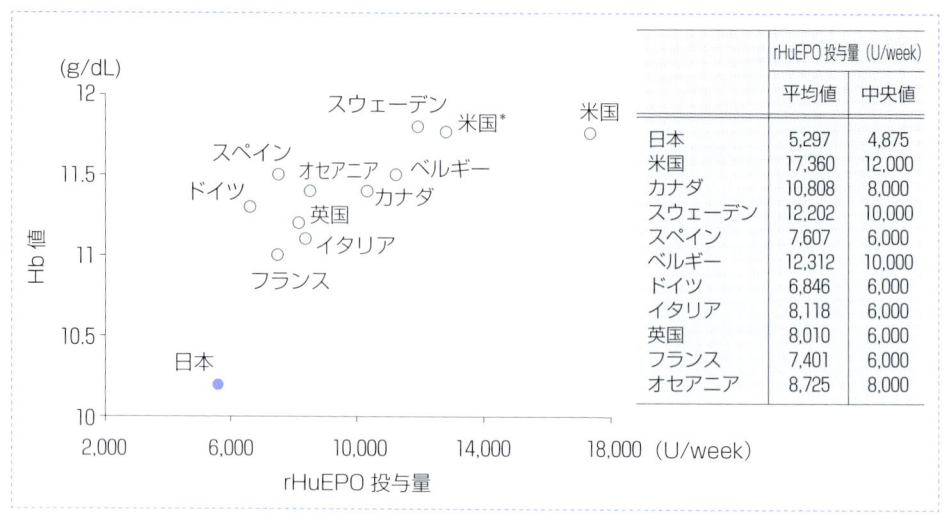

図2 各国のrHuEPO投与量と平均Hb値（DOPPS Ⅱ）
米国以外の最大投与量は12,000U/weekであり，*は最大投与量は12,000U/week以下の患者のみで解析．

〔DOPPS文献143より改変〕

	rHuEPO投与量 (U/week)	
	平均値	中央値
日本	5,297	4,875
米国	17,360	12,000
カナダ	10,808	8,000
スウェーデン	12,202	10,000
スペイン	7,607	6,000
ベルギー	12,312	10,000
ドイツ	6,846	6,000
イタリア	8,118	6,000
英国	8,010	6,000
フランス	7,401	6,000
オセアニア	8,725	8,000

■ まとめ　　テーマ：血液透析患者のHbとESA製剤治療の国際比較

この研究で新たにわかったこと
- 腎性貧血の管理状況，その治療の実際には大きな違いが存在すること明らかにされた．

この研究が臨床にもたらしたインパクト
- 本邦における腎性貧血の治療は不十分であることが明らかにされ，日常診療において改善の余地がある．

（緒方浩顕，吉田典世，武重由依）

第3章 DOPPS研究がもたらした透析臨床へのメッセージ

2 [貧血治療] ヘモグロビンレベルとESA投与量の年次推移

Annual transition of hemoglobin levels and erythropoietin use

DOPPS文献 143 McFarlane PA, et al：Kidney Int 2010：78：215-223

Background

わかっていたこと
- 透析期腎不全患者において高頻度にみられる腎性貧血に対して，その治療薬である，ESA（赤血球造血刺激因子製剤）の開発・普及が進んでいる．
- また貧血と透析患者生命予後悪化との関連性をもとに各国から，貧血管理目標値を示すガイドラインが発表されている．貧血治療への積極的介入により透析患者の生命予後改善が見込まれることは広く認識されている．

わかっていなかったこと
- 各国の腎性貧血に関するガイドライン発表前後におけるヘモグロビン（Hb）レベル，ESA投与量の経年的推移や，それらに影響する要因についての検討は十分なされていない．

1 何を明らかにしようとしたか：研究の目的

研究は，米国と他のDOPPS参加国における血液透析患者のHbレベルとESA投与量の年次推移を比較するとともに，米国におけるESA投与量の増加に診療報酬制度が影響しているかについて検討することを目的としている．

2 研究の方法

対象患者

DOPPS研究に参加している12カ国（日本，米国，カナダ，英国，フランス，ドイツ，イタリア，スペイン，スウェーデン，ベルギー，オーストラリア，ニュージーランド）の安定期維持血液透析患者（血液濾過，血液透析濾過も含む）で，DOPPS phase I（1996～2001年）の7,435名，DOPPS phase II（2002～2004年）の8,409名，DOPPS phase III（2005～2008年）の7,789名が対象．

主な検討項目

DOPPS調査各期間の患者背景に加えて，ESA投与量やその変化とHb値，ESA感受性，ESAに関する診療報酬制度などが比較検討された．DOPPS Iは1999年10月，IIおよびIIIは各期間の初回のデータが採用された（横断的検討）．

K/DOQI：Kidney Disease Outcomes Quality Initiative, CSN：Canadian Society of Nephrology, CARI：Caring for Australasians with Renal Inpairment, UK-RA：United Kingdom-The Renal Association, EBPG：European Best Practice Guidelines, JSDT：Japanese Society for Dialysis Therapy

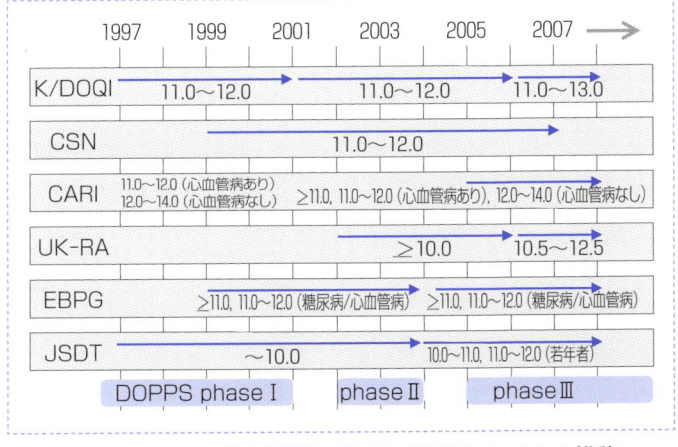

図1 DOPPS参加諸国における目標Hbレベルの推移
〔DOPPS文献143より改変・引用〕

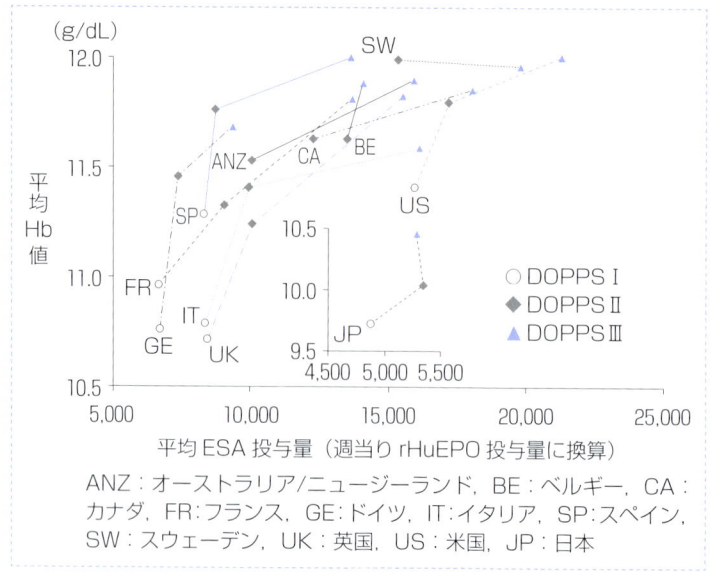

図2 DOPPS参加諸国における平均Hb値とESA投与量の推移
〔DOPPS文献143より改変・引用〕

3 本研究から明らかになったこと：研究結果のポイント

① 1997年以降，貧血と生命予後の関連性の検討をもとに，各国から貧血治療のガイドラインが発表されるとともに（図1），新規ESAの開発も進んだ．こうした背景のもと貧血管理レベルが向上し，DOPPS研究が進むにつれて，多くの国で平均Hb値の上昇とESA投与量増加が併行した（図2）．

② DOPPS Ⅲの時点で平均Hb値が12 g/dL以上の高値を示しているのが米国，スペイン，スウェーデンの3カ国で，週当りのESA投与量（rHuEPO換算）が最大なのは米国であった．

③ DOPPS Ⅲの時点で平均Hb値が12 g/dL以上の患者の占める割合は日本（9.5％）以外では概ね50％程度であった．

④ 日本はDOPPS Ⅰの時点で平均Hb値が9.7 g/dLと最低値で，唯一10 g/dL以下を示していた．ESA投与量もDOPPSの全期間を通じて最小の投与量で推移した．

⑤ いずれの国もDOPPS研究が進むにつれて平均Hb値は有意に上昇し，ESA投与量は増加する傾向がみられたことから，ESA感受性に各国間で差はみられなかった．

⑥ DOPPS Ⅰと比較するとDOPPS Ⅲにおいて，ESAの使用頻度がもっとも増加したのはフランスで2.06倍，もっとも頻度の上昇が小さかったのは日本で1.10倍であった．

⑦ 米国において，診療報酬制度や製薬会社による介入がESA投与量増加に与える影響はみられなかった．

4 本研究の結果が透析診療に与えるインパクト

① DOPPS参加諸国においてESA投与量の増加とともにHb値の上昇が併行していることが明らかになった．

② ESA投与量の増加に診療報酬制度や製薬会社が介入している可能性は低く，主治医の判断が影響している可能性が示唆され，この傾向はDOPPS参加諸国において共通していた．

■まとめ　　　　　テーマ：血液透析患者の Hb レベルと ESA 投与量の年次推移の検討

この研究で新たにわかったこと
- DOPSS 参加諸国において Hb 値の上昇と ESA 投与量の増加が併行してみられ，これらは主治医の判断によりもたらされている可能性が示された．

この研究が臨床にもたらしたインパクト
- ESA 投与量の増量により，腎性貧血ガイドラインが設定する目標値内で管理される患者の割合は各国で増加する傾向がみられるが，その割合は約 50％ 程度にとどまっており，日常臨床においては貧血治療に対するより高い理解と管理の向上が必要とされる．

（溝渕正英，式田康人，秋澤忠男）

第3章 DOPPS研究がもたらした透析臨床へのメッセージ

[貧血治療]

International trends in the dosage form of iron therapy (oral or intravenous) and intravenous iron dose in hemodialysis patients

3 鉄剤の種類と投与量の国際間比較と年次推移

DOPPS文献 143　McFarlane PA, et al：Kidney Int 2010；78：215-223

Background

わかっていたこと
- 血液透析患者では腸管からの鉄吸収が阻害され，赤血球造血刺激因子製剤（ESA）を必要とする患者の多くが経口鉄剤で血清鉄濃度を基準値内に補充することが困難であることから，各国のガイドランでは静注鉄剤の使用を推奨している．
- 鉄剤投与の目安となる血清フェリチン値やトランスフェリン飽和度（TSAT）は，欧州 ERA-EDTA の EBPG（1999年発表），米国 NKF-K/DOQI（2001年発表）の両ガイドラインではそれぞれ 200～500 ng/mL と 30～40％，800 ng/mL 未満と 50％未満，と日本の水準より高めに設定されていた．

わかっていなかったこと
- 静注と経口鉄剤の投与割合や年次推移などの鉄補充療法の実態や国際比較に関する研究は，これまで十分に検討されていなかった．

1 何を明らかにしようとしたか：研究の目的

各国の静注および経口鉄剤の投与割合を DOPPS の phase 別に観察して推移を検討する．また，研究に参加した国別比較により，鉄補充療法の実態を解明する．

2 研究の方法

対象患者

(1) 鉄剤の投与割合〔DOPPS annual report 2010 参考URL1 を改変して引用〕

DOPPS 研究に参加した12カ国の慢性維持血液透析患者のうち，DOPPS phase Ⅱ～Ⅳの時期にわたって観察可能であった患者．参加人数は DOPPS Ⅱ（2002年）が 8,934名，DOPPS Ⅲ（2006年）が 8,317名，DOPPS Ⅳ（2010年）が 8,361名．

(2) 鉄剤投与量 DOPPS文献143

DOPPS Ⅰ～Ⅲの研究に参加した12カ国（DOPPS Ⅰは7カ国）の慢性血液透析患者で，参加人数は DOPPS Ⅰ（1996～2001年）が 7,435名，DOPPS Ⅱ（2002～2004年）が 8,409名，DOPPS Ⅲ（2005～2008年）が 7,789名．

主たる要因・比較対照

調査項目は，(1) 鉄剤の種類（経口，静注製剤）別にみた対象への投与割合，(2) 静注鉄剤の1カ月間の総投与量（mg/month）．

主たるアウトカム

アウトカムは設定されていない．

研究方法のポイント

対象は参加国の各施設から無作為に抽出され，比較的実際の透析医療を反映している．調査方法は原則として参加各国共通で，データの収集，解析は中央の解析センターで継続的に実施され，解析結果は高い信頼度を有する．

3 本研究から明らかになったこと：研究結果のポイント

① （図1）静注鉄剤の投与割合の平均は DOPPS Ⅱ が 67.5％，DOPPS Ⅲ が 72.2％，DOPPS Ⅳ が 70.7％ と DOPPS Ⅱ に比べて DOPPS Ⅲ，Ⅳで投与割合がわずかに増加した．国別でみると，欧米，オーストラリア・ニュージーランドでは 60～80％台で推移したのに対して，日本ではそれぞれ 34，34，37％ と全体の平均の約半分であった．

また，国別の推移では，フランス，イタリア，米国で DOPPS の phase に従って投与割合は増加した．

② （図2）経口鉄剤の投与割合の平均は DOPPS Ⅱ が 7.0％，DOPPS Ⅲ が 10.9％，DOPPS Ⅳ が 2.6％（DOPPS Ⅳ のみ 9 カ国で算出）と DOPPS Ⅳ で大きく低下した．国別でみると，カナダでは経口鉄剤の投与割合が高かったが，オーストラリア・ニュ

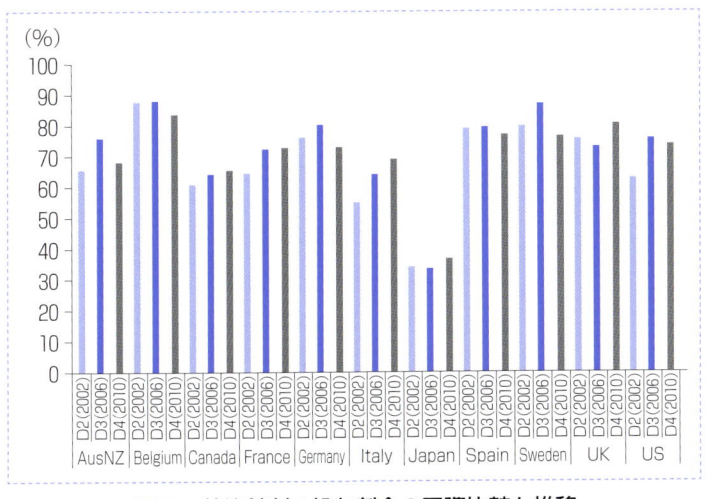

図1　静注鉄剤の投与割合の国際比較と推移
D2：2002年（DOPPS Ⅱ），D3：2006年（DOPPS Ⅲ），D4：2010年（DOPPS Ⅳ）
〔参考URL 1）をもとに作成〕

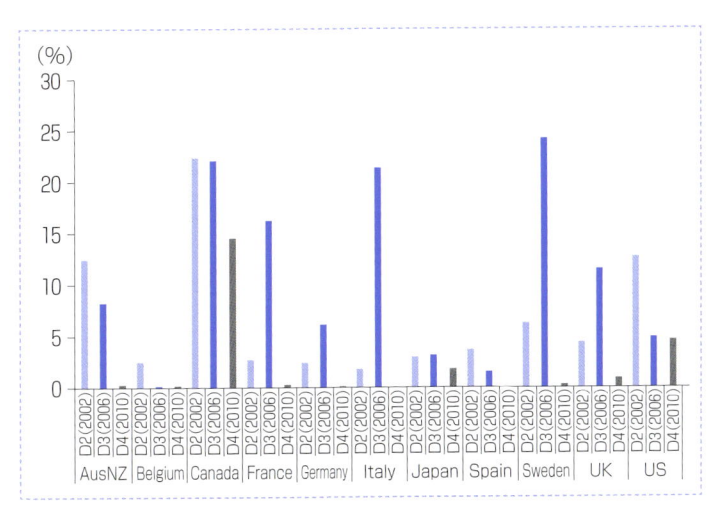

図2　経口鉄剤の投与割合の国際比較と推移
D2：2002年（DOPPS Ⅱ），D3：2006年（DOPPS Ⅲ），D4：2010年（DOPPS Ⅳ）
〔参考URL 1）をもとに作成〕

ージーランド，フランス，スウェーデン，米国ではDOPPS Ⅲに比べてDOPPS Ⅳで明らかに低下した．また，日本は1.8～3.2％と経口鉄剤でもDOPPS Ⅱ，Ⅲで他の参加国の平均の半分以下であった．

③（表）静注鉄剤の1カ月投与量の平均はDOPPS Ⅰ（6カ国で算出）が226 mg，DOPPS Ⅱ（10カ国で算出）が234 mg，DOPPS Ⅲが246 mgとphaseの進行に伴い増加傾向を示した．国別でみるとカナダ，フランス，イタリア，スウェーデン，英国の投与量は増加し，米国は減少した．日本では99 mg/monthと全体の平均の半分以下であった（DOPPS Ⅲ）．

4　本研究の結果が透析診療に与えるインパクト

① 日本を含むDOPPS参加国で経口鉄剤使用が減少して静注鉄剤による鉄補充が主流となっていることが明らかとなり，既存のガイドラインが遵守されていることが示された．

② 日本は欧米，オーストラリア・ニュージーランドに比較して両鉄剤の投与割合が低く，1カ月当りの投与量も少ない．すなわち，海外に比べて積極的に鉄補充療法が実施されていない実態が判明し

表 静注鉄剤の月当りの投与量の国際比較，DOPPS 別の推移

静注鉄剤の平均投与量 (mg/month)

	DOPPS phase I	II	III	p 値（I〜III間）
オーストラリア・ニュージーランド	NA	193±9	185±8	0.53
ベルギー	NA	262±9	250±8	0.32
カナダ	NA	210±9	261±14	0.002
フランス	199±7	221±11	308±16	<0.001
ドイツ	257±7	245±8	251±10	0.61
イタリア	218±12	228±12	273±16	0.005
日本	NA	NA	99±4	NA
スペイン	190±7	229±10	187±9	0.83
スウェーデン	NA	270±9	403±17	<0.001
英国	214±10	233±12	259±16	0.016
米国	276±7	247±6	227±5	<0.001

〔DOPPS文献143をもとに作成〕

た．
③ 静注鉄剤の投与割合は 2006〜2010 年にかけて多くの国で増加，あるいは同等で推移した．これは 2006 年の K/DOQI[1] や 2009 年の EBPG ガイドラインの改訂[2] で目標フェリチン値の上限値が許容範囲である 800 ng/mL 未満から 500 ng/mL に下方修正されたものの，積極的な鉄補充を推奨するガイドラインの効果と考えられる．

■ まとめ

テーマ：鉄剤の種類と投与量の国際間比較と年次推移

この研究で新たにわかったこと
- 主として静注製剤で鉄補充され，日本の鉄補充量は DOPPS に参加した他の国に比べて明らかに少ない．

この研究が臨床にもたらしたインパクト
- 日本では外来血液透析患者における ESA の包括化が 2006 年に実施され，1 年後の静注鉄剤の投与割合が増加した[2]．今後，日本の鉄補充療法に対する考え方がどのように変化し，鉄動態に与えるのか注視する必要がある．

文献

1) K/DOQI Clinical practice guidelines and clinical practice recommendations for anemia in chronic kidney disease. Am J Kidney Dis 2006：47 (Suppl 3)：S11-S145
2) Locatelli F, Covic A, Eckardt KU, et al：Anaemia management in patients with chronic kidney disease：a position statement by the AnaemiaWorking Group of European Renal Best Practice (ERBP). Nephrol Dial Transplant 2009：24：348-354

参考 URL（2013 年 1 月現在）
1) 2010 DOPPS annual report
http://www.dopps.org/annualreport/index.htm

（小岩文彦，宮崎友晃）

MEMO

第3章　DOPPS研究がもたらした透析臨床へのメッセージ

4 [貧血治療] ヘモグロビンレベルの変動と生命予後

Hemoglobin variability and mortality

DOPPS文献 151　Pisoni RL, et al：Am J Kidney Dis 2011；57：266-275

Background

わかっていたこと
- ヘモグロビン（Hb）レベルと血液透析（HD）患者の生命予後には関連がある[DOPPS文献29, 61, 120, 157]．
- HD患者における腎性貧血管理診療パターンは国際間で大きな差異が存在する[DOPPS文献29]．
- 患者レベルでHb変動が大きいほどHD患者の生命予後が不良である[1]．

わかっていなかったこと
- 施設レベルでのHb変動の程度がHD患者の生命予後と関連するか．

1　何を明らかにしようとしたか：研究の目的

各々のHD施設レベルでのHb変動の程度とHD患者の生命予後との関連を検討した．

2　研究の方法

● 対象患者

DOPPS参加12カ国930施設の18歳以上，HD歴6カ月以上のHD患者26,510名（1996～2008年），および米国the Center for Medicare & Medicaid Services（CMS）3,741施設のHD患者193,291名（2002年）．

● 主たる要因・比較対象

施設レベルのHb変動〔標準偏差（standard deviation；SD）〕

● 主たるアウトカム

患者レベルの生命予後

● 研究方法のポイント

患者レベルでのHb変動に較べ，より選択バイアスや交絡が生じにくい施設レベルのHb変動に着目し，その変動の程度と患者レベルの生命予後や腎性貧血診療パターンとの関連を検討した．

3　本研究から明らかになったこと：研究結果のポイント

① 施設レベルのHb変動（SD）は平均1.3 g/dLであったが，その範囲は0.5～2.7 g/dLと施設によって5倍以上に及ぶ大きなばらつきが認められた（図1）．

② 施設レベルのHb変動（SD）の程度には施設間だけでなく，最小1.1 g/dL（日本）から最大1.7 g/dL（スペイン）と国際間でも大きなばらつきが認められた．しかし近年は，多くの国においてそのばらつきの程度は少なくなってきている（図2）．

③ 施設レベルのHb変動（SD）は施設におけるいくつかの腎性貧血診療パターンと関連していた．1）少なくとも2週間に1回赤血球造血刺激因子製剤（ESA）投与量の変更を考慮すること，2）平均施設ESA投与量がより低いこと，3）ESAを皮下注でなく静注で投与すること，4）より狭い目標Hb値の範囲を設定すること，5）より低い目標Hb値の上限を設定すること，はより少ない施設レベルのHb変動（SD）と関連していた．

④ 施設レベルのHb変動（SD）は患者背景，併存疾患，施設平均Hb値，患者および施設レベルの診療パターン（平均HD時間，Kt/Vなど）の多くの交絡要因を調整した後でも患者レベルの生命予後と関連していた（図3）．施設レベルのHb変動（SD）が0.5 g/dL増加した場合の患者レベルの死亡に対する調整ハザード比（HR）は1.08（95％CI，1.02～1.15）であった．施設レベルのHb変動（SD）＞1.7 g/dLの群は施設レベルのHb変動（SD）＜1.1

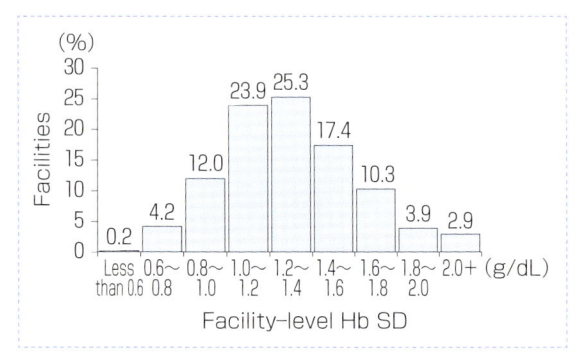

図1　施設レベルHb変動（SD）の分布
〔DOPPS文献151より引用〕

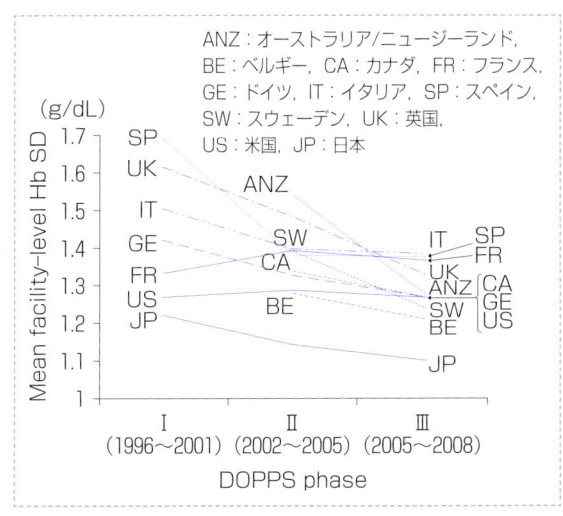

図2 国別の施設レベルHb変動（SD）の経時的推移
〔DOPPS文献151より引用〕

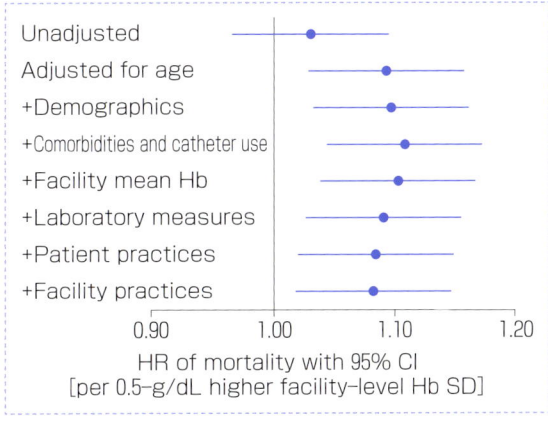

図3 施設レベルHb変動（SD）と患者レベルの生命予後との関連　〔DOPPS文献151より引用〕

g/dLの群と比較すると19％死亡リスクが高かった．

4 本研究の結果が透析診療に与えるインパクト

①患者レベルでのより大きなHb変動は予後悪化要因であることは，HD患者だけでなく保存期慢性腎臓病（CKD）患者においても，いくつかの観察研究で示されている[1,2]．しかし，患者レベルでのHb変動はその患者自身が有する併存疾患や栄養状態などの患者状況に大きく影響されるため，患者予後との関連においては，多変量解析で多くの因子を調整しても，残余の交絡要因や選択バイアスの影響を完全に除去することは困難である．本研究では，より選択バイアスや交絡が生じにくい施設レベルのHb変動と患者予後との関連を検証し，より大きな施設レベルHb変動（SD）はその施設に在籍するHD患者の高い死亡リスクと関連することが見出された．

②施設レベルHb変動（SD）は前述したようにいくつかの腎性貧血診療パターンと関連しており，改善可能な指標である．また，施設レベルHb変動（SD）は容易に計算することが可能であり，診療の質の指標として利用することができる．腎性貧血治療アルゴリズムの活用などを通じて診療の質を高め，施設レベルHb変動（SD）を均てん化することによりHD患者の生命予後を改善する可能性が示された[DOPPS文献151]．

■まとめ　　　　　　　　　　　　　　　　　テーマ：Hbレベルの変動と生命予後

この研究で新たにわかったこと
- 施設レベルHb変動（SD）の程度には，施設間だけでなく国際間でも大きなばらつきが認められた．
- 施設レベルのHb変動（SD）の程度は，いくつかの腎性貧血診療パターンと関連していた．
- 施設レベルでのHb変動の程度は，HD患者の生命予後と関連していた．

この研究が臨床にもたらしたインパクト
- 施設レベルのHb変動は介入により是正可能な要因であり，より適切に管理することによってHD患者の生命予後を改善しうる可能性がある．

文献

1) Yang W, et al：Hemoglobin variability and mortality in ESRD. J Am Soc Nephrol　2007；18：3164-3170
2) Boudville NC, et al：Hemoglobin variability in nondialysis chronic kidney disease：examining the association with mortality. Clin J Am Soc Nephrol　2009；4：1176-1182

（長谷川毅，小向大輔，大宮信哉）

第3章 DOPPS研究がもたらした透析臨床へのメッセージ

[貧血治療]

5 ヘモグロビンレベルと健康関連QOL

Hemoglobin level and health related quality of life (HRQOL)

DOPPS文献 107 Lopes AA, et al：Qual Life Res 2007：16：545-557

Background

わかっていたこと
- 医療介入もしくは疾患や症状が患者の主観的な健康度，日常生活機能に与える影響を定量化したもの，と定義されるのが健康関連QOL（health-related quality of life；HRQOL）である．
- HRQOLは，強力な血液透析（HD）患者の生命予後予測因子である[DOPPS文献23]．
- 重度の貧血状態では，HD患者のHRQOLは低値である[DOPPS文献120]．

わかっていなかったこと
- HD患者において，HRQOLと関連する改善可能な種々の患者要因は何か．

❶ 何を明らかにしようとしたか：研究の目的

HRQOLと関連する改善可能なHD患者の種々の患者要因を同定すること．

❷ 研究の方法

● 対象患者

DOPPS参加12カ国の143施設に在籍し，研究登録後60日以内にKidney Disease Quality of Life Short Form（KDQOL-SF）によるHRQOL質問紙表に回答したHD患者9,526名．

● 主たる要因・比較対象

種々の患者要因（探索的解析）

● 主たるアウトカム

KDQOL-SFを用いて測定したHRQOLの2つの要約指標である身体的健康度（physical component summary；PCS）と精神的健康度（mental component summary；MCS），および11種の腎疾患特異的尺度．

● 研究方法のポイント

種々の患者要因とHRQOLの関連について，年齢，性，併存疾患，検査所見などの患者背景だけでなく，HD関連の治療指標（バスキュラーアクセスの種類，透析量，ESA投与量など）や，世帯収入，学歴，就労状況，婚姻状況などの社会経済的因子まで，広範にわたる交絡要因を調整した．

❸ 本研究から明らかになったこと：研究結果のポイント

ヘモグロビン（Hb）11 g/dL以上を対照とすると，PCSの一つの項目である身体的日常役割機能（role physical；RP）はHb 9 g/dL未満では-6.3ポイント，Hb 9～11 g/dLでは-3.6ポイント低下していた（表）．RPは仕事や家事などの通常の日常活動を行うにあたり，身体的な理由で問題があるかどうかについての4つの質問によって構成される項目である．その他失業，低学歴，低世帯収入などの社会経済的要因や精神疾患の併発，低アルブミン血症などが低いPCSスコアと関連していた[DOPPS文献107]．

❹ 本研究の結果が透析診療に与えるインパクト

HD患者のHRQOLは，国際間で差異があることがDOPPSの研究結果から示されており，PCSは欧米と比較して日本のHD患者でもっとも高く保たれていることが明らかにされている[DOPPS文献24]．また，PCSはHD患者において血清アルブミン値以上の強固な生命予後予測因子であることも同じくDOPPS研究から示されている[DOPPS文献23]．

J-DOPPSデータで重度の貧血レベル（Hb<8 g/dL）ではPCSは低値であることが示されたが[DOPPS文献120]，本研究[DOPPS文献107]で併存疾患などを含めた患者背景，HD治療内容だけでなくHRQOLに大きく影響を及ぼすと考えられる各種の社会経済的因子を調整した後も，低いHbレベルではRPが低値であることが示された．Hb 11g/dL以上と比較して

表 種々の患者背景要因によるSF-36（KDQOL-SF）項目別得点の相違

	身体的健康度 Physical component summary	精神的健康度 Mental component summary	身体機能 Physical functioning	日常的役割機能―身体 Role physical	体の痛み Bodily pain	全体的健康感 General health	活力 Vitality	社会生活機能 Social functioning	日常的役割機能―精神 Role emotional	心の健康 Mental health
Intercept[A] (Referent patient)	38.3	51.0	56.1	50.5	69.2	50.2	52.7	74.1	69.3	75.7
年齢（＋5歳ごと）	−0.7[c]	+0.1	−2.6[c]	−1.7[c]	−0.4[c]	+0.1	−0.7[c]	−0.4[c]	−1.5[c]	+0.2
女性（vs. 男性）	−1.5[c]	−0.4	−5.9[c]	+0.1	−3.9[c]	−0.8	−2.3[c]	−0.5	−0.5	−2.6[b]
結婚（vs. 未婚）	+0.1	−0.5	+1.1	−1.2	−0.9	−0.4	−0.6	−1.1	+0.2	−1.3[a]
年収1万\$以上（vs. 1万\$以下）	−0.3	−1.1[c]	−1.2	−1.5	−1.9[a]	−0.7	−0.6	−1.1	−4.7[c]	−2.0[c]
学歴高卒以下（vs. 大卒）	−0.6[a]	−1.6[c]	−3.3[c]	−1.8	−3.6[c]	−2.1[b]	−1.8[c]	−0.7	−7.1[c]	−4.0[c]
失業（vs. 雇用）	−2.7[c]	−2.1[c]	−7.1[c]	−11.2[c]	−5.3[c]	−4.2[c]	−4.2[c]	−4.2[c]	−11.4[c]	−3.4[c]
生活状況（vs. 家族・知人との同居）										
独居	+0.9[b]	−0.6	+2.6[b]	+1.0	−0.3	+0.7	+0.3	+1.0[a]	0.0	−1.2
介護施設への入居	−0.3	+1.8[a]	−8.3[c]	+8.7[b]	+3.2	+1.1	+2.4	+1.9	+8.3[b]	+0.5
ホームレス/囚人	+1.4	−0.1	−0.7	+1.5	+4.1	+1.9	+1.6	+3.8	−6.8	+2.9
Serum albumin ＜ 3.5 g/dL (vs. ≧3.5 g/dL)	−1.5[c]	−0.8[b]	−4.0[c]	−4.6[c]	−3.0[c]	−1.9[c]	−2.2[c]	−3.3[c]	−3.4[b]	−1.8[c]
Hemoglobin(vs. ≧11 g/dL)										
＜9 g/dL	−0.8	−0.7[c]	−0.8	−6.3[c]	−1.2	−0.4	−1.0	−2.2[a]	−4.0[a]	−0.8
9-11 g/dL	−0.4	−0.1	−0.4	−3.6[c]	+0.1	−0.1	+0.3	−0.8	−2.3	+0.7
eKt/V ＜ 1.2 (vs. ≧1.2)	+0.6	−0.2	+1.5	−0.6	+2.0[a]	+0.9	+0.7	−0.6	−0.3	+0.3
バスキュラーアクセスの種類：カテーテル（vs. AVF, AVG）	−0.8[a]	−0.1	−1.4	−3.8[c]	−0.7	−0.8	−1.1	−2.8[c]	0.0	+0.2
透析前収縮期血圧＜ 110 (vs. ≧110 mm Hg)	−1.1	+0.6	−4.6[b]	+1.6	−1.6	−2.3	−1.0	−0.1	+1.3	−0.5
Body Mass Index ＜ 20 (vs. ≧20 Kg/m²)	−0.2	−0.5	−1.2	+0.5	−0.5	−0.6	−0.7	−2.8[c]	+0.3	−0.7
併存疾患（有 vs. 無）										
脳血管/神経性疾患	−2.0[c]	−0.9[c]	−7.2[c]	−4.2[b]	−2.2[c]	−3.1[c]	−3.5[c]	−4.7[c]	−3.4[a]	−2.1[b]
心臓疾患	−1.6[c]	−0.2	−4.0[c]	−2.3[a]	−4.0[c]	−2.5[c]	−2.2[c]	−1.1	−1.4	−1.2[a]
末梢血管障害	−2.9[c]	−0.1	−8.4[c]	−4.3[b]	−5.9[c]	−3.0[c]	−3.3[c]	−3.8[c]	−1.0	−1.8[b]
糖尿病	−1.7[c]	−0.7[c]	−6.7[c]	−4.0[c]	−1.0	−3.3[c]	−2.5[c]	−2.1[b]	−4.5[c]	−1.8[c]
肺疾患	−1.9[c]	−1.1[a]	−5.0[c]	−2.9	−2.9[c]	−4.6[c]	−3.9[c]	−3.0[c]	−1.9	−2.6[b]
癌（皮膚癌を除く）	−0.8[a]	+0.1	−1.7	−3.6	−0.2	−1.5	−1.1	−1.8	−0.6	+0.3
精神疾患	−1.4[c]	−5.6[c]	−5.0[c]	−6.6[c]	−7.0[c]	−5.9[c]	−7.7[c]	−10.5[c]	−11.8[c]	−10.5[c]

Bold numbers call attention to statistically significant differences (P＜0.05) after adjustments for multiple comparisons. Comorbidities were selected based on their high prevalence or severity among hemodialysis patients, by Hochberg. [a]0.01≦P≦0.05, [b]0.001≦P＜0.01, [c]P≦0.001 before multiple comparisons
[A]Referent patient is defined as a 59.5-year-old, male, unmarried, with income＞\$ 10,000, who attended college, employed, living with family/friends, serum albumin≧3.5 g/dL, hemoglobin≧11 g/dL, eKt/V≧1.2, vascular access by fistula or graft, BMI ≧ 20, predialysis SBP≧110 mm Hg, no comorbidity　　〔DOPPS文献107より引用〕

Hb 9 g/dL未満でのRPの低下幅（−6.3ポイント）は，精神疾患併発の有無（−6.6ポイント）に相当する大きな値であった．

貧血以外にPCS低値に関連していた因子は失業，低学歴，低世帯収入などの社会経済的なものが主であり医療介入によって改善しがたい要因である．その他低アルブミン血症や精神疾患の併発なども低いPCSスコアと関連していたが，HD診療のみによって容易に改善しうる要因ではない．一方，HD患者の貧血レベルは適正な腎性貧血治療を行うことにより，比較的容易かつ速やかに是正可能であり，その結果HD患者のHRQOL，ひいては生命予後まで改善しうる可能性が示唆された．

■ まとめ

テーマ：Hb レベルと健康関連 QOL

この研究で新たにわかったこと
- 社会経済的因子も含めた広範な交絡要因の調整後も，HD 患者において Hb レベル低値は低い HRQOL と関連していた．

この研究が臨床にもたらしたインパクト
- 腎性貧血治療を適切に行って貧血レベルを適正レベルに是正することにより HD 患者の HRQOL を改善しうる．

（長谷川毅，廣瀬 真，宮崎友晃）

MEMO

第3章 DOPPS研究がもたらした透析臨床へのメッセージ

[貧血治療] *Anemia in CKD patients on dialysis — association between nutritional status and Hb level*

6 ヘモグロビンレベルに関連する因子

DOPPS文献 120 Akizawa T, et al：Nephrol Dial Transplant 2008；23：3643-3653

Background

わかっていたこと
- 腎性貧血は透析患者の予後規定因子であり，適切にヘモグロビン（Hb）値を管理することが求められる[1]．
- これまでの大規模臨床試験の追加解析[2,3]やわが国の大規模観察研究[4]では，実際に到達したHb値が高い患者の予後は良く，赤血球造血刺激因子製剤（ESA）への反応性が悪く，高用量のESAを要し，貧血が遷延・悪化した患者で予後が悪いことが示されている．ESA未使用の維持透析患者を対象としたDOPPS研究からも高Hb値を示す患者の予後は良いことから，ESA低反応性が予後を規定することが裏付けられているDOPPS文献157．
- 一方，Hb値は鉄不足，透析量，慢性炎症，栄養障害などさまざまな因子が影響する．37,414名を対象としたDOPPS研究で透析時間とHb値の関係が検討され，短時間透析は低Hb値と関連する結果が報告されているDOPPS文献169．透析時間は透析量に影響する因子であり，適切な透析処方はHb値改善に有効であるエビデンスが示されている．

わかっていなかったこと
- しかし，わが国の腎性貧血管理基準を踏まえたHb値と貧血に影響する諸因子との関係は十分に検討されていない．

1 何を明らかにしようとしたか：研究の目的

わが国の腎性貧血治療ガイドラインに基づいた貧血管理下でのHb値に影響する因子の検討を行うことである．

2 研究の方法

対象患者

対象はわが国のDOPPS研究（DOPPS Iは1999〜2001年，DOPPS IIは2002〜2004年，DOPPS IIIは2006年）に参加した透析患者5,788名（DOPPS Iは2,157名，DOPPS IIは1,805名，DOPPS IIIは1,826名）である．

主たる要因・比較対象

患者背景，body mass index（BMI），Hb，鉄飽和率（transferrin saturation；TSAT），ferritin，アルブミン，鉄使用量である．

主たるアウトカム

Hb値高値（>10.5 g/dL）に対する低値（≤10.5 g/dL）の影響因子との関係を検討した．

研究方法のポイント

本研究はわが国の最初の貧血管理ガイドライン「2004年版慢性血液透析患者における腎性貧血治療のガイドライン」の発表前後の期間で検討されており，適切な貧血管理下での目標Hb値の維持と関連因子の影響を評価可能となっている．

3 本研究から明らかになったこと：研究結果のポイント

① 平均Hb値およびHb中央値はDOPPS I，IIおよびIIIで異なり，腎性貧血治療ガイドライン発表後のHb値は有意に上昇した（平均Hb値：DOPPS I 9.7 g/dL，DOPPS II 10.1 g/dL，DOPPS III 10.4 g/dL）．

② DOPPS I，IIに比べてDOPPS IIIの対象患者はBMI値（DOPPS I 20.4 kg/m², DOPPS II 20.6 kg/m², DOPPS III 21.0 kg/m²）が高く，糖尿病（DOPPS I 25.8 %，DOPPS II 28.0 %，DOPPS III 32.4 %），冠動脈疾患（DOPPS I 19.5 %，DOPPS II 24.7 %，DOPPS III 28.3 %），心不全（DOPPS I

表 日本人血液透析患者（末期腎不全期間 180 日以上）における Hb 値 >10.5 g/dL に対する影響因子の補正オッズ比〔DOPPS Ⅰ〜Ⅲ（1999〜2006 年）〕

患者特性	AOR（Hb>10.5 versus ≤10.5）			
	DOPPS (all phases)	DOPPS Ⅰ (1999)	DOPPS Ⅱ (2002)	DOPPS Ⅲ (2006)
	(n=4,940)	(n=1,811)	(n=1,544)	(n=1,585)
男性（vs 女性）	1.41**	1.55**	1.35*	1.35**
血清アルブミン（per 0.5 g/dL higher）	1.23**	1.30**	1.36**	1.26**
血清カルシウム（mg/dL）	1.13**	1.22**	1.21**	1.03
血清リン（mg/dL）	1.06**	1.07	1.07	1.04
Body mass index（per kg/m^2）	1.03*	1.05*	1.02	1.03
血清鉄（per 5 μg/dL higher）	1.02**	1.00	1.05**	1.02*
年齢（per 10 years older）	0.93*	0.99	0.99	0.88**
高血圧（有 vs 無）	0.78**	0.67**	0.82	0.83

調整因子；末期腎不全期間，冠動脈疾患，心不全，その他の心血管病，脳血管障害，末梢血管病，再発性蜂巣炎/壊疽，糖尿病，肺疾患，解析年度の上部消化管出血，神経疾患，精神疾患，癌および施設間の影響

*P=0.01〜0.05，**P<0.01

〔DOPPS 文献 120 より引用〕

6.2％，DOPPS Ⅱ 16.7％，DOPPS Ⅲ 25.4％），他の心血管病（DOPPS Ⅰ 24.1％，DOPPS Ⅱ 30.8％，DOPPS Ⅲ 32.9％）の合併頻度が高い傾向にあった．

③ TSAT および ferritin 値，鉄使用量は DOPPS Ⅱ，Ⅲ で検討され，ferritin 中央値が DOPPS Ⅱ（122 ng/mL）よりも DOPPS Ⅲ で低値（86 ng/mL）であったが，平均 ESA 使用量，ESA 使用量中央値，TSAT 値と鉄使用量には差がなかった．

④ アルブミン上昇は DOPPS Ⅰ〜Ⅲ 全例および各 DOPPS Ⅰ から Ⅲ で Hb 値増加と有意に関連した．一方，BMI の上昇は DOPPS Ⅰ〜Ⅲ の全例および DOPPS Ⅰ で有意に Hb 値上昇に関係したが，DOPPS Ⅱ，Ⅲ では有意な影響因子ではなかった（表）．

4 本研究の結果が透析診療に与えるインパクト

① 栄養の指標であるアルブミン値の上昇は有意な Hb 値上昇の関連因子である．

② 一方，BMI 増加は適切な腎性貧血管理下では Hb 値上昇に関連しない．

③ 本研究では炎症性マーカーが直接評価されていないため，炎症と Hb 値との関係を言及することはできない．しかし慢性炎症とアルブミンは負に相関するため，低アルブミン値を炎症性の変化と解釈すると炎症が軽い状態で Hb 値が上昇する結果となる．

■ まとめ　　テーマ：Hb レベルに関連する因子

この研究で新たにわかったこと
- 適切な腎性貧血管理が実践された環境でも，低アルブミン値は Hb 値低下の影響因子である．

この研究が臨床にもたらしたインパクト
- 腎性貧血は，栄養状態と密接に関係している．

文 献

1) 2008 年版日本透析医学会：慢性腎臓病患者における腎性貧血治療のガイドライン．透析会誌 2008；41：661-716
2) Solomon SD, Uno H, Lewis EF, et al：Erythropoietic response and outcomes in kidney disease and type 2 diabetes. N Engl J Med 363；1146-1155, 2010
3) Szczech LA, Barnhart HX, Inrig JK, et al：Secondary analysis of the CHOIR trial epoetin-alpha dose and achieved hemoglobin outcomes. Kidney Int 2008；74：791-798
4) Fukuma S, Yamaguchi T, Hashimoto S, et al：Erythropoiesis-stimulating agent responsiveness and mortality in hemodialysis patients：results from a cohort study from the dialysis registry in Japan. Am J Kidney Dis 2011；59：108-116

（本田浩一，秋澤忠男）

第3章 DOPPS研究がもたらした透析臨床へのメッセージ

[その他]

Health-related quality of life can predict future hospitalization and mortality

1 QOL ─ 健康関連QOLは死亡や入院を予測する因子となりうる

DOPPS文献 23　Mapes DL, et al：Kidney Int 2003；64：339-349

Background

| わかって いたこと | ☞ | ● 健康関連QOL（患者の健康状態に限定した，主観的な指標）のなかで，身体的なコンポーネントや心理的なコンポーネントが，血液透析患者の死亡や入院などのアウトカムを予測するという知見があった． |

| わかって いなかったこと | ☞ | ● 血液透析患者において，健康関連QOLのなかの異なるコンポーネントが，アウトカム（死亡や入院）と別個に関連するかどうかの知見が十分になかった．さらに，これらのコンポーネントがアウトカムに関連する強さが，アルブミンとアウトカムとの関連の強さよりも大きいかどうかが明らかでなかった． |

1 何を明らかにしようとしたか：研究の目的

本稿では，血液透析患者における健康関連QOLとアウトカム（死亡・入院）との関連性について，DOPPS研究の日本・米国・欧州のデータを用いたMapesら DOPPS文献23 の研究を中心に紹介する．

2 研究の方法

DOPPSにおけるデータ取得方法などの詳細については本書第2章2（p.24）に譲る DOPPS文献2．

● 対象患者

Mapesら DOPPS文献23 は，米国において1997年から，欧州において1998年から，日本において1999年から観察が開始された17,236名の血液透析患者のデータを解析した．

● 主たる要因

腎疾患特異的QOL尺度（KDQOL-SF）調査票により測定されたデータから，3つのコンポーネント・サマリースコア〔身体的側面のQOL（PCS），精神的側面のQOL（MCS），腎疾患側面のQOL（KDCS）〕をスコアリングした．

● アウトカムと解析方法

この研究ではCox回帰により，3つのコンポーネント・サマリースコアと2つのアウトカム（死亡・入院）との関連性を検討した．このとき，調整変数として，性，年齢，透析期間，社会経済階層，併存疾患，血清アルブミンを含めた検査値データ，コンポーネント・サマリースコアなどが用いられた．

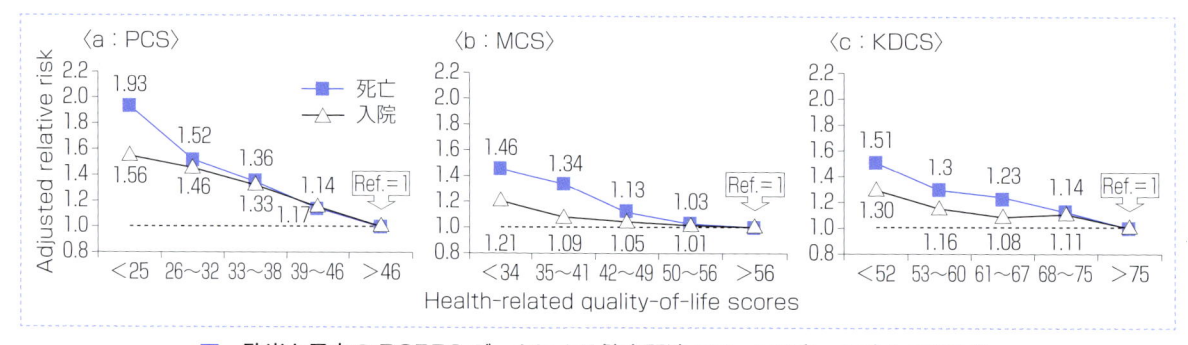

〈a：PCS〉 死亡 入院
<25: 1.93, 1.56
26〜32: 1.52, 1.46
33〜38: 1.36, 1.33
39〜46: 1.14, 1.17
>46: Ref.=1

〈b：MCS〉
<34: 1.46, 1.21
35〜41: 1.34, 1.09
42〜49: 1.13, 1.05
50〜56: 1.03, 1.01
>56: Ref.=1

〈c：KDCS〉
<52: 1.51, 1.30
53〜60: 1.3, 1.16
61〜67: 1.23, 1.08
68〜75: 1.14, 1.11
>75: Ref.=1

Health-related quality-of-life scores

図　欧米と日本のDOPPSデータによる健康関連QOLと死亡・入院との関連性
KDQOL-SF調査票の各種のコンポーネント・サマリースコアを5段階のカテゴリーに分け，最上位を基準とした場合，下位になるほど死亡や入院の相対リスクが上昇する傾向が明らかである．aはPCS，bはMCS，cはKDCSである．Cox回帰による．

〔DOPPS文献23より作成〕

③ 本研究から明らかになったこと：研究結果のポイント

KDQOL-SF調査票にすべて回答した症例は10,030名（58.2%）であった．

各種のコンポーネント・サマリースコアを5段階の順位に分け，最上位を基準としたときの死亡率の上昇は，PCSの最下位で1.93倍，MCSの最下位で1.46倍，KDCSの最下位で1.51倍となった（図）．入院発生率の上昇は，PCSの最下位で1.56倍，MCSの最下位で1.21倍，KDCSの最下位で1.30倍となった．これらのコンポーネント・サマリースコアのいずれにおいても，スコアの順位が下がるにつれて，死亡率・入院発生率が増加する傾向が認められた．

血清アルブミンを5段階の順位に分けて，最上位を基準とした場合，最下位の死亡率や入院発生率の比よりも，上記のPCSの関連性のほうが強かった．

なお，各種のコンポーネント・サマリースコアを連続な値として扱った場合，スコアが10点低下した場合の死亡率の上昇は，PCSで1.25倍，MCSの最下位で1.13倍，KDCSの最下位で1.11倍となった．入院発生率の上昇は，PCSで1.15倍，MCSの最下位で1.06倍，KDCSの最下位で1.07倍となった．血清アルブミンを連続な値として扱った場合，1 g/dLの低下当りの死亡率の上昇は1.17であり，1 g/dLの低下当りの入院発生率の上昇は1.03であった．とくにPCSは血清アルブミンと同等かそれ以上の関連の強さであることが示唆された．

④ 本研究の結果が透析診療に与えるインパクト

① 欧米においても日本においても，低い健康関連QOLは，将来の死亡や入院のリスクの上昇と関連していることが示された．

② 透析医療において，臨床医が併存疾患や検査値だけでなく，健康関連QOLに着目することが重要である可能性が示唆された．

③ 健康関連QOLを改善させるための介入を通じて，死亡や入院を予防できるかどうかは，さらなる検討が必要である．

■まとめ　テーマ：透析患者における健康関連QOLの重要性

この研究で新たにわかったこと
- 健康関連QOLは死亡や入院のリスクの上昇と関連していること．
- 健康関連QOLは血清アルブミンと同等かそれ以上に死亡や入院のリスクの上昇と関連していること．

この研究が臨床にもたらしたインパクト
- 透析患者の健康関連QOLを積極的に評価する必要がある．

（栗田宜明）

第3章 DOPPS研究がもたらした透析臨床へのメッセージ

[その他]

Depressive symptoms among hemodialysis patients

2 うつ—透析患者においてうつは死亡率上昇と関連する

DOPPS文献
12　Lopes AA, et al：Kidney Int 2002；62：199-207
70　Fukuhara S, et al：Kidney Int 2006；70：1866-1872

Background

わかっていたこと ☞ ● うつおよびうつ症状は，透析患者においては発生頻度の高い疾患である．うつは慢性疾患に先行して発生するという報告があり，また，がんや冠動脈疾患患者においては，死亡のリスクを上昇させる因子として知られている．

わかっていなかったこと ☞ ● DOPPS研究以前では，透析患者におけるうつについて記述された研究が少なく，また，透析患者におけるうつと死亡との関連性についての研究はあったものの，サンプル数が十分な研究がなかったために，その結論が導かれていなかった．

1 何を明らかにしようとしたか：研究の目的

本稿では，透析患者におけるうつの記述，および，透析患者におけるうつと死亡との関連性について，DOPPS研究の米国と欧州のデータを用いたLopesら（2002年）DOPPS文献12 の研究を中心に紹介する．また，日本のデータを用いた福原ら（2006年）DOPPS文献70 の研究についても一部紹介する〔福原ら（2006）にかかわる本書における詳述は第5章11（p.140）に譲る〕．

2 研究の方法

DOPPSにおけるデータ取得方法などの詳細については本書第2章2（p.24）に譲るDOPPS文献2．

● **対象患者**

LopesらはDOPPS文献12，1996～1997年に米国において登録された2,855例〔延べ追跡人年（person-year）6,321人年〕と1998年に欧州において登録された2,401例（延べ追跡人年3,771人年）からなるデータを解析した．

● **主たる要因**

この研究におけるうつの定義は3つの方法により評価された．すなわち，診療記録に記載された医師診断によるうつ，KDQOL-SF（腎疾患特異的QOL尺度）調査票の「どうにもならないくらい，気分が落ち込んでいましたか？」の項目により測定されたうつ，および，「落ち込んで，ゆううつな気分でしたか？」の項目により測定されたうつ（それぞれ，たびたび以上頻繁と回答した場合にうつあり）であった．

● **アウトカムと解析方法**

この研究ではCox回帰により，うつと死亡との関連性を検討した．このとき，調整変数は，性，年齢，社会経済階層，検査値データ，透析期間，併存疾患などであった．

3 本研究から明らかになったこと：研究結果のポイント

欧米において，透析患者のうつの有病率は約20％程度であった．米国においては，うつの定義による有病率の差異は，医師診断によるうつのほうが調査票によるうつよりも有病率が高く（医師診断と調査票で，それぞれ19％と18％），欧州においてはその逆の傾向（同16％と23％）であった．

追跡期間中死亡の発生は米国で100人年当り18.2人，欧州では同12.4人であった．うつがあることによる死亡率の上昇は，医師診断によるうつの定義を用いた場合には，1.23倍（95％信頼区間［CI］：1.08～1.40），調査票によるうつの定義（2項目ともにうつとされた者を，この定義でのうつとする）を用いた場合には1.54倍（95％CI：1.32～1.79）となり，有意な関連性が認められた（図1）．

福原らはDOPPS文献70，2002年に日本において登録された1,938例を用い，LopesらDOPPS文献12と同様にうつと死亡との関連性を検討した．ただし，調査票によるうつの測定についてはCES-D（Center for Epidemiologic Studies Depression Scale）を用いた．

その結果，日本では医師診断によるうつの有病率がきわめて低いことが明らかとなった（1.9％）一方，

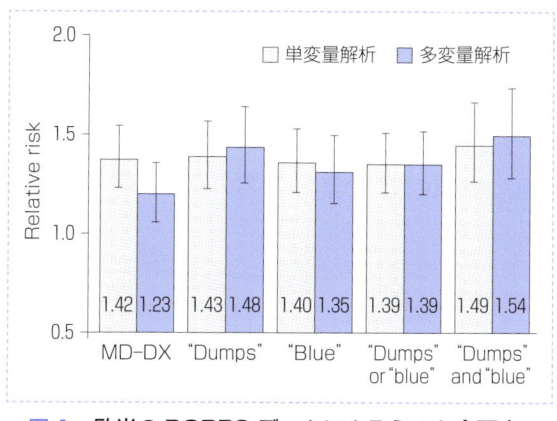

図1 欧米のDOPPSデータによるうつと全死亡（死亡率比）との関連性

MD-DX：医師診断のうつ，"Dumps"：「どうにもならないくらい，気分が落ち込んでいましたか」の項目によるうつ，"Blue"：「落ち込んで，ゆううつな気分でしたか」の項目によるうつ．バーは95％信頼区間．Cox回帰による．

〔DOPPS文献12より引用〕

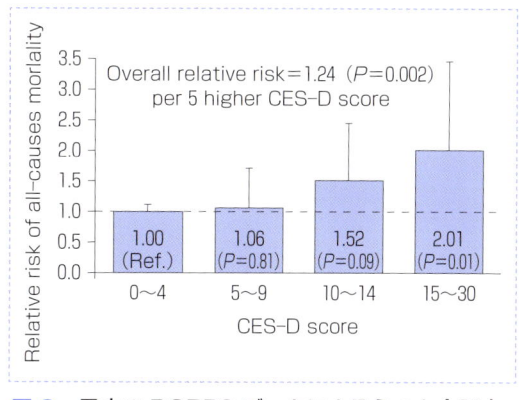

図2 日本のDOPPSデータによるうつと全死亡（死亡率比）との関連性（多変量解析）

CES-Dスコアは高いほどうつ症状が顕著．バーは95％信頼区間．Cox回帰による．

〔DOPPS文献70より引用〕

CES-Dスコアによるうつの分布は欧米に類似していることが示された（CES-Dスコア10点以上をうつとした場合，その有病率は40％程度）．そして，CES-Dスコアが高い集団であればあるほど（うつ症状が顕著になるほど）死亡率が高まることを示した（図2）．この研究の結果は，日本においては，自覚的なうつ症状があるにもかかわらず医師によるうつの診断がなされていない患者が多いことが明らかとなった．

なお，うつの有病に関連する要因としては（うつの定義により多少異なるが），低年齢，女性，人種，非雇用，併存疾患の有病などが示された[DOPPS文献12]．

4 本研究の結果が透析診療に与えるインパクト

① 欧米においても日本においても，透析患者においては，うつは死亡リスクの上昇と関連していることを示した．

② 日本の透析患者では，うつが過小診断されている実態を示した．これは欧米にはみられない実態であった．

③ とくに日本の透析医療において，うつ治療の重要性とともに未治療のうつ患者が多く存在しているという実態を示すこととなり，透析医療に関わる臨床医への警鐘となった．

■■ まとめ　　　　テーマ：透析患者におけるうつ治療の重要性

この研究で新たにわかったこと
- うつは死亡リスクの上昇と関連していること．
- 日本においては透析患者のうつが過小診断されていること．

この研究が臨床にもたらしたインパクト
- 透析患者のうつを積極的にスクリーニングし，治療する必要がある．とくに，日本におけるうつの診断については再考する必要があろう．

（山崎　新）

第3章　DOPPS研究がもたらした透析臨床へのメッセージ

[その他]

3 糖尿病
―血液透析を受けている糖尿病患者における健康関連QOLと総死亡との関連

The association between health-related quality of life and all-cause mortality in patients with diabetes on hemodialysis

DOPPS文献　132　Hayashino Y, et al：Diabet Med 2009：26：921-927

Background

わかって いたこと	☞	● 末期腎不全状態は健康関連のQOL（quality of life）を低下させる. ● 糖尿病患者において，健康関連QOLが低い場合に，総死亡のリスクが上昇する.
わかって いなかったこと	☞	● しかしながら，総じて健康関連QOLが低い血液透析を受けている糖尿病患者においても，健康関連QOLと総死亡との関連が当てはまるか否かについては明らかではなかった.

1　何を明らかにしようとしたか：研究の目的

本研究の目的は，血液透析を受けている糖尿病患者において，健康関連QOLと総死亡との関連を明らかにすることである.

2　研究の方法

● 対象患者

J-DOPPS研究のphase ⅠおよびⅡに参加した慢性血液透析患者を対象とした.

● 主たる要因・比較対象

自記式の調査票であるSF-36を用いて調査した健康関連QOLを要因とした. 調査結果をもとに，身体的側面のQOLサマリースコア（physical component summary：PCS）と精神的側面のQOLサマリースコア（mental component summary：MCS）を算出した.

● 主たるアウトカム

総死亡を主たるアウトカムとした.

● 研究方法のポイント

本研究は，わが国における透析患者を代表してサンプリングされたコホート研究である. 健康関連QOLと総死亡との関連について，年齢，性別，貧血の程度，喫煙の有無，糖尿病の治療内容，併存疾患などの多くの臨床的要因を考慮に入れたうえで，解析が行われている.

3　本研究から明らかになったこと

① 本研究では，527名の血液透析を受けている糖尿病患者が対象となった. Kaplan-Meier曲線では，

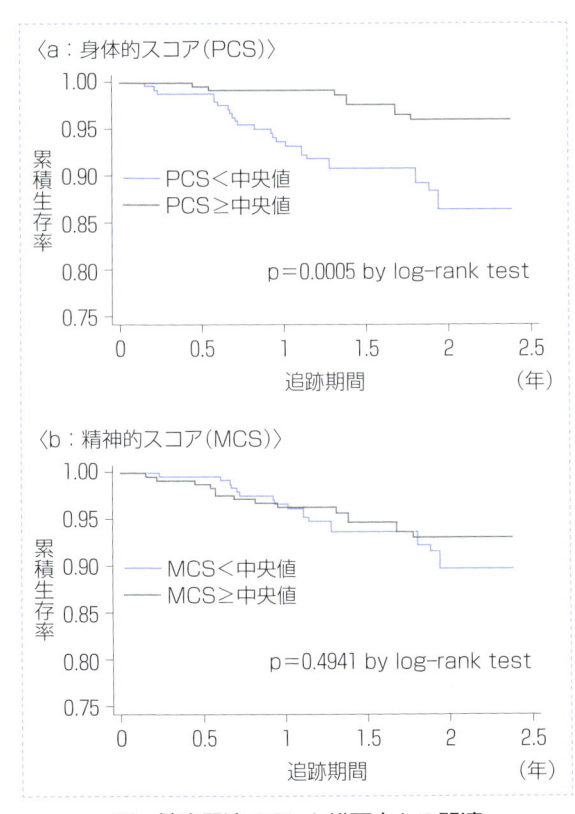

図　健康関連QOLと総死亡との関連
a：PCSが中央値以上の群と比較すると，中央値未満の群の生存率が有意に低かった（p=0.0005）.
b：MCSを中央値で分けた群間の比較では有意差を認めない（p=0.4941）.
〔DOPPS文献132より引用〕

PCSが中央値以上の群と比較すると，中央値未満の群の生存率が有意に低かったが（p=0.0005），MCSを中央値で分けた群間の比較では有意差を認めなか

表 総死亡に関する健康関連 QOL のハザード比

	死亡に関するハザード比（95 % CI）	
	年齢調整	多変量調整
PCS（1-100 スケール）		
≥中央値（38）vs. ＜median	0.31（0.11～0.86）	0.27（0.08～0.96）
PCS スコアの 1 点上昇	0.94（0.90～0.97）	0.93（0.87～0.98）
MCS（1-100 スケール）		
≥中央値（43）vs. ＜median	1.38（0.63～3.03）	1.21（0.44～3.35）
MCS スコアの 1 点上昇	0.99（0.96～1.02）	0.97（0.93～1.02）

年齢，性別，HbA1c，糖尿病の治療内容，併存疾患の有無（高脂血症，高血圧，心血管疾患，心不全，他の心疾患，末梢動脈疾患，肺疾患，癌，消化器疾患），透析の期間にて調整．
CI, confidence interval; HbA1c, glycated haemoglobin; MCS, mental component score; PCS, physical component score; SF-36, self-reported short form questionnaire
PCS は総死亡と有意に関連していたが，MCS については総死亡との関連を認めなかった．

〔DOPPS文献 132 より引用〕

った（p＝0.4941）（図）．

② Cox 比例ハザードモデルを用いた解析では，多変量で調整した総死亡のリスクは，MCS が中央値未満の群と比較すると，中央値以上の群で 1.21 倍（95 %信頼区間，0.44～3.35）であったが，統計学的に有意ではなかった．この結果は多変量で調整しても有意とはならなかった．一方で，PCS についての多変量で調整した総死亡のリスクは，PCS が中央値未満の群と比較した場合，中央値以上の群で 0.27 倍（95 %信頼区間，0.08～0.96）であり，統計学的に有意であった（表）．

4 本研究の結果が透析診療に与えるインパクト

血液透析を受けていて，総じて健康関連 QOL が低い糖尿病患者においても，身体的側面の QOL サマリースコアが低い場合には総死亡のリスクが高いことが示された．一方で，精神的側面の QOL サマリースコアは，総死亡のリスクとは関連がなかった．

■■ まとめ　テーマ：血液透析を受けている糖尿病患者における健康関連 QOL と総死亡との関連

この研究で新たにわかったこと
- 血液透析を受けている糖尿病患者において，身体的側面の QOL サマリースコアが低い場合には総死亡のリスクが高くなる．
- 血液透析を受けている糖尿病患者において，精神的側面の QOL サマリースコアと総死亡との間には関連を認めなかった．

（林野泰明）

第3章 DOPPS研究がもたらした透析臨床へのメッセージ

[その他]

Association between depressive symptoms and longitudinal development of pruritus

4 透析患者のうつ症状と，将来の痒みの発生には関連があるか？

DOPPS文献 128 Yamamoto Y, et al：Br J Dermatol 2009；161：384-389

Background

わかっていたこと	☞	● 血液透析患者における痒みの有訴割合は，一般住民集団と比較して非常に高いことは広く知られている． ● また，透析患者の痒みとうつ症状との間には横断的な関連があることも認識されていた．
わかっていなかったこと	☞	● しかしながら，うつ症状を有する透析患者は，うつ症状のない患者と比較して，経時的に痒みを発生する割合が高いのかどうかは明らかではなかった．

1 何を明らかにしようとしたか：研究の目的

痒みの乏しい透析患者がうつ症状を有する場合，将来痒みを発生しやすくなるかを明らかにすることで，透析患者におけるうつ症状と痒みとの因果関係を示唆する所見を得ることが，この研究の目的である．

2 研究の方法

● 対象患者

日本におけるDOPPS研究（phase Ⅰ・Ⅱ，観察期間1999～2004年）に参加した慢性血液透析患者5,043名のうち，痒みがまったくないか，もしくは軽微な痒みのみを訴える1,799名を本研究の対象とした．

● 主たる要因

調査開始時の，Mental Health Inventory尺度（MHI-5）によって測定されたうつ症状の有無を主たる要因とした．なお，先行研究に従い，52点以下の者を「うつ症状あり」と操作的に定義した．

● 主たるアウトカム

5段階の順序尺度による，経時的な痒みの出現とした．なお，痒みの発生は，調査開始時に痒みがないか，もしくは軽微な痒みのみを訴えた者が，0.5～2.5年後に痒みで「かなり困った」「ひどく困った」と回答した場合を，「経時的な痒みの発生」と操作的に定義した．

● 研究方法のポイント

本研究は，層化2段階無作為抽出法を用いた観察研究であり，実診療に近い痒みの有訴状況が把握されていると思われる．またうつ症状の測定に関しても，SF-36の下位尺度に基づく，信頼性・妥当性の検証がなされた尺度を使用することで，本研究の信頼性担保に努めた．

3 本研究から明らかになったこと：研究結果のポイント

① 本研究の結果，研究開始時にうつ症状を有する透析患者は，0.5～2.5年後に，有意に痒みを生じやすいことが明らかとなった（調整オッズ比1.57，95％信頼区間1.22～2.01，p＜0.001）（表）．

② また，調査開始時のMHI-5のスコアによって対象者を4群に分けて解析したところ，痒み悪化の発生に関するオッズ比は，うつ症状スコアが低いほど高い値を示した（trend p＜0.0001，図）．

③ なお，①に関して痒みの発生に関する定義を，0.5～2.5年後に痒みで「困った」「かなり困った」「ひどく困った」と回答した場合に変更して再解析を行ったが，結果に大きな差は認められなかった（調整オッズ比1.74，95％信頼区間1.56～1.99，p＝0.002）．

4 本研究の結果が透析診療に与えるインパクト

本研究の結果は，透析患者のうつ症状が経時的に痒みの発生の原因となりうることを示唆するものであり，今後のうつ症状と痒みとの間の因果の解明に

表 調査開始時のうつ症状の有無と経時的な痒みの発生との関連

	調整オッズ比	95％信頼区間 下限	上限
うつ症状	1.57	1.22	2.01
年齢（10歳上昇ごと）	1.14	1.00	1.30
男性（対女性）	1.14	0.83	1.56
がんの既往	1.70	1.01	2.85
抗ヒスタミン薬使用の有無	1.93	1.21	3.08

※ほかに，透析期間，DOPPSのphase，喫煙歴，および虚血性心疾患・末梢血管障害・末梢神経障害・糖尿病の有無で調整

〔DOPPS文献128より引用〕

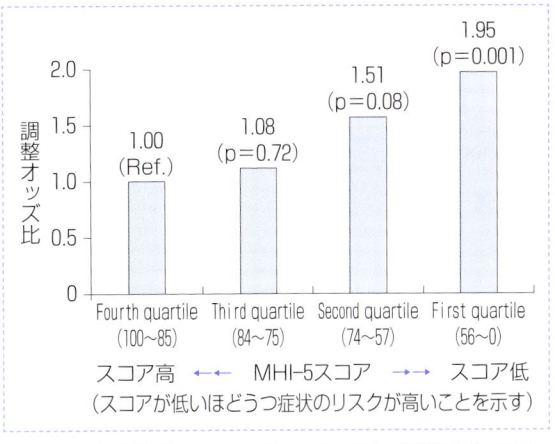

図 調査開始時のMHI-5のスコアと経時的な痒みの発生との関連

調整オッズ比：
- Fourth quartile (100～85)：1.00 (Ref.)
- Third quartile (84～75)：1.08 (p=0.72)
- Second quartile (74～57)：1.51 (p=0.08)
- First quartile (56～0)：1.95 (p=0.001)

スコア高 ←　MHI-5スコア　→ スコア低
（スコアが低いほどうつ症状のリスクが高いことを示す）

〔DOPPS文献128より引用〕

寄与するものと思われる．

なお，透析患者の痒みは，難治であることが多く，その原因として透析患者特有の全身の炎症状態や，内因性オピオイド系のバランス異常など複数の仮説に基づく説明がなされてきた．標準的な治療を行っても，依然痒みが治まらない患者に対しては，メンタルヘルスの低下が治療抵抗性の痒みの原因となっている可能性がある．メンタルヘルスと関連する痒みの治療法は今なお確立されていないが，精神状態の改善が痒みの改善につながるとする報告も存在する．難治な痒みを有する透析患者には，うつ症状の評価を行い，患者のメンタルヘルスを考慮して診療に当たるべきであろう．

■ まとめ　　　　　　　　　　　　　テーマ：うつ症状と痒み

この研究で新たにわかったこと
- うつ症状を有する患者は，有意に将来痒みを発症しやすいことが明らかとなった．

この研究が臨床にもたらしたインパクト
- 難治性の痒みを有する患者の診療に関しては，患者のメンタルヘルスの状態をも考慮する必要があることが示唆された．

参考文献
（巻末「DOPPS文献74」についてもご参照ください）

1) Yamazaki S, Fukuhara S, Green J：Usefulness of five-item and three-item Mental Health Inventories to screen for depressive symptoms in the general population of Japan. Health Qual Life Outcomes 2005；3：48

（山本洋介）

第3章 DOPPS研究がもたらした透析臨床へのメッセージ

5 [その他]
睡眠障害—睡眠の質は,透析患者の生命予後と健康関連QOLを予測するか？

Sleep quality predicts quality of life and mortality risk in hemodialysis patients

DOPPS文献 117 Elder SJ, et al：Nephrol Dial Transplant 2008；23：998-1004

Background

- **わかっていたこと** ☞ ● 維持透析患者において,睡眠の質の低下はよくある問題である[1),2)].
- **わかっていなかったこと** ☞ ● 睡眠の質に関連する要因についてはよく知られていない.また,小規模な研究が多く,大規模な観察研究はなかった.

1 何を明らかにしようとしたか：研究の目的

本研究の目的は,① 主観的な睡眠の質の低下に関連する透析患者の特性を検討すること,② 透析患者において,睡眠の質の低下が生命予後と健康関連quality of life（QOL）を予測するかを検討することである.

2 研究の方法

対象患者
本研究の対象者は,DOPPS I（1996～2001年）に参加した7カ国,308施設よりランダムサンプリングされた慢性血液透析患者17,034名のうち,睡眠の質のデータが得られた11,351名である.

主たる要因・比較対照
主観的な睡眠の質の低下である.睡眠の質は,The Kidney Disease Quality of Life Short Form（KDQOL-SF-36™）に含まれている「この1カ月間,あなたの睡眠はどうでしたか？」という項目により測定された.得点範囲は0～10で,得点が低いほど睡眠の質が悪いと評価される.

主たるアウトカム
全死亡と健康関連QOLである.健康関連QOLは,KDQOL-SF-36™に含まれているShort-Form Health Survey（SF-36）により測定された.SF-36は健康関連QOLを8つの側面から捉えており,身体機能,役割機能（身体）,体の痛み,全般的健康観,活力,社会役割機能,役割機能（精神）,精神的健康の8つの下位尺度から構成されている.さらに,身体的・精神的サマリースコア（Physical and Mental component score；PCS,MCS）を算出することができる.8つの下位尺度得点と2つのサマリースコアは,どちらも得点が高いほどQOLが良好

であることを示している.

研究方法のポイント
DOPPS I は7カ国における血液透析の診療と患者のアウトカムとの関連を検討するためにデザインされた大規模な前向き観察研究であり,このテーマを研究するのに適している.

3 本研究から明らかになったこと：研究結果のポイント

睡眠と関連している患者の特性
① 睡眠の質の低下と関連していた要因は,喫煙,瘙痒感,body mass index（BMI）,消化管出血,肺疾患,末梢動脈疾患,うつ,ベースラインの血清リン値,カルシウム×リン積であった.また,性別（男性）,透析期間の長さも睡眠の質の低下と関連していた.1回の透析時間,週の透析回数とは関連がなかった.

② 睡眠の質の低下と関連していた薬剤は,抗ヒスタミン薬,抗うつ薬,抗炎症薬,麻酔薬,胃腸薬,抗喘息薬,睡眠薬であった.β遮断薬や他の降圧薬は,睡眠の質と関連はなかった.

③ 睡眠の質の低下と体の痛みには有意な関連がみられ,体の痛みと睡眠の質には量反応関係がみられた（調整オッズ比＝1.32～3.54）.また,運動を週に1回未満する群と比べて週に1回以上運動する患者は睡眠の質の低下が有意に少なかった（調整オッズ比＝0.74,p＜0.001）.

睡眠の質とQOL（身体的・精神的サマリースコア）との関連
睡眠の質は,SF-36で測定された身体的・精神的サマリースコアと有意に関連していた（図1）.睡眠の質スコアが0の患者は10の患者に比べて,MCSの得点が13.2点低下していた（p＜0.001）.

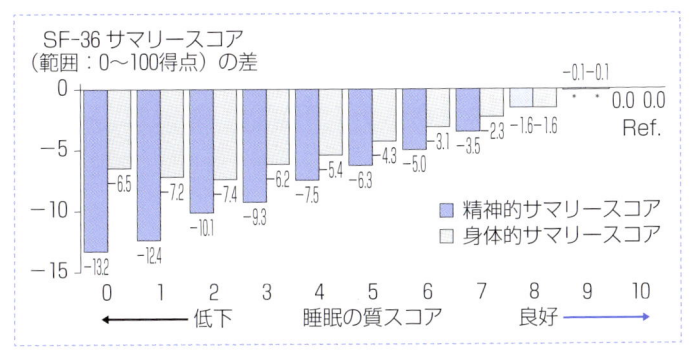

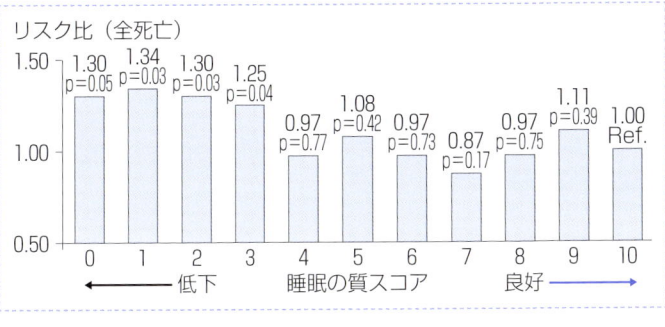

図1 QOL（精神的・身体的サマリースコア）と主観的な睡眠の質との関連

睡眠の質スコア0〜9のそれぞれのスコアの患者群と10の患者群のSF-36サマリースコアの平均値の差得点をグラフに示している．睡眠の質スコアが10の患者群の精神的サマリースコアの平均は44.8点，身体的サマリースコアの平均は35.4点であった．睡眠の質とQOLは統計的に有意に関連していた（p＜0.003）．〔睡眠の質スコア9群（*）を除く〕〔DOPPS文献117より引用〕

図2 主観的な睡眠の質と全死亡との関連

睡眠の質スコアが3以下になると有意に死亡リスクが高かった．睡眠の質スコアが1高くなるごとに死亡リスクは0.97倍低かった（p＝0.003）．〔DOPPS文献117より引用〕

睡眠の質と死亡との関連

睡眠の質は，全死亡と関連していた（図2）．睡眠の質スコアが6未満の群は，6以上の群に比べて1.16倍死亡リスクが高かった（p＝0.002）．施設を考慮した分析では，睡眠の質と全死亡との関連はみられなかった．

4 本研究の結果が透析診療に与えるインパクト

① 簡単な質問によって評価した睡眠の質の低下は，透析患者の死亡リスクと関連していた．睡眠の質に関する質問は，臨床医が患者に容易に問いかけることができるものであるので，診療行動を変えることができる．

② 透析患者において，睡眠の質と関連がみられた要因の多くは改善可能なものであった．これらの要因に対処することで睡眠の質が改善する可能性があり，ひいては患者の予後を改善する可能性がある．

③ 痒みの緩和や肉体的苦痛を軽減するための治療だけでなく，運動や禁煙を推奨するプログラムが，睡眠の質の改善に効果があるかどうか検討すべきである．

■ まとめ　テーマ：睡眠の質は，透析患者の生命予後と健康関連QOLを予測するか？

この研究で新たにわかったこと
- 透析患者を対象とした国際的な大規模研究において，簡単な一つの質問により評価された睡眠の質の低下が生命予後と関連していた．

この研究が臨床にもたらしたインパクト
- 睡眠の質の評価は，臨床医や医療関係者によって簡単に実施できるものであり，透析患者の臨床評価の簡便なスクリーニング指標として使用することができる．睡眠の質を評価し，対処することにより患者のアウトカムを改善できる可能性がある．

文献

1) Walker S, Fine A, Kryger MH : Sleep complaints are common in a dialysis unit. Am J Kidney Dis 1995 ; 26 : 751-756

2) Parker KP : Sleep disturbances in dialysis patients. Sleep Med Rev 2003 ; 7 : 131-143

（竹上未紗）

第3章 DOPPS研究がもたらした透析臨床へのメッセージ

[その他]

Patient–physician contact and subjective outcomes of dialysis patients

6 医療関係者との接触時間
―医師による診察時間と，患者の主観的アウトカム（QOL，満足度）との関連

Background

わかっていたこと
- プライマリーケアや救急領域では，診療時間が長いほど，患者満足度が高いという報告が複数ある[1,2]．
- 透析領域では，医師-患者の診察時間が長くなるほど，満足度が高いという米国の横断研究に限られている[3]．

わかっていなかったこと
- 米国，欧州，日本では透析医が患者を診察する頻度が大きく異なっており（透析医が週1回以上患者を診察する施設の割合はそれぞれ，68%，82%，94%），日本での実態を明らかにする必要があった．

1 何を明らかにしようとしたか：研究の目的

本研究の目的は，日本の血液透析診療における診察時間の長さと，血液透析患者の主観的アウトカム（QOLおよび満足度）に関連があるかを横断研究により評価することであった．

2 研究の方法

● 対象患者

2005〜2007年に実施されたJ-DOPPS phase Ⅲに参加した患者を対象とした．これらの患者は，日本国内にある2,653透析施設のうち，47都道府県・施設特性・最低患者数（20名以上）を考慮し，無作為に抽出された61施設において透析を受ける2,326名である．

● 主たる要因

透析診療における1回の診察時間を主たる要因とした．その測定方法は，自己記入式質問紙による次の設問によった．「診察の際，透析専門医と平均何分くらい話しますか？」

ただし，この測定方法に関してはストップウォッチなどによる実測値ではない点や，患者が感じる診察時間は主観的である点を踏まえ，結果を解釈する際には注意が必要である．

● 主たるアウトカム

主たるアウトカムはQOL（精神的健康度を示すmental component summary：MCSと，身体的健康度を示すphysical component summary：PCS）および満足度とした．QOLの測定は自己記入式のSF-8を用いた．また，満足度は自己記入式のリッカートスケールを用い，次の設問により測定した．「あなたが受けている腎臓透析治療について答えてください．親しみやすさや個人的にあなたを大切に扱ってくれることに対しての満足の度合いを答えてください」

3 本研究から明らかになったこと：研究結果のポイント

① **診療時間の分布**：診察時間の中央値は5分であった．正規分布を呈さなかったため，以降の検討では，診察時間を四分位（0分≤1st quartile≤2分，2分＜2nd quartile≤5分，5分＜3rd quartile≤10分，10分＜4th quartile≤30分）に分けて検討を行った．

なお，週当り診察回数の中央値は，週3回であった．続いて多かったのは週1回であった．

②-1 **単変量解析（QOL）**：精神的健康度を示すMCSは，診察時間が長いほど，良い傾向が認められた（図1）．それに対して，身体的健康度を示すPCSは，診察時間と相関を認めなかった（図2）．

②-2 **単変量解析（満足度）**：診察時間が長い群で，満足度が高いという結果が得られた（図3）．

③-1 **多変量解析（QOL）**：年齢，性別，body mass index（BMI），喫煙状態，透析年数，教育レベル，年収，ヘモグロビン（Hb），アルブミン（Alb），透析量（Kt/V），原疾患としての糖尿病の有無，うつ病の有無，施設間補正を加えたところ，MCS，PCSともに，診察時間は有意な因子として残らなかった．

その他／6．医療関係者との接触時間―医師による診察時間と，患者の主観的アウトカム（QOL，満足度）との関連

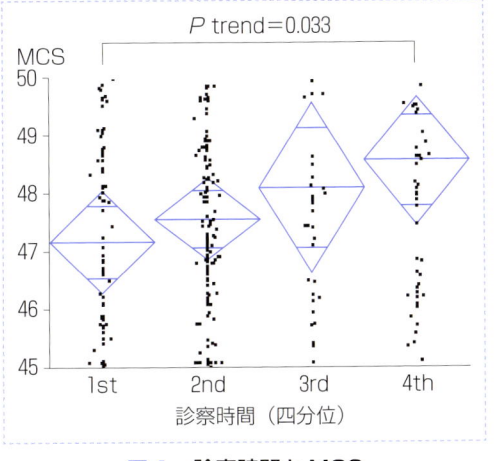

図1 診察時間とMCS
精神的健康度を表す mental component summary（MCS）は，診察時間が長いほど，良くなる傾向が認められた．

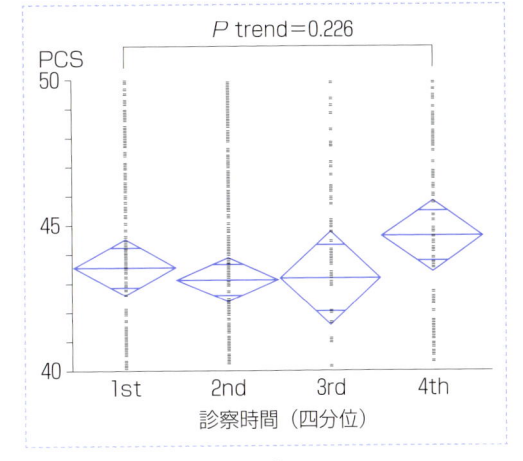

図2 診察時間とPCS
身体的健康度を表す physical component summary（PCS）は，診察時間と相関が認められなかった．

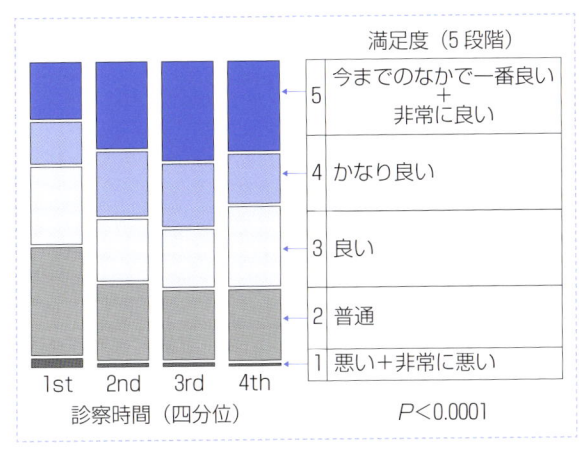

図3 診察時間と満足度
診察時間が長いほど，満足度が高い（χ^2 検定）．

表 診察時間と満足度（多変量解析）

診察時間	Crude % "良い"以上	Unadjusted Result RR（95％CI）	Adjusted Result RR（95％CI）
1st quartile	59.8％	1.00（ref.）	1.00（ref.）
2nd quartile	72.4％	1.21（1.10〜1.34）	1.16（1.00〜1.35）
3rd quartile	74.6％	1.25（1.09〜1.42）	1.19（0.97〜1.46）
4th quartile	75.0％	1.25（1.12〜1.40）	1.22（1.01〜1.47）

満足度が"良い"以上の割合は，診察時間が長い群ほど高くなり（59.8％，72.4％，74.6％，75.0％），診察時間が2分以下の群（1st quartile）を基準とした場合，2分より長い群ではいずれも有意だった．

③-2 多変量解析（満足度）：表のごとく，満足度が"良い"以上の割合は，診察時間が長い群ほど高くなり（59.8％，72.4％，74.6％，75.0％），診察時間が2分以下の群（1st quartile）を基準とした場合，診察時間が2分より長い群ではいずれも有意だった．なお，満足度が"非常に良い"以上をカットオフとして再検討（感度分析）した場合でも，結果は頑健（同じ）であり，診察時間が長いと満足度が高かった．

4 本研究の結果が透析診療に与えるインパクト

① 日本では，1回当り2～5分の診察を，週3回行っている施設がもっとも多いことがわかった．

② 診察時間が2分を超えると，患者の満足度が高くなることが示され，丁寧な診察につながることが期待される．

③ 本検討における診察時間は，"患者が感じている主観的な指標"ではあるが，日本の透析医療の実態を把握する助けになろう．

■まとめ
テーマ：診察時間が患者QOLや満足度に及ぼす影響

この研究で新たにわかったこと
- 診察時間が2分を超えた群では，患者満足度が高い．

この研究が臨床にもたらしたインパクト
- 患者満足度向上には，診察時間を確保することが重要であると認識される．
- 今後は，International DOPPSを用いた，"診察時間と予後"の関係についての調査も期待される．

文献

1) Lin CT, Albertson GA, Schilling LM, et al：Is patients' perception of time spent with the physician a determinant of ambulatory patient satisfaction? Arch Intern Med 2001：161：1437-1442
2) Topacoglu H, Karcioglu O, Ozucelik N, et al：Analysis of factors affecting satisfaction in the emergency department：a survey of 1019 patients. Adv Ther 2004：21：380-388
3) Plantinga LC, Fink NE, Sadler JH, et al：Frequency of patient-physician contact and patient outcomes in hemodialysis care. J Am Soc Nephrol 2004：15：210-218

（古松慶之，山崎　新，福原俊一）

第4章

DOPPSのもたらしたもの

DOPPSの波及効果

DOPPSは
日本および世界の透析医療に
何をもたらしたか？

第4章 DOPPSのもたらしたもの

[DOPPSの波及効果]

1 腎臓・透析医のための臨床研究デザイン塾
―DOPPSのもうひとつの果実

"Juku": Summer camp for young nephrologists to learn clinical investigation—Another fruit of DOPPS

❶ 「塾」の誕生―DOPPSとの関係

「塾」誕生のきっかけは意外なところからやってきた.

2003年当時，DOPPSは，腎臓財団内の「日本透析アウトカム研究会」の基金で運営されていた〔現在は協和発酵キリン（株）の委託研究〕．ある日の幹事会で，研究会基金の有意義な活用法が話題となり，そのなかで，ある幹事が若手の研究能力育成のためにこの財団が何をしているかについて質問した．これは筆者がかねてから考えていた懸案と合致した．というのも，筆者は臨床研究の基本を学習する機会がない若手臨床医に向けた教育プログラムを大学外で立ち上げたいという気持ちを長年抱いていたのである．このテーマは議題になかったため，具体的な提案の準備をしていなかったが，筆者は思いきって挙手をし，若手の腎臓・透析医を対象に臨床研究を教えるための，これまでにない集中セミナーを夏期に開講してはという案を話してみた．しかも，短期でなく1週間は必要であることも加えた．筆者は幹事の末席におり，しかも腎臓が専門でないので，出席していた重鎮幹事（腎臓・透析分野の権威）から反対されるだろうとの覚悟のうえの発言であった．ところが，驚いたことに，幹事の多くが関心を示され，詳細な企画書を提出するようにとの指示を頂戴したのである．そして，なんと翌2004年夏には，第1回の「腎臓・透析医のための臨床研究デザイン塾」が開講されるという即決ぶりであった．

このように，塾は誕生した．そして10年弱を経過した今，塾は，DOPPSというプロジェクトのもうひとつの果実として今ひとつの実りの時期を迎えることとなった．当時の幹事の先生方（秋澤忠男先生，秋葉 隆先生，斎藤 明先生，黒川 清先生）の寛大なお気持ちがなければ誕生しえなかった．今でも，塾生とともに感謝してもしきれない気持ちである．

❷ 塾はなぜ必要だったのだろう？
―歴史的背景

これまで日本の臨床研究は，基礎研究に比較し低調であったが，この傾向は近年さらに加速している．西村らによれば，世界の120の"clinical core journals"に掲載された日本人による原著論文の数はこの5年間で急落する一方で，中国や韓国では増加し日本を猛追している（北海道大学医学部呼吸器内科 西村正治教授による分析・報告，2012）．

では日本の医師達は今までいったいどうやって臨床研究の手法を学んでいたのであろうか？ 医学部や大学院での系統的な教育は皆無であったといっていいであろう．海外に留学する日本人の医師達の多くが実験研究に従事するなかで，ごく少数が臨床疫学や臨床研究を学んでいたが，きわめて例外的な存在であった．このような状況下で，日本の多くの医師達が得ることができた臨床研究の知識はほとんどが教科書から得たものであった．しかし，教科書だけからでは，臨床研究の本質や実践的な技術を修得することには限界があることは自明であろう．

今から20年ほど前には，海外の著名な大学の名を冠した1〜2日程度の臨床研究のセミナーが開催されていた．しかし，そのほとんどが英語による一方通行のレクチャーで構成されており，要所で日本語の解説がつく（これで時間が1.5倍かかる）．筆者もこのようなイベントに何回か参加したが，正直に言って，出席者（「参加者」と呼ぶことさえためらわれる）の多くはレクチャーの内容の半分も理解できておらず，この種のイベントで学習し成長した者，心から満足した者は少なかったと思われる．筆者はこの経験から，これまでにないまったく新しいカリキュラムと教育方略を用いたプログラムを立ち上げたいと考えていた．

筆者が作ろうとした塾のプログラムは，以下のごとくであった．

●標的集団の限定

受講者は最低でも5年間の臨床経験を有し，年齢

が40歳未満であること．すなわち，リサーチ・クエスチョン（RQ）を考案し，しかもそれが臨床上重要かどうかの判断ができる十分な経験を積んではいるが，まだ研究経験がない者．理由は，新鮮で良いクエスチョンを考えるポテンシャルを持っており，「医学研究」という既成概念に染まっていないので，学習によって成長する伸びしろが最大で，将来の臨床研究のリーダー候補として育成するのに最適な年代と判断したからである．

塾生は1回に8名（最大12名）の少数にすること．理由は，講義だけでなく，実習を重視し，きめの細かい指導（メンタリング）をしなければ，学習効果が低いからである．メンターとなる人的資源は希少で，塾生の数も限定された．

塾の期間と診療からの隔離

2日間では短すぎ，約1週間と設定した．学習することは山ほどあり1週間でも足りないが，これが上限と判断した．滞在型のプログラムで，臨床業務は一切できない．参加者は上長または教授から書面で塾の期間中，すべての臨床業務を免除される許可を得なければ参加できない．塾生は，塾開催中「非日常空間」のなかで，知らない人と寝食をともにし，「異文化体験」をし，切磋琢磨と協同作業を通じて，成長することが期待される．原則として，講師やファシリテーターもプログラムの全期間を通して参加者とともに過ごす．全員が塾での学習と成長だけに意識を集中する．

使用言語は日本語

理由は前述の「外人セミナー」の限界から学んだことが大きい．将来は英語も入れた教育の必要性を認めるが，当初は塾の限られた時間を最大限活用するためには，日本語使用が必須と判断した．さらに，より気軽に質問ができ，オフの時間にもお互いに話をしやすくなる．

③ 塾の中長期ゴールとコア・バリュー

塾の中長期ゴール

「最初が肝心」と，開塾の前に，下記のような中長期のゴールを設定した．開塾当時，このようなゴールが荒唐無稽であり，「画に描いた餅」であると誰もが思ったことであろう．筆者も果たして実現可能か確信はなかったものの，ゴールを明確に意識し，記載し，宣言しなければ，何も達成できないとも考えていた．

〈塾の中長期ゴール（2004年設定）〉
1. 日本に，**臨床研究のリテラシー**（基本的知識，理論）と**コア・コンピテンシー**（基本的な技能）を修得した若手臨床研究医の新しいコミュニティを作ること
2. 日本から世界に向けて，質が高く，しかも臨床的・社会的に意味のある研究成果を多数発信するようになること

塾の基本的な価値基準―塾の座標軸

ゴールと同時に重要なのが，価値基準（コア・バリュー）である．「原点」と「方向性（ベクトル）」が目指すゴールを決定するとすれば，これに加え，この塾と塾生が依って立つところの「座標軸」である中核的な価値基準が歪んでいると，個々の塾生がいかに優秀であっても，どんなに努力したとしても，そのゴールを達成することはできない．個人個人の価値観が異なっていることは当然としても，塾生の塾に対する思いや座標軸が大きく異なっていると，塾生の努力が集束せずゴールは達成できない，との考えは，筆者の今も変わらぬ信念である．

さて，コア・バリューは，わかりやすく覚えやすいように心電図のPQRSTになぞらえた．

〈塾のコア・バリュー〉
free from **P**olitics, **P**ower　学会や医局などの政治的活動から自由であること
Quality　常に「ほんもの」，科学的に質の高い研究を目指す
Relevance　患者や診療現場にとって切実な疑問に根ざす，診療を変える研究を目指す
Spirit　塾スピリット！
Transparency　透明性・利益相反への配慮等

④ 塾の学習達成目標とカリキュラム，塾の運営，塾の1週間

学習達成目標とカリキュラム

学習達成目標は，「研究の基本設計図を作れるようになること」と設定した．すべての塾生がそのレベルまで到達するのは非現実的なので，「研究の骨格」だけでも独力で完成できることを目標にしている．そのためには，研究デザインの基本，すなわち研究デザインのリテラシーを学ぶ必要がある．

なお統計解析は，その次のステップであり，また

```
1日目      開塾式・オリエンテーション
2～5日目   講義〔講義テーマ，1日のタイムスケジュール（例）は下記参照〕
6日目      グループ発表・講評，表彰式・閉塾式
```

〈講義テーマ〉

1. てらこ屋を振り返る
2. Publication まで（前半）
3. 疑問の構造化
4. 疑問のモデル化
5. 存在・発生・効果の指標
6. 交絡とバイアス
7. 比較の質を高める
8. 介入研究
9. 横断研究・コホート研究
10. 特殊な研究デザイン
11. 結果の示し方
12. あなたの抄録をアップグレードしよう
13. 統計解析の誤解
14. Publication まで（後半）
15. ランチョンセミナー

特別講演：斎藤 明先生

〈グループワーク（GW）〉

「疑問の構造化：CQ から PECO へ」
「疑問のモデル化」
「デザインの型を選ぶ」
「交絡とバイアス」
「a Bus」
「プロトコール作成」

〈1日のタイムスケジュール（例）〉

7:00	ラジオ体操
8:00	朝食
9:00	塾長のワンポイント指南／講義
10:00	休憩／講義
11:00	休憩／講義
12:00	移動／昼食
13:00	siesta
14:00	グループワーク(GW)
15:00	休憩／小テスト
16:00	レクリエーション／発表ガイダンス
17:00	自主 GW
18:00	自由時間（温泉タイム・授業評価他）
19:00	夕食
21:00	メンタリング
22:00	自主 GW
0:00	就寝

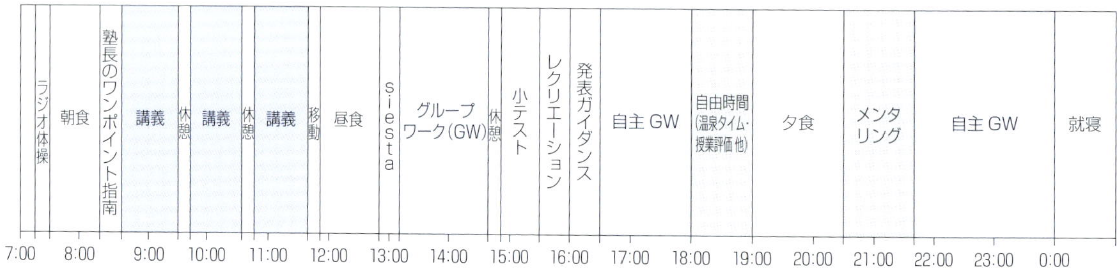

図1　デザイン塾の1週間

すべての臨床研究医がマスターする必要性は比較的低い．塾では，解析実習は最小限に留めている．2012年のカリキュラムを図1に示す．

● 塾の運営

筆者自身が塾長兼講師となり，他の臨床研究医や統計家が講師やファシリテーターを務めた．現在では，塾修了者の一部が，ファシリテーターとして，さらに最近では講師としても塾を支えるまでになっている．運営は認定NPO法人の健康医療評価研究機構（iHope International）が担当するが，単なる事務局機能としてだけでなく，教育研究機関として，外部の専門家とともに，カリキュラムや教育方略の立案や教材の開発にも参画した．

● 塾の1週間

緊張の開塾式は，オリエンテーションで始まる．**塾の基本ルール**（互いをニックネームで呼ぶ，規則正しい生活，礼儀作法，塾を政治的な目的に利用しない，など）も確認される．次いで，塾長の挨拶．塾生のこれまでの常識を完全に覆すような「衝撃のメッセージ」で幕をあける．

塾生は，日中は講義とグループ実習，夜はグループで研究計画作成のために毎晩夜中まで作業を行い，講師やファシリテーターがサポートする．皆，それぞれ異なる地域や施設から来ているので，最初のうちはコミュニケーションもぎこちないが，時間の経過とともに，うちとけてきて，終わり頃には友情さえ生まれている．

最終日前日には，恒例の世話人の斎藤 明先生による「熱血カリスマ教授特別講演」がある．「私が30代，40代，50代，60代，に考えたこと」というタイトルの講演内容のすごさに，塾生はただただ圧倒される．

最終日には，高名な教授の審査員を前に，学生達は緊張して発表する．最終的に優秀グループと個人が選出・表彰される．感動的な展開となり，なかには涙を流す者さえいる．その後，「修了式」とパーティーへと続き，塾生同士，そして講師やファシリテーター達とも別れを惜しみ，再会を誓う．

図2は，塾風景のスナップショットである．

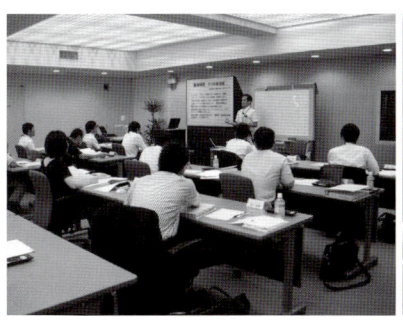

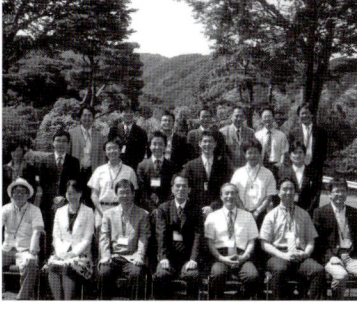

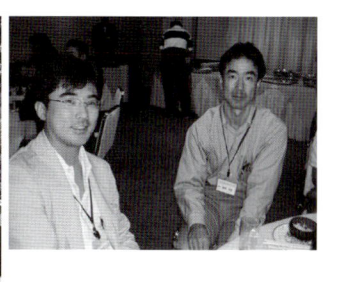

図2 腎臓・透析医のための臨床研究デザイン塾
左：授業風景（伊東），中央：6期生の修了写真（伊東），右：1期生（左から，長谷川，柴垣）（軽井沢）

5 塾の成果

修了者の数

塾開講以来，2012年12月現在まで，9期，106名の塾生が修了している．

修了者のキャリア・パス

塾生の中から，塾修了後もさらに本格的かつ系統的に臨床研究を学習しようと志す者が現れた．3名が臨床研究の本格的な修練のため海外留学（短期を含めると6名），国内の臨床研究あるいは公衆衛生系の大学院修士・博士課程に入学する者も多く，7名の塾生が現在も学習を続けている．筆者のいる京都大学にも，毎年1～2名の塾生が，大学院（臨床研究に特化した1年制のMCRコース（http://www.mcrkyoto-u.jp/）や，医学専攻，社会健康医学系専攻の博士課程）に入学してくるようになった．今では，大学院を卒業した塾生が何代か続いていて，「臨床研究医」という，日本では未確立のキャリア・パスを歩んで活躍している．塾生のなかで，医科大学の教員になった者が約3割（31名）いる．これには，准教授3名，講師5名，助教23名が含まれる．

英文原著論文

8年半を経過して，153編の英文原著論文が出版されている．Kidney International や Clinical Journal of the American Society of Nephrology などの，一流の国際誌に論文が掲載されるようになった．5期生の福間真悟（現 京都大学）が American Journal of Kidney Disease に出版した論文は，Nature Review で取り上げられた（Fishbane, S. Nat Rev Nephrol 8: 6-8, 2012）．塾開始後の塾生による原著論文発信のトレンドを示す（図3）．

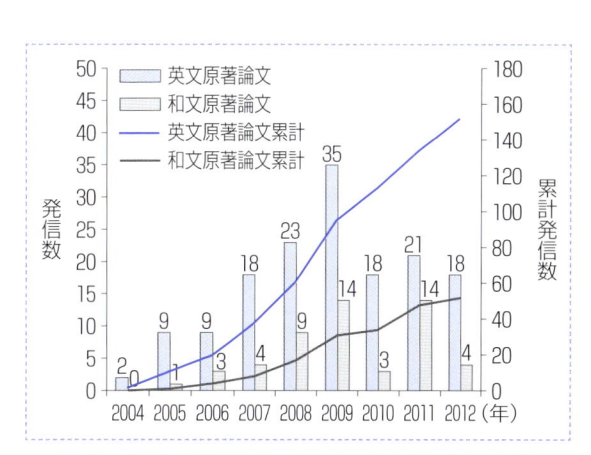

図3 腎臓・透析医のための臨床研究デザイン塾
—塾生による臨床研究原著論文発信数
（2012年4月30日現在）

国際学会の発表

国際学会での発表も多い．国際学会 ASN，EDTA などで，これまで少なくとも10名の塾生が"best abstract賞"などをのべ19回受賞している．

6 塾は進化する

カリキュラム，教育方略の改善

塾では，カリキュラムや教育方略の改善・評価という試行錯誤を毎年重ねてきた．たとえば，3年目から，一方通行の講義型授業を減らして少人数のグループ学習を多くした．たとえば，研究デザインの講義の後で，塾生にRQを含んだシナリオを与えて，そのRQに答えるにはどのタイプの研究デザイン（例：観察研究か介入研究か，横断研究かコホート研究か，など）を使ったらよいか，それぞれの長所や短所，などを議論させた．この方式に変更後，塾生達は以前にも増して協力し合うようになり，孤立

や不要な競争が減っていった．この小さな成功に気を良くしたわれわれは，さらに最後の発表会の形式を個人からグループ単位に変更した．この変更はクラス全体の雰囲気をいっそうダイナミックにし，塾生は少しでも良い研究計画を作るために互いに助け合うようになった．塾修了後も互いに励まし合って学習を継続し，研究計画の立案・実施を協力して行うグループも現れた．結果として，それまで短期間であった塾の効果が，より長期的に持続する効果も産んだ．

「Director Forum」の開講

次にわれわれが着手したのは，塾生を指導する立場の上級医師達を対象とした「Director Forum」である．豊富な臨床経験を有する分，RQも優れており，臨床研究の理論と実際を学ぶことに意欲を示す方が多かった．ご多忙な先生方であるので，1週間ではなく2日間のプログラムとした．3年連続で開催したが，受講者の評価や満足度は予想以上に高かった．このようなプログラムは，塾生と指導医クラスの医師達との相互理解を促進し，協力関係を強くすると確信している．

「てらこ屋」の開講

さらに，より大人数を対象とする別のプログラムも立ち上げた．約200名を対象としたこの「臨床研究てらこ屋」の目標は，広範な層の腎臓・透析医をターゲットに，臨床研究のおもしろさと重要性への気づき（awareness）を促すことであった．なお現在，塾の参加希望者には，この「てらこ屋」への参加を前提条件としている．参加者は，基本知識を2日間の「てらこ屋」で学ぶので，塾の開講期間を短縮することもできた．参加者は塾への応募資格を持つことになり，モチベーションを高める効果も期待できる．

7　塾はさらに進化する

塾が塾生に与えたインパクトは通常2〜3カ月しかもたず短命である．そこで塾修了直後のエネルギーを持続させる方略の必要性を感じ，いくつかの対応を行った．

塾生フォーラム

全国の塾修了生が一堂に揃う会を，認定NPO法人 iHope International と協和発酵キリン（株）が共催してきた．このフォーラムでは，臨床研究に関する教育的な講義，講演，塾生の近況報告，ポスターコンテストなどが行われてきた．

研究助成制度の開始

独力で研究費を得る機会が少ないことが塾生共通の悩みであったが，2011年，塾生の研究プロジェクトを助成する制度が，認定NPO法人 iHope International と協和発酵キリン（株）の後援で開始された．2年間の研究プロジェクト計画に対して毎年最大2件の申請が採択される．このプログラムは，直接的な支援と間接的な支援という2つの側面からなるユニークなメカニズムを持っている．間接的な支援とは，直接もらう助成金以外に，voucher（クーポン券）が与えられる．助成を受けた研究グループは，このvoucherを使って研究教育機関から支援を受けることができる．たとえばvoucher 2枚で，研究プロトコルを完成するための支援を，voucher 3枚で統計解析に関するコンサルティングを，それぞれ受けられるというものである．

DOPPSデータを用いたRQの募集枠：塾生枠の開始―J-CLIP

J-CLIPは，DOPPS参加施設・医師からRQを公募し，採択されたRQに対して日本のDOPPSデータを活用して解析論文化支援を行う仕組みである．これまでこの制度によって優れた研究論文が日本から発信されてきた．2012年から，塾生からもRQを公募する制度が開始された．

「去来夢」（こらむ）の発刊

2012年より，塾，Director Forum，「てらこ屋」の参加者などに向けて，これまで学習した事項を思い出し補強してもらうために，またそれ以外の全国の腎臓・透析医に向けては基本的な知識や技法を理解していただくために，研究デザインの基本事項をわかりやすく解説する冊子「去来夢（こらむ）」（A4版，4ページ）を年3回出版，配布している．さらに，年1回はこの去来夢に，塾生フォーラムの報告，講演要旨，塾生の研究紹介などを掲載している．この去来夢は，協和発酵キリン（株）が発刊し，認定NPO法人 iHope International が製作を行っている．

8　塾フェイズⅡ―進化を継続させる

振り返ってみると，塾はこれまでの9年間で，100名を超える塾生を輩出し，一部の塾生は修了後，臨床研究の学習を継続し，実際の研究を実施し，多くの臨床研究論文を発信してきた．また，日本の腎臓・透析領域において臨床研究の将来を担うリーダー候補を少なからず育成した．以上から，塾開始時に設定した中長期ゴールの1つであった「日本に，

臨床研究のリテラシーとコア・コンピテンシーを修得した若手臨床研究医の新しいコミュニティを作る」は，ある程度は達成されつつあると感じている．

さて，2012年には塾の卒業生数が約100名を超え，いよいよ2013年は塾10期を開催することとなる．これを契機に，われわれは塾の次の展開を考える必要を感じている．次の段階では，それまでに開発，進化させ，蓄積してきたカリキュラムや教育方略を維持しつつ，新しい対象，カリキュラムや教育方略のイノベーションなどを検討する必要がある．また，100名を超えた塾生のネットワークは今後も大切にし，塾生たちがともに学び合いながら成長するコミュニティを維持・発展していただきたいと切望する．

2014年2月の塾10周年記念式典には，全国から塾生や関係者が一堂に会する予定である．これまでの成長の軌跡をシェアし合い，そして将来の展望を語り合えることを楽しみにしている．

⑨ 塾—DOPPSのもうひとつの果実

筆者が長い間思い続けながら，なかなか実現できなかった夢をかなえるきっかけをDOPPSが作ってくれた．それだけでなく，DOPPSの豊富なデータは，塾生が成長するための実践演習（OJT）の機会さえも与えてくれた．そして塾開講後10年弱を経て，塾はひとつの実りの時期を迎えようとしている．DOPPSのもうひとつの果実として．

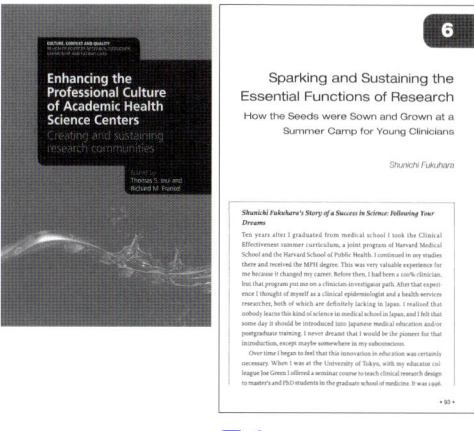

図4
書籍「医科大学の社会的責任」（Thomas Inui 前ハーバード大学教授編集）の表紙（左）と，筆者が執筆した6章「塾の小さな物語」の扉（右）．
〔文献1）より転載〕

余談：筆者が人生の師と仰ぐThomas Inui 前ハーバード大学教授を，筆者の京都大学医療疫学10周年記念成果報告会にお呼びした際，ついでの話としてこの塾にも触れた．Inui 教授は，大学の成果よりもむしろこの塾の話に大きな関心を寄せられた．後日，彼が編纂する書籍の一章に執筆するように依頼があり，驚いた．図4は，その書籍の表紙である．

文 献

1) Fukuhara S：Sparking and sustaining the essential functions of research：How the seeds were sown and grown at a summer camp for young clinicians. Chapter 6 in "Enhancing the Professional Culture of Academic Health Science Centers：Creating and sustaining research communities". Inui T, et al（ed）：Radcliffe Pub, 2012

（福原俊一）

第4章 DOPPSのもたらしたもの

2 [DOPPSの波及効果] J-CLIP

Japanese Clinical Investigator's Publication support

Background

- J−CLIPは，日本のDOPPSデータを利用して日本の臨床家が行う研究を推進するための事業である．
- リサーチ・クエスチョンを発案した臨床家と経験のある研究者とが共同して，英文の研究論文を作成する．

1 背景と目的

本書ですでに述べられているとおり，WorldwideのDOPPS研究（WW-DOPPS）からは多くの学術論文が発信され，世界の透析医療の進歩に貢献している．その数は2012年7月現在，158報にのぼる．本書でも多くの論文が紹介されている．

J−CLIP（Japanese Clinical Investigator's Publication support）は，日本発のDOPPS研究論文の発信を推進する事業として，2006年に開始された．J−CLIPは，国内のDOPPS参加協力施設の臨床医ほか日本の臨床家が，日本のDOPPS（J-DOPPS）データを利用して国際医学界に論文発表することを支援する．

2 特徴

臨床研究は，臨床家のリサーチ・クエスチョン（RQ）から始まる．しかし，RQがあっても，それを臨床研究に仕上げて論文を作成するまでには時間と労力がかかる．J−CLIPでは，経験ある研究者が解析担当研究者として割り当てられ，RQ申請者と協議しながら論文化を進めていく．論文の筆頭著者はRQ申請者となる．

J−CLIPのアプローチは，以下の点でユニークである．

- 参加施設の臨床医からのRQを出発点とする点．日常診療における切実な疑問が研究対象となる．
- RQ申請者が経験のある共同研究者とともに研究計画を練り上げる点．臨床家や患者にとって意味のある研究が行われる．
- 共同研究者がデータ解析し，論文の方法・結果の執筆を分担する点．また，J-DOPPS研究会ステアリングコミッティー委員の指導を受けることができる点．研究チームのメンバーそれぞれの得意分野を集結することで，研究の価値がさらに高められる．

3 実績

J−CLIPによって多くの学会発表が行われ，さらにこれまでの7年間で査読付き英文医学雑誌に受理された論文の数は10にのぼる（表）．研究テーマは多彩で，どれも日常診療に直結していることがわかる．このアプローチが透析医療の発展に役立っていることの証といえるであろう．

4 今後の展望

現在も，複数の論文が投稿中であり，さらに，新しいRQの解析・論文化が行われている．2012年度からは，「腎臓・透析医のための臨床研究デザイン塾」*の修了者（終了後5年以内）からもRQを公募することとなり，DOPPS参加施設以外の若手研究者にも門戸が開かれた．今後もますます精力的にJ-DOPPSから論文発信が行われると期待される．

5 研究支援のメカニズム

リサーチ・クエスチョンの公募と選考

毎年募集期間を定め，国内のDOPPS参加施設の臨床医からRQを公募する．応募されたRQは，J-DOPPS研究会ステアリングコミッティー会議において，以下の観点から選考され，定められた件数が採択される．

表 J-CLIP によって発信された論文のリスト（2012 年 7 月現在）

No.	Author	Title	Journal
1	Nakao K, Makino H, Morita S, Takahashi Y, Akizawa T, Saito A, Asano Y, Kurokawa K, Fukuhara S, Akiba T ; J-DOPPS Investigators Group.	Beta-blocker prescription and outcomes in hemodialysis patients from the Japan Dialysis Outcomes and Practice Patterns Study.	Nephron Clin Pract. 2009 ; 113 : c132-139
2	Yokoyama H, Kawaguchi T, Wada T, Takahashi Y, Higashi T, Yamazaki S, Fukuhara S, Akiba T, Akizawa T, Asano Y, Kurokawa K, Saito A ; J-DOPPS Research Group.	Biocompatibility and permeability of dialyzer membranes do not affect anemia, erythropoietin dosage or mortality in Japanese patients on chronic non-reuse hemodialysis : a prospective cohort study from the J-DOPPS II study.	Nephron Clin Pract. 2008 ; 109 : c100-108
3	Tanaka M, Yamazaki S, Hayashino Y, Fukuhara S, Akiba T, Saito A, Asano Y, Port FK, Kurokawa K, Akizawa T.	Hypercalcaemia is associated with poor mental health in haemodialysis patients : results from Japan DOPPS.	Nephrol Dial Transplant. 2007 ; 22 : 1658-1664
4	Kimata N, Albert JM, Akiba T, Yamazaki S, Kawaguchi T, Fukuhara S, Akizawa T, Saito A, Asano Y, Kurokawa K, Pisoni RL, Port FK.	Association of mineral metabolism factors with all-cause and cardiovascular mortality in hemodialysis patients : the Japan dialysis outcomes and practice patterns study.	Hemodial Int. 2007 ; 11 : 340-348
5	Hayashino Y, Fukuhara S, Akiba T, Akizawa T, Asano Y, Saito A, Bragg-Gresham JL, Ramirez SP, Port FK, Kurokawa K.	Diabetes, glycaemic control and mortality risk in patients on haemodialysis : the Japan Dialysis Outcomes and Practice Pattern Study.	Diabetologia. 2007 ; 50 : 1170-1177
6	Yamamoto Y, Hayashino Y, Yamazaki S, Akiba T, Akizawa T, Asano Y, Saito A, Kurokawa K, Miyachi Y, Fukuhara S ; J-DOPPS Research Group.	Depressive symptoms predict the future risk of severe pruritus in haemodialysis patients : Japan Dialysis Outcomes and Practice Patterns Study.	Br J Dermatol. 2009 ; 161 : 384-389
7	Yokoyama Y, Yamazaki S, Hasegawa T, Wakita T, Hayashino Y, Takegami M, Akiba T, Akizawa T, Asano Y, Saito A, Kurokawa K, Fukuhara S.	Impact of early referral to nephrologist on mental health among hemodialysis patients : a Dialysis Outcomes and Practice Patterns Study (DOPPS).	Nephron Clin Pract. 2009 ; 113 : c191-197
8	Yamamoto Y, Hayashino Y, Akiba T, Akizawa T, Asano Y, Saito A, Kurokawa K, Fukuhara S.	Depressive symptoms predict the subsequent risk of bodily pain in dialysis patients : Japan Dialysis Outcomes and Practice Patterns Study.	Pain Med. 2009 ; 10 : 883-889
9	Hayashino Y, Fukuhara S, Akiba T, Akizawa T, Asano Y, Saito S, Kurokawa K.	Low health-related quality of life is associated with all-cause mortality in patients with diabetes on haemodialysis : the Japan Dialysis Outcomes and Practice Pattern Study.	Diabet Med. 2009 ; 26 : 921-927
10	Inaba M, Hayashino Y, Shoji T, Akiba T, Akizawa T, Saito A, Kurokawa K, Fukuhara S.	Disappearance of association in diabetic patients on hemodialysis between anemia and mortality risk : the Japan dialysis outcomes and practice pattern study.	Nephron Clin Pract. 2012 ; 120 : c91-c100

J-DOPPSデータを用いて
日本発論文発信を推進する事業：
J-CLIP
Japanese Clinical Investigator's Publication support

〈研究支援の手順〉
1) リサーチ・クエスチョンから研究可能な仮説を構築
2) 分析方針を決定：主要な要因とアウトカム
3) 結果となる図表のイメージを確立
4) 解析計画の作成～申請者との確認作業
5) データ解析と結果のまとめ
6) 解析結果を申請者と協議，必要に応じて追加解析
7) 最終解析結果を論文化（方法と結果のパート）

図　J-CLIPによる研究・論文化の支援手順

- RQの臨床的な意義
- RQが研究可能なように論理的に示されているか
- 交絡やバイアスなどに十分配慮されているか

研究・論文化の支援

採択されたRQには，J-DOPPS研究会ステアリングコミッティーの担当委員と解析担当研究者が割り当てられる．解析担当研究者は，認定NPO法人iHope[**]，京都大学医療疫学分野，WW-DOPPSの主催者である米国Arbor Research，または，J-DOPPS研究会事務局の研究者である．

RQ申請者には，図に示す支援が行われる．この手順は，経験のある研究チームが研究計画を作り論文にしていくプロセスに従っている．

[*]：臨床研究デザイン塾とは，診療実践に従事している臨床家がみずから診療上の疑問（クリニカル・クエスチョン）を検証可能な仮説（リサーチ・クエスチョン）に変換・構造化し，解析するために必要な一連の理論・知識・スキルを学ぶために，認定NPO法人健康医療評価研究機構が主催するプログラムである．（詳細はp.92）

[**]：認定NPO法人健康医療評価研究機構（iHope International）とは，医療現場をフィールドとする研究教育機関である．さまざまな臨床研究ならびに臨床研究者のための教育事業を行っている．J-DOPPSとの関わりでは，第3期調査のデータ収集を担当した．J-CLIP事業においては開始当初から臨床医の研究支援を担当している．

まとめ　　　テーマ：J-CLIPの役割と成果

- J-CLIPの成果として，多くの日本の臨床家により学会発表と英文医学雑誌への論文発表が行われている．
- 日本のDOPPSデータを用いた研究体制は強化されており，ますます多くの論文発信が期待される．

（大西良浩）

MEMO

第4章 DOPPSのもたらしたもの

[DOPPSの波及効果]

3 DOPPSに参加して診療現場に何が起きたか？

The impact on medical practice by participating the DOPPS

Background

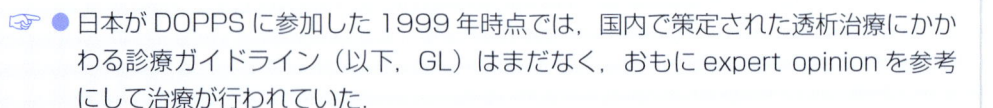

わかっていたこと
- 日本がDOPPSに参加した1999年時点では，国内で策定された透析治療にかかわる診療ガイドライン（以下，GL）はまだなく，おもにexpert opinionを参考にして治療が行われていた．

わかっていなかったこと
- 日本の透析患者の生命予後は他国と比較してどのような位置にあるのか．
- 国外のGLがそのまま日本に受け入れ可能なのか．

われわれの施設は1999年から現在まで継続してDOPPSに参加してきた．データを提出する過程と，DOPPSのデータを基に発表された論文や定期的に提供されるfeedback reportを参考とすることで，診療現場に何が起きたかを検証した．

1 方 法

DOPPS I～IIIはDOPPSに提出した部分コホートのデータ，IVは当院の全血液透析患者のデータを基にして，全調査項目の一部ではあるがヘモグロビン（Hb），リン（P），補正カルシウム（Ca），副甲状腺ホルモン（I-PTH）の推移と各GLの達成率を検討した．

2 結 果

Hb値は観察開始時10.0 g/dLであったが，DOPPS I～IV各終了時点で有意に増加し最終時点では11.3 g/dLとなった．P値は観察開始時5.6 mg/dL，以後有意な変化はなく最終時点では5.2 mg/dLとなった．補正Ca値は観察開始時9.9 mg/dLであったが，DOPPS II，IV終了時点で有意に低下し最終時点で9.3 mg/dLとなった．I-PTHは観察開始時361.5 pg/mLであったが，DOPPS III，IV終了時点で有意に低下し最終時点では114.2 pg/mLとなった（図1）．

Hb値のGL〔日本透析医学会（JSDT）10～11 g/dL・K/DOQI 11～12 g/dL〕達成率はそれぞれ観察開始時21.1%・15.8%であったが，最終時点では29.4%・53.5%となった．P値のGL（JSDT 3.5～6.0 mg/dL・K/DOQI 3.5～5.5 mg/dL）達成率はそれぞれ観察開始時59.0%・38.5%であったが，最終時点で82.4%・63.5%となった．補正Ca値のGL（JSDT 8.4～10.0 mg/dL・K/DOQI 8.4～9.5 mg/dL）達成率はそれぞれ観察開始時70.7%・39.0%であったが，最終時点では90.0%・70.0%となった．I-PTHのGL（JSDT 60～180 pg/mL・K/DOQI 150～300 pg/mL）達成率はそれぞれ観察開始時27.3%・27.3%であったが，最終時点では66.7%・18.3%となった（図2）．

3 考 察

1980年代より最良の研究によるevidenceに基づき，医療者の専門性や熟練と患者の価値観も考慮して，より良い患者ケアの決定を行うようになってきた．evidence-based medicine（EBM）の文献への初出はGuyattらの1992年とされている[1]．その後，特定の臨床状況下で臨床家や患者が適切な判断，決定を下せるよう支援する目的で各種のGLが作成されるようになった．

1999年われわれがDOPPSに参加した時点では，国内の透析治療に関するGLがないためexpert opinionとNKF-DOQIのGL[2]を参考にしていた．その後JSDT，K/DOQIがGLを作成し，新しいevidenceが出るごとに改訂が行われるようになった．

DOPPSに基づく報告では，血液透析患者の年間粗死亡率は日本6.6%，欧州15.6%，米国21.7%で，死亡リスクは患者背景と合併症の頻度を補正しても日本のリスクに比し欧州2.84倍，米国では3.78倍であった[DOPPS文献19]．

貧血の治療介入により予後の改善が期待できると

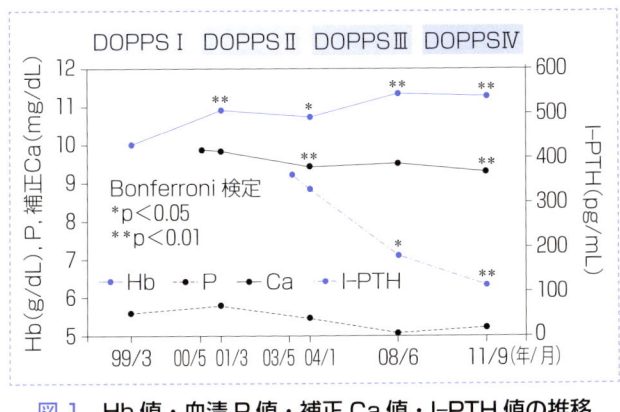

図1 Hb値・血清P値・補正Ca値・I-PTH値の推移

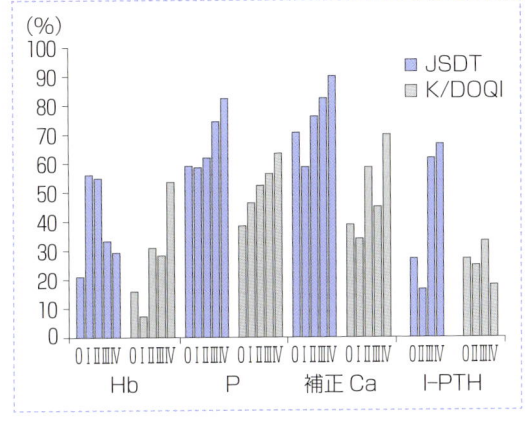

図2 DOPPS I～ⅣのJSDT・K/DOQIガイドライン達成率

の報告 DOPPS文献29 があり，われわれはK/DOQIのGL[3]を参考にして赤血球造血刺激因子製剤（ESA），鉄剤の適正使用，透析効率の適正化，透析用水の清浄化，栄養管理などを行った．DOPPS日本の解析でミネラル代謝因子と総死亡率および心血管疾患による死亡リスクとの関連が報告 DOPPS文献82 されたため，慢性腎臓病に伴う骨・ミネラル代謝異常（CKD-MBD）の概念に従いP，補正Ca，I-PTHについてはJSDTのGLを参考にした．その後KDIGOがglobal standardなGLを作成し，現在われわれはこれらも参考に治療できるようになった．

しかし，GLは勧告や規制ではなく，画一的治療は個別的治療に反することになりかねない．個人的経験だけに頼るのではなく，適宜更新されたGLの作成目的と時代背景を知り，その限界を理解したうえで利用することが大切と考える．

■ まとめ　　　　テーマ：DOPPSに参加して診療現場に何が起きたか？

- DOPPSに参加してfeedback reportをもらうごとに当施設の治療成績をDOPPS日本，DOPPS全体と比較し自己評価できるようになった．自己評価は院内セミナーなどで職員全体が共有し，さらに治療成績向上のための糧とすることができた．
- またDOPPS参加を通じて，日本でのevidence作成に関わっていることは，日々の透析治療でGLを尊重しつつ創意工夫する動機づけとなった．

文献

1) Guyatt G, Caims J, Churchill D, et al：Evidence-Based Medicine. A New Approach to Teaching of Medicine. JAMA 1992；268：2420-2425
2) NKF-DOQI Clinical Practice Guideline for Vascular Access and Anemia of Chronic Renal Failure. Am J Kidney Dis 1997；30：s194-s240
3) Ⅳ NKF-K/DOQI Clinical Practice Guideline for Anemia of Chronic Kidney Disease. Am J Kidney Dis 2001；37：s182-s238

（藤島幹彦）

第4章　DOPPSのもたらしたもの

1　[DOPPSは日本および世界の透析医療に何をもたらしたか？]
日本の透析診療ガイドラインへ与えた影響

How did the DOPPS affect Japanese dialysis guidelines?

Background

わかっていたこと
- 透析の領域で日常診療を行ううえで，診療ガイドラインが必要なことはいうまでもない．このため，日本透析医学会は10個を超えるガイドラインを作成し上梓してきた．
- 世界的に見るとKDOQI診療ガイドライン（http://www.kidney.org/about/index.cfm）が有名であったが，その中立性とエビデンスレベルの扱いに批判があり，KDIGO診療ガイドライン（http://www.kdigo.org/clinical_practice_guidelines/index.php）に引き継がれた．

わかっていなかったこと
- 透析の領域では，限られた患者数や社会資源のためrandomized controlled trial（RCT）が行われることが少なく，しっかりとしたエビデンスをもとに診療ガイドラインを作成することは困難で，観察研究や専門家の意見程度のエビデンスに基づいてガイドラインを作成するか，RCTに依存して臨床使用するにはあまりに内容の希薄なガイドラインとなってしまうかの二者択一になりかねなかった．

1　何を明らかにしようとしたか

DOPPSの成果が，わが国の診療ガイドライン作成に与えた影響を述べる．

2　研究の方法

日本透析医学会webページに掲載された診療ガイドラインのなかで，DOPPSについて言及している内容を解析した．

3　各ガイドラインでのDOPPS引用

- **2012年日本透析医学会「慢性腎臓病に伴う骨・ミネラル代謝異常の診療ガイドライン」[1]**
- 生理的状態における副甲状腺ホルモン（PTH）の主要標的臓器は腎臓と骨であるが，このうちCKD 5D患者では腎が標的となるべき機能を失っている．一方，PTHは骨・ミネラル代謝を介した間接作用や，あるいは骨・ミネラル代謝を介さない未知の直接・間接作用を介して，心血管病変の進展や生命予後にも関連している可能性も示されている DOPPS文献109．
- リン（P）やカルシウム（Ca）代謝はPTHよりも生命予後への寄与が大きいとする意見が優勢である DOPPS文献109．
- わが国の横断的検討では，intact PTH 500 pg/mL以上で血清P，Ca値の管理が困難となる一方，副甲状腺摘出術（PTx）によりその管理が改善する可能性も示されている．さらにわが国の透析患者は諸外国よりも生命予後が良好であり DOPPS文献19，この段階で保存的治療を継続した場合，長期的に二次性副甲状腺機能亢進症が進展する可能性が考えられる．

- **2006年日本透析医学会「透析患者における二次性副甲状腺機能亢進症治療ガイドライン」[2]**
- 日本人を対象とした解析では，「2004年わが国の慢性透析療法の現況」では血清P濃度8 mg/dL以上で日本人のデータベース（日本透析医学会統計）を新たに解析した結果によれば，1年生命予後では7 mg/dL以上で，3年生命予後では5 mg/dL以上の血清P濃度において高い死亡リスクを認める．またJDOPPSでは6.5 mg/dL以上で有意な死亡率の上昇を示している（参考文献記載なし）[注1]．
- 管理目標値は患者個々の属性を考慮に入れていない．たとえば心疾患の患者はCaレベルを低く設定したほうが良いことがJ-DOPPSでも示されているように（参考文献記載なし）[注1]，今後は個々の患者の属性を勘案したガイドラインも必要と思われる．
- 国際的な比較研究であるDialysis Outcomes and

Practice Patterns Study（DOPPS）はわが国の透析医療の成績がもっとも優れていることを明らかにしている（参考文献記載なし）注2.

● 2008年版日本透析医学会「慢性腎臓病患者における腎性貧血治療のガイドライン」3)

- 日本人血液透析（HD）患者の目標体重（ドライウエイト；DW）は欧米人に比べ小さく，体重増加率の高い症例の多いことが知られているDOPPS文献22.
- PTHは造血阻害作用を有し，さらに線維性骨炎による骨髄の占拠が造血の場を奪う．HD患者の国際的な観察研究であるDOPPSでは，PTH 600 pg/mL以上の高値群で150～300 pg/mL群に比べrHuEPO必要量が週当り1,700単位上回ったDOPPS文献62.
- 国際的な観察研究であるDOPPSにおいても静注鉄剤の投与量の高い施設では死亡のリスクが高いことが明らかになっており，静注鉄剤の安易な使用は避けるべきであると考えられる（参考文献記載なし）注3.

● 2011年日本透析医学会「透析患者における心血管合併症の評価と治療に関するガイドライン」4)

- 透析患者におけるスタチン治療と予後に関する海外からの報告（本ガイドライン表4）としてMasonらの成績DOPPS文献53が引用され，スタチン投与の予後改善効果が示された．
- β遮断薬は，心筋梗塞の既往例や有意な冠動脈疾患を有する例で積極的な適応となる．DOPPS研究では，β遮断薬使用群の生存率がもっとも良好であったと報告されている5).
- DOPPS研究では，心房細動（AF）患者の16％にワルファリンが投与され，75歳以上の患者でワルファリン服用患者では脳卒中の発症リスクが2.17倍に増加したことが報告されているDOPPS文献142.

● 2011年日本透析医学会「透析患者のC型ウイルス肝炎治療ガイドライン」6)

- DOPPSの報告では参加国のC型肝炎ウイルス（HCV）陽性率は2.6～22.9％の間で，HCV陽性の増加は透析期間，男性，黒人，糖尿病，B型肝炎ウイルス（HBV）感染，腎移植，アルコールおよび薬物依存に関連していた（参考文献記載なし）注4.

● 2011年版日本透析医学会「慢性血液透析用バスキュラーアクセスの作製および修復に関するガイドライン」7)

- プライマリーAVF（自己血管使用内シャント）では術後2週間以降の穿刺が望ましい．DOPPSのデータでは，RaynerらDOPPS文献20は，AVF作製後43～84日後に穿刺したAVFに比べて14日以前に穿刺した症例では2.27倍アクセス不全をきたすリスクが増加すると報告している．AVFを作製してから最初に穿刺するまでの平均期間は，日本25日，イタリア27日，ドイツ42日，スペイン80日，フランス86日，イギリス96日，アメリカ98日と各国ではらつきがみられた．諸外国と比べて日本では，早期に穿刺する傾向が強い．初回透析時の血流量（Q_B）は，日本が160 mL/min，欧州各国は200～265 mL/min，米国は300 mL/minと差があるが，このことは穿刺までの期間の差に関係しているかもしれない．

4 本レビューから明らかになったこと

本邦の透析診療ガイドラインは，

① DOPPSデータを引用することにより日本の成績が良好であることを示し，日本の従来の透析診療内容を肯定する傾向がみてとれた．

② 日本の診療成績が優秀であることの根拠としてDOPPSデータを引用するものの，わが国が諸外国と大きく異なる点，とくに劣っていると思われる点の生命予後への寄与について積極的にDOPPSデータを利用するという姿勢はみられなかった．

③ 諸外国より後発であったため，国内データに準拠しよう，日本人で証明されたエビデンスを重視しようとする傾向がみてとれた．

④ DOPPSで示されたことを既知の事実として，参考文献を示さず用いる傾向があった．

「（参考文献記載なし）」は，ガイドライン上で文献提示のないことを示します．
本稿では筆者により，注として対応文献の補足を行いました．
　注1：DOPPS文献 82
　注2：DOPPS文献 19を指しているものと推測される
　注3：DOPPS文献 29
　注4：DOPPS文献 46

まとめ

テーマ：**日本の透析診療ガイドラインへ与えた影響**

- DOPPS が日本の透析診療ガイドラインへ与えた影響を調査した．
- 参考文献として直接 DOPPS 文献を提示しているガイドラインは，私自身が予期したより少ない印象だったが，ガイドラインの作成の背景として DOPPS の成績に準拠したものは多数みられた．
- ガイドラインを通じて，DOPPS がわが国の透析医療の質を高めるのに貢献したといえる．

文献

1) 日本透析医学会：慢性腎臓病に伴う骨・ミネラル代謝異常の診療ガイドライン．透析会誌　2012；45：301-356
2) 日本透析医学会：透析患者における二次性副甲状腺機能亢進症治療ガイドライン．透析会誌　2006；39：1435-1455
3) 日本透析医学会：2008 年版 慢性腎臓病患者における腎性貧血治療のガイドライン．透析会誌　2008；41：661-716
4) 日本透析医学会：血液透析患者における心血管合併症の評価と治療に関するガイドライン．透析会誌　2011；44：337-425
5) Nakao K, Makino H, Morita S, et al：β blocker prescription and outcomes in hemodialysis patients from the Japan Dialysis Outcomes and Practice Patterns Study. Nephron Clin Pract　2009；c132-c139：113
6) 日本透析医学会：透析患者の C 型ウイルス肝炎治療ガイドライン．透析会誌　2011；44：481-531
7) 日本透析医学会：2011 年版 慢性血液透析用バスキュラーアクセスの作製および修復に関するガイドライン．透析会誌　2011；44：855-937

〔秋葉　隆〕

第4章　DOPPS のもたらしたもの

[DOPPS は日本および世界の透析医療に何をもたらしたか？]

2 日本の医療政策に与えた影響

An influence of the outcomes of DOPPS on Japan's medical policy

Background

- これまで日本の透析療法に対する前向き観察研究はなく，科学的な国際比較や評価がなされることはなかった．
- したがって，日本で行われる透析技術に対する科学的な評価結果はなく，エビデンスに基づいた治療方針もなかった．

DOPPS は国際的にも，また，わが国の透析臨床研究に関する治療の質の向上や科学的臨床研究の推進などに対しても大きな影響を与えたといえるが，ここでは，そのわが国の医療政策へ与えた影響について述べてみたい．

1 透析時間「4 時間未満」に対し，「4 時間超」に診療報酬差が加わる

慢性透析の始まった 1960 年代から 70 年代の中頃まで透析器にはコイル型またはキール型（積層型）が用いられており，その効率の低さから透析時間は約 8 時間を要していた．現在主流である中空糸型透析器が開発・普及した 1970 年代中期以降，透析時間は 6 時間，5 時間，そして 4 時間とその拡散効率の向上とともに患者の時間負担の軽減などを理由として減らされた．

わが国の血液透析の診療報酬には，1990 年代以降透析時間 4 時間未満と 4 時間以上との間に点数差が設けられていた．それは，治療時間の延長に伴う人件費と透析液・抗凝固薬，電気代などの上昇により，診療コストも増加することに対する対応としての処置であった．しかし，透析時間と治療成績との間に関連性が明らかでなかったことから，透析医療費削減の一環として 2003 年にはその差が撤廃された．

ところが，DOPPS phase Ⅰ，Ⅱ において透析時間と生命予後の関連が検討された結果，透析時間が長いほど有意に死亡リスクが低下することが明らかになった（図1）DOPPS文献67．

この成績は DOPPS phase Ⅰ，Ⅱ の患者中週 3 回の血液透析例のみを対象とし，年齢，性，人種，身長，透析歴，Kt/V，生計状況，就業状況，学歴，14 の併存疾患，うつ，透析間体重減少，国別，調査 phase で補正して解析された．World-DOPPS では，1 回の透析時間が 211〜240 分の患者の死亡相対リスクを 1.0 とした場合，211 分未満の患者は 1.46，また 240 分以上の患者のそれが 0.58 であり，いずれも有意な差を認めた．その結果により，2008 年の診療報酬改定では，再び透析時間 4 時間未満と 4 時間以上との間に診療報酬点数に差がつけられる

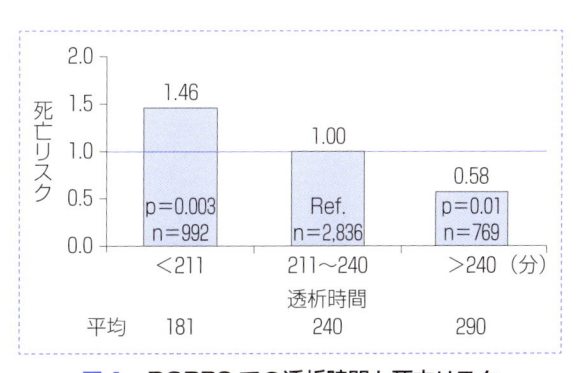

図1　DOPPS での透析時間と死亡リスク

DOPPS Ⅰ＆Ⅱデータ（1996〜2004 年）のうちの週 3 回透析例のみについて，患者年齢，性，人種，身長，透析歴，Kt/V，生計状況，就業状況，学歴，14 の併存疾患，うつ，透析間体重減少，国別，調査 phase で補正した後，患者の相対死亡リスクと透析 1 回当りの透析時間との関連を，211 分未満，211〜240 分，241 分以上の 3 分画に分けて解析した．211〜240 分で治療を受ける患者（2,836 名）の相対死亡リスクを 1.0 とした場合，211 分未満の（992 名）のそれが 1.46，そして 241 分以上（769 名）のそれが 0.58 であり，それぞれ p=0.003，P=0.01 で有意な差が認められた．〔DOPPS 文献 67 より引用〕

ようになった．DOPPS の成果がわが国の医療政策に直接的な影響を与えた唯一の出来事といえる．

（社）日本透析医学会統計調査の1999年の統計調査データ解析から，Kt/V で補正した後の結果において，透析時間 4.0～4.4 時間で治療を受ける患者の死亡の相対リスクを 1.0 とした場合，4.5～4.9 時間，そして 5.0～5.4 時間と長い透析時間の患者のそれらはそれぞれ 0.85（p＝0.0001），0.94（p＝0.03）と有意の低下を示していた（図2）[1]が，後ろ向き研究であったこと，また，補正条件など解析方法が必ずしも十分でないことなどから診療報酬への影響は認められなかった．

2008年の診療報酬改定では，この DOPPS 結果をもとに，（社）日本透析医会および日本透析医学会から厚生労働省へ働きかけたことも功を奏している．それ以前には，わが国の平均透析時間は 4 時間を切り，漸減する傾向にあったが，診療報酬改定以後は再び増加に転じた．

次に，わが国の医療政策とはいえないまでも，わが国透析医療における指針や研究の方向性に影響を与えたと考えられる事実について述べる．

❷ 科学的な研究デザインの必要性に関する影響

DOPPS における「透析治療法と治療結果の関連性の検討から，もっとも優れた治療法を明らかにする」ことの有用性に関する認識が高まり，観察研究においてもデザインの科学性を高めることにより，信頼性の高いエビデンスを得ることができると考えられるようになった．そしてその結果，より質の高い臨床研究を行うことにより透析医療の質を向上させたいとする意欲が若い医師を中心に向上し，臨床研究における科学的なデザインを作成することを学ぶための塾活動〔認定 NPO 法人 健康医療評価研究機構（iHope International）主催による臨床研究デザイン塾など〕が始まることとなり，また，大学における臨床研究デザイン学習のための短期コースや大学院修士コースの開設などの動きも複数みられるようになった．

そのような結果，わが国の腎臓，透析領域における臨床研究の活発化と質の向上が進み，若い医師による優れた臨床研究が多く国際的ジャーナルに発表されるようになっている．生存率や生活の質（QOL）の高いわが国の透析医療に関する科学的で，質の高い研究結果が国際的に提示できるようになることは，国際的な透析医療の質の向上に対し，大きく貢

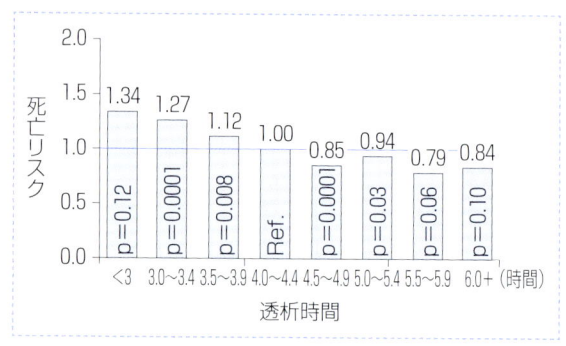

図2 日本透析医学会データでの透析時間と死亡リスク

1999年12月31日現在におけるわが国の透析患者データを Kt/V のみで補正し，透析時間と死亡リスクの関連性を解析した．透析時間は 3 時間未満から 6.0 時間以上まで 30 分ごとに分けて治療患者の死亡リスクとの関連を解析し，4.0～4.4 時間の相対死亡リスクを 1.00 とした場合，3.0～3.4 時間，3.5～3.9 時間では死亡リスクはそれぞれ 1.27（p＝0.0001），1.12（p＝0.008）と有意に高く，また，4.5～4.9 時間，5.0～5.4 時間ではそれぞれ 0.85（p＝0.0001），0.94（p＝0.03）と有意に低いという結果が得られた．

〔文献1）より引用〕

献できるものと考えられる．

❸ 治療ガイドライン作成への影響

米国腎臓財団（NKF）KDOQI ガイドライン作成の動きが European Best Practice Guideline（EBPG）や日本透析医学会ガイドライン作成の動きに拍車をかけたことはいうまでもないが，DOPPS で得られた結果がわが国の合併症治療ガイドラインの内容に盛り込まれることも少なくなかった．

とくに DOPPS における国際比較や時系列による各種臨床データの改善経緯なども，国レベルでの基準値の作成やその達成に向けての意欲的な取り組みにおいて積極的推進力となったといえる．

また，貧血や骨・ミネラル代謝と生命予後との有意な関連や心血管系疾患発症との有意な関連などの結果は，わが国のガイドライン作成においてそれぞれの内容に引用され，基準値設定においても意義ある役割を果たした．とくに，腎性貧血治療ガイドライン作成の取り組みのなかで，国際的にわが国の成績のおかれた位置や年々変化するほかの国々の平均ヘモグロビン値を知り，次に設定すべき方向性を考えるうえでその果たした役割はきわめて大きい．

まとめ

テーマ：**DOPPS が日本の医療政策に与えた影響**

- 透析時間と治療成績の関連性が明らかでなかったことから，日本では 2003 年に透析医療費削減の一貫として，診療報酬での透析時間による点数差が撤廃された．
- ところが，DOPPS Ⅰ～Ⅱにおいて，透析時間が長いほど有意に死亡リスクが低下することが明らかになった．この結果により，2008 年の診療報酬改定では再び透析時間による診療報酬点数の差が復活した．
- また，DOPPS 研究の結果は，本邦のガイドライン作成においても意義ある役割を果たしている．

文 献

1) Nakai S, Shinzato T, Sanaka T, et al：An overview of dialysis treatment in Japan（as of Dec. 31, 1999）. J Jpn Soc Dial Ther 2001；34：1121-1147

（斎藤　明）

第4章　DOPPSのもたらしたもの

[DOPPSは日本および世界の透析医療に何をもたらしたか？]

3　世界の透析医療に与えた影響

Effect of DOPPS on the world dialysis strategies

Background

わかっていたこと
- 米国血液透析患者の生命予後は日米欧三極でもっとも悪い．
- 米国患者で自己血管内シャント（AVF）の使用割合がもっとも低く，患者予後をバスキュラーアクセス（VA）の種類で補正すると，米国，欧州間の生命予後の差は消失する．

わかっていなかったこと
- 上記の事実を受け，米国で推奨されたAVF使用促進の達成度．

DOPPSの以下の項目の明確化を代表とする世界に共通する諸成果は，世界の透析医療に大きな影響を与え，それらを基に各国，各地域に還元された．

① 患者予後と関連する患者背景
② 患者予後の向上と関連する診療実態

具体的影響は診療ガイドラインなどへの利用や，保険償還システム，支払い条件など多岐に渡る．本稿では，米国におけるVA選択に及ぼしたDOPPSの影響を解説する．

1　DOPPS諸国におけるVAの使用状況

第3章［透析処方］4（p.40）で触れられたように，VAはわが国では90％以上をAVFが占めるのに対し，米国では41％を人工血管内シャント（AVG）が占め，次いでAVFが31％，カテーテル（C）が27％と続く．欧州においてもAVGやCの使用頻度は日本より高いものの，いずれの欧州諸国でもAVFの使用率は50％を超え，米国を上回る（DOPPS IIデータより）．

2　VAの種類と患者予後

第3章［透析処方］6（p.44）で触れられたように，患者の死亡，入院のリスクはAVFでもっとも低く，AVG，Cの順で予後は悪化する．

3　日，米，欧三極の患者生命予後とVAの影響

患者の生命予後は日本でもっとも良好であり，米国は欧州に次いで最下位である．この要因を探るため，米国と欧州の患者でさまざまな検討が行われた．その結果，VAの種類で患者予後を補正すると，米

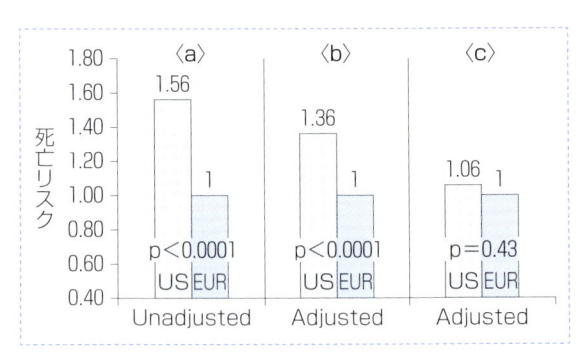

図1　米国と欧州との死亡リスクの比較
無調整（a），患者背景，検査値で調整（b），さらに施設のVA使用の割合で調整（c）．〔DOPPS文献140より引用〕

〈a〉Unadjusted: US 1.56, EUR 1, p<0.0001
〈b〉Adjusted: US 1.36, EUR 1, p<0.0001
〈c〉Adjusted: US 1.06, EUR 1, p=0.43

国と欧州の有意差は消失することが明らかにされた（図1）DOPPS文献140．これを契機に，米国血液透析患者の予後向上を目的とした積極的な取り組みが開始された．

4　米国におけるVA診療パターン

米国においては1997年にKDOQIのガイドラインが策定され，そのなかでVAについてはAVFの使用が推奨されていた．しかし，前述したように米国患者の予後の不良とAVF使用頻度低値の関連が報告された事情から，AVFのより積極的な使用とCの削減が必要とされ，2002年の改定で，好ましいVAの順序がAVF，AVG，Cと明確化された．さらにAVFの使用目標が透析導入患者の50％以上，維持患者では少なくとも40％と設定された．

2003年，この目標を達成するため，Centers for Medicare & Medicaid Services（CMS），ESRD Net-

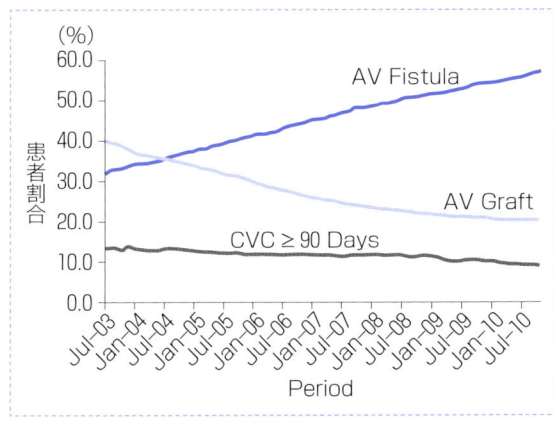

図2 米国における維持血液透析患者のVAの推移
（FFBI ANNUAL REPORT http://www.fistulafirst.org/AboutFistulaFirst/FFBIData.aspx. より引用）

透析患者における目標値は66％に上積みされ，2009年の達成が目標とされた．FFBIの報告によると，維持透析患者におけるAVF使用は経時的に増加し，それに反比例してAVGは減少した（図2）[1]．2012年4月のFFBIのデータでは，AVFの使用は60.6％まで増加している．Cについても，透析導入後90日以上経過しての慢性期透析における使用率は8.9％まで低下し，KDIGOガイドラインが推奨した10％未満の目標値を達成している．

一方，透析導入患者をみると，2009年導入患者では全体としてはAVFは14.3％にとどまり，Cが81.8％の患者に使われている．しかし，導入前に腎臓医の管理を受けていた患者ではAVFの使用は確実に増加し，54.9％に達している．

worksなどがNational Vascular Access Improvement Initiative（NVAⅡ）を定め，普及・啓発活動を展開した結果，上記目標は2005年8月に予定より10カ月早く達成された．2005年，NVAⅡはCMSにより画期的なInitiativeと認定され，Fistula First Breakthrough Initiative（FFBI）と改名され，維持

5 VAに関する診療パターンの変化のもたらした成果

米国ESRD患者の死亡リスクは経年的に減少傾向にある．しかし，これに寄与した要因の解析は未だ不十分であり，AVFの積極的使用とCの排除が果たした役割の検証は今後の課題である．

まとめ
テーマ：DOPPSが世界の透析医療に与えた影響

- 米国におけるAVF使用割合は確実に増加し，カテーテル使用患者は減少している．これらの変化が患者予後にどのような影響を及ぼすかが注目される．

参考URL（2013年1月現在）
1) Ciccanti M, Huff E, PhD. FISTULA FIRST BREAKTHROUGH INITIATIVE ANNUAL REPORT 2010. http://www.fistulafirst.org/LinkClick.aspx?fileticket=dtRHh5AoBiY%3d&tabid=39

（秋澤忠男，鈴木幸恵）

第4章　DOPPSのもたらしたもの

[DOPPSは日本および世界の透析医療に何をもたらしたか？]

4 結局のところ，DOPPSから何がわかったのか？

What are the most striking findings from DOPPS?

① 世界および日本の透析診療パターンに大きなばらつきがある

　DOPPSの主要な目的の1つは，透析診療の実態を記述することであった．記述研究は，研究の「型」としては，エビデンスレベルが低いとされてきたが，ヒポクラテスの時代より記述研究は医学研究の王道である．事実，DOPPSからさまざまの事実が明らかになった．

　たとえば，バスキュラーアクセスについていえば，日本では常識とされている内シャント（95％の使用割合），ほかの国では常識ではなく，北米では人工血管が約6割，スウェーデンではカテーテル使用が約1割と大きなばらつきがあることをDOPPSは初めて明らかにし，世界の透析診療にかかわる医療者を驚かせた．このようなばらつきは，バスキュラーアクセスに限らず，透析時間，透析液の水質，透析前の腎臓内科専門医の受診割合，うつの診断割合と治療法選択，などで明らかになった．

② 日本の透析医療のアウトカムは世界一

　日本の透析患者の生命予後が良好なことは，かなり前から日本の研究者が発信していたが，海外の研究者からは，lead time bias，透析導入の適応の違いなど，さまざまな理由を付けて否定されてきた．しかし，世界共通の研究デザイン，厳密な研究対象の抽出，のもと実施されたDOPPSで初めて日本の良好なアウトカム（日本では年間死亡率が8～9％，北米では14％）が実証され，さすがに世界の専門家も認めざるをえなくなった．また，心血管イベントや死亡率だけではなく，健康関連QOLにおいても日本が身体機能などの健康関連QOLで非常に良好なQOLを維持していることが明らかになった（メンタルヘルスでは世界とほとんど変わらなかった）[DOPPS文献24]．

　では，なぜ日本だけがこのような良好なアウトカムを達成しているのであろうか？　これは2011年の日本透析医学会のDOPPSシンポジウムでも問われた疑問であった．明確な答えを得るためには，世界の個人レベルのデータを用いた解析が必要となるため現時点で正確なことはいえないが，筆者の個人的な考えでは，その理由の約半分が，「日本の透析患者は，透析導入前から海外の患者に比較して，より健康であった」ということにあると考える．具体的には，健康な食事と規則正しい生活習慣，勤勉な国民性，家族の絆，社会格差が少なく協調性のある社会，などの理由で，動脈硬化や他の併存疾患の割合が低いことである．事実，DOPPSデータからも，日本の透析患者の冠動脈疾患の併存割合は，北米の約1/3であることが示されている．そして，残りの約半分の理由が，日本が誇る質の高い透析医療にあると考えている．これを次項で述べる．

③ 透析患者の良好なアウトカムと関連し，かつ改善可能な，4つの診療パターン（表）

　先述した日本の透析患者のアウトカムが世界一良好である理由の約半分に寄与していると考える，質の高い透析医療の中身について述べる．多くの診療パターンが関連していると考えるが，ここでは，良好なアウトカムにもっとも寄与割合が高いと考えられる4つの主要な透析診療パターン，しかも改善可能な（modifiable）診療パターンに限定する（たとえば，北米の高脂質食生活，生活習慣，社会格差などは短期間に改善することは非現実的である）．

● バスキュラーアクセス

　アクセスのばらつきについては，すでに①で述べた．Pisoniは，バスキュラーアクセスとアウトカムに関して過去10年以上にわたって続いた論争に一定の回答を与える研究論文を発表した[DOPPS文献125]．この論文は，1990年代に提起されたバスキュラー

表　患者の良好なアウトカムと関連し，改善可能な4つの主要な診療パターン

1. バスキュラーアクセス造設
2. 透析時間
3. 透析液の水質（エンドトキシン）
4. 透析前の腎臓内科専門医の受診

アクセスとアウトカムに関するリサーチ・クエスチョンを原点に，バスキュラーアクセス以外の多種因子の調整，さらに測定不可能な治療選択交絡の調整にもチャレンジした意欲的な研究を行い，内シャントが，他のバスキュラーアクセス方法に比べ，もっとも良好なアウトカムと関連することをPisoniは初めて示した．

● 透析時間

DOPPSは，透析時間に関して，世界でも，日本国内においても，大きなばらつきがあることを報告した．また透析時間が長いほど，良好なアウトカムと関連することを示した[DOPPS文献67]．

● 透析液の水質

臨床研究デザイン塾1期生の長谷川毅らが，2008年のAmerican Society of Nephrology (ASN) 年次総会で世界で初めて発表した[1]．彼の解析によれば，透析液のエンドトキシン濃度は各国間および施設間で大きく異なっており（日本が桁外れに厳しい基準を採用している），さらに，透析液のエンドトキシン濃度が患者の予後と関連することを示した．

● 腎臓専門医の受診割合

透析前の腎臓専門医の受診に関してもばらつきがあることが示された[DOPPS文献129]．透析導入前に，専門医から透析に関する正しい情報提供や適切な指導を受け，心の準備をしておくことは透析後の良好なアウトカムと関連することを示した．ただこの点では，日本は世界に比べてとくに優れている結果は示されていない．

④ DOPPSは診療と政策を変えた

DOPPSは，❸で示したような主要な研究結果を国際的な学術誌に粛々と報告してきた．無作為割付比較試験ではない観察研究であるDOPPSは，その研究結果を世界の学術誌に報告するだけで，世界の透析診療パターンは確実に改善してきた．たとえば，北米や欧州のバスキュラーアクセスの診療パターンをみると，内シャントの使用割合が増えている．

ひとことで言えば，「世界の透析診療が日本の真似を始めた」とも言えるのである．このように，観察研究であっても，よくデザインされた研究で解析や論文化が適切に行われれば，世界の透析医療にかかわっている専門家の診療行動に影響を与え，変えうることを，DOPPSは示した．

同様に，DOPPSは診療報酬などの政策にもインパクトを与えている．たとえば日本は，透析時間が長いほど高い診療報酬を償還する制度を一時廃止した．その後DOPPSのエビデンスを政府に示すことによって，この診療報酬は元の透析時間を反映する償還制度に戻すことができた．このことは，観察研究の結果であっても，政策までをも変えるインパクトをもちうることを示している．

⑤ DOPPSは臨床研究への認識を変えた．そして，多施設研究のモデルを変えた

本書冒頭の「編集の意図」でも書いたようにEBM到来以後，日本では「RCT至上主義」がみられたが，DOPPSによって，少なくとも腎臓透析領域においては，分析的な観察研究の価値を認める正しい認識へと変わってきている．また，第4章[DOPPSの波及効果] 1 (p.92) でも述べるが，DOPPSは人材育成プログラムの誕生も促し，適切な修練を受けた若手臨床研究医の育成をも促進した．

これまで多施設研究では，参加施設・医師は「私，データ出すヒト」であり，中枢の委員会（SCなど）のメンバーが「私，論文書くヒト」のモデルがほとんどである．このモデルでは，参加施設・医師の研究参加へのモチベーションを上げることに限界がある．DOPPSでは，次項で紹介するJ-CLIPなどの斬新な制度を導入し，参加施設・医師から広くリサーチ・クエスチョンを公募し，これを支援組織が解析，論文化し，多数の論文の発信につながった．このような試みで，DOPPSは多施設研究の新しいモデルを提示したと言える．

■ まとめ　　　　　　　　　　　　　　　　　テーマ：DOPPSから何がわかったのか？

DOPPSは，
- わが国にこれまでなかった大規模かつ長期にわたる縦断的な観察研究であり，
- 診療パターンや患者アウトカムに大きなばらつきがあることを初めて示し，
- そのばらつきの要因を分析し，
- アウトカムとの関連性分析により明らかになった改善可能な診療パターンを明らかにした．
- よくデザインされた観察研究であれば，世界の診療パターンと患者アウトカムを改善しうることを示した．

文　献

1) Hasegawa T, Pisoni RL, Bragg-Gresham JL, et al：Dialysate endotoxin level and mortality of hemodialysis patients in the United States Based on the DOPPS. J Am Soc Nephrol　2008：19：70A

（福原俊一）

第5章

日本から発信された DOPPS 研究／J-DOPPS 研究

第5章 日本から発信されたDOPPS研究/J-DOPPS研究

1 血液透析患者の腎性貧血管理にerythropoiesis stimulating agent(ESA)包括化が及ぼした影響

DOPPS文献158

Changes in anemia management and hemoglobin levels following revision of a bundling policy to incorporate recombinant human erythropoietin　〔Kidney Int 2011; 79: 340-346〕

Hasegawa T, Bragg-Gresham JL, Pisoni RL, et al

Background

わかっていたこと
- 赤血球造血刺激因子製剤（ESA）は，血液透析（HD）患者の腎性貧血管理に劇的な改善をもたらした．
- わが国の透析医療はほとんど公費で賄われているため，高価な薬剤でもあるESAの費用は社会的に大きな負担となってきていた．
- 2006年の診療報酬改定で日本政府は，外来HD患者におけるESA費用を従来の出来高払い制度に変えて，人工腎臓技術料への包括化が導入された．

わかっていなかったこと
- ESA包括化によって，わが国のHD患者の腎性貧血管理はどのように変化したか．

1 何を明らかにしようとしたか：研究の目的

2006年4月から日本で導入されたESA包括化がHD患者の腎性貧血管理に及ぼした影響を検討した．

2 研究の方法

●対象患者
J-DOPPS III参加53施設の20歳以上のHD患者1,584名（ESA包括化前，2006年1月），1,622名（ESA包括化後，2007年1月）

●主たる要因・比較対象
ESA包括化導入（2006年4月）

●主たるアウトカム
ヘモグロビン（Hb）値，腎性貧血治療内容（recombinant human EPO；rHuEPO，静注鉄剤），鉄関連血清指標（transferrin saturation；TSAT，フェリチン）

●研究方法のポイント
ESA包括化前後での腎性貧血診療パターンや，管理指標の変化は線形混合モデル解析を用いて，年齢，性別などの患者背景因子や併存疾患などによる影響を調整した．

3 本研究から明らかになったこと：研究結果のポイント

ESA包括化前後で平均Hb値（10.39 vs. 10.38 g/dL）およびrHuEPO投与割合（81.9 vs. 82.2 %）には変化を認めなかったが，平均rHuEPO投与量は有意に減少した（5,266 U/weekから4,645 U/week，11.8 %減）（図1）．静注鉄剤の投与割合も増加したが（31.8 %から41.2 %），平均投与量は変化しなかった（105 vs. 111 mg/月）（図2）．

静注鉄剤平均投与量は変化を認めなかったものの，投与割合は有意に増加していた．また平均TSATは26.0 %から27.9 %と軽度の増加に留まったが，日本透析医学会の腎性貧血ガイドライン（2008年）で鉄補充の開始基準であるTSAT 20 %以下の患者割合は有意に低下していた（36.0 vs. 28.8 %）．フェリチン濃度についてもESA包括化前後で，平均フェリチン濃度は増減を認めなかったが（222 vs. 224 ng/mL），同様に鉄補充の開始基準であるフェリチン100 ng/mL以下の患者割合は有意に減少していた（52.6 vs. 41.3 %）．

これらの結果から，わが国におけるESA包括化の導入は，外来HD患者のrHuEPO投与量の減少をもたらしたがHb値は維持され，これは静注鉄剤投与割合の増加による鉄欠乏状態の改善により代償

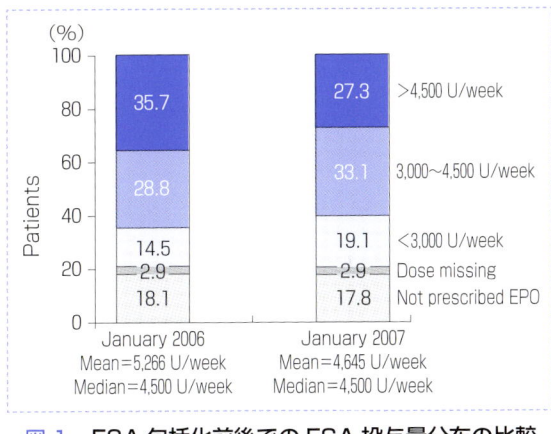

図1 ESA包括化前後でのESA投与量分布の比較
〔DOPPS文献158 より引用〕

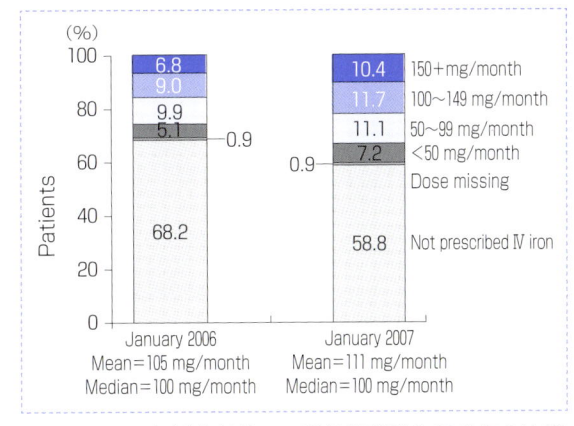

図2 ESA包括化前後での静注鉄剤投与量分布の比較
〔DOPPS文献158 より引用〕

されたものと考えられた，と結論している．

❹ 本研究の結果が透析診療に与えるインパクト

本研究で認められたESA包括化導入後のrHuEPO投与量の減少が，患者アウトカムにどのような影響を及ぼすかについては，この研究結果からは不明であり今後の患者転帰の観察を待たねばならない．同様に，投与量は変化しなかったもののESA包括後に認められた静注鉄剤投与割合の増加が今後どのような臨床的影響を及ぼすかについての懸念もある．なぜなら，鉄過剰状態はC型肝炎などの感染症を悪化させる弊害の可能性が指摘されてお

り[1), 2)]．また日本はDOPPS参加国のなかでHD患者におけるC型肝炎の有病割合がもっとも高いことが報告されているからである[DOPPS文献46]．

2010年の診療報酬改定では，これまで外来HD患者に限定されていたESA包括化が入院で行う慢性維持HD患者にも適用されることとなった（急性期は引き続き出来高評価）．またESA市場価格の下落も反映して，人工腎臓技術料の包括点数はさらに引き下げられた．わが国の透析患者の生命予後は，現在のところ世界でもっとも良好であるが，近年の医療費抑制政策による透析医療の質の低下も懸念されている．

■ **まとめ**　テーマ：HD患者の腎性貧血管理にESA包括化が及ぼした影響

この研究で新たにわかったこと
● 2006年4月に導入されたESA包括化はESA投与量の減少をもたらしたが，静注鉄剤の投与割合が増加し，HD患者のHb値は維持された．

この研究が臨床にもたらしたインパクト
● 腎性貧血管理も含めた今後の透析患者診療には，患者アウトカムだけでなく費用対効果の視点も求められている．ESA包括化導入後のESA投与量減少や静注鉄剤投与割合の増加が，今後真の患者アウトカムにどのように影響を及ぼすかについて，長期的な観察が必要である．

文献

1) Teehan GS, Bahdouch D, Ruthazer R, et al：Iron storage indices：novel predictors of bacteremia in hemodialysis patients initiating intravenous iron therapy. Clin Infect Dis　2004；38：1090-1094
2) Shedlofsky SI：Does iron reduction improve sustained viral responses to interferon monotherapy in hepatitis C patients? Maybe, but is this the right question? Am J Gastroenterol　2002；97：1093-1096

（長谷川毅，佐藤芳憲，兼島伸青）

第5章 日本から発信されたDOPPS研究/J-DOPPS研究

2 血液透析患者における C-反応性蛋白質（CRP）と死亡率

DOPPS文献 161

C-reactive protein and mortality in hemodialysis patients : the Dialysis Outcomes and Practice Patterns Study（DOPPS）
〔Nephron Clin Pract 2011; 117: c167-c178〕
Kawaguchi T, Tong L, Robinson BM, et al

Background

| わかっていたこと | ☞ | ● 多くの先行研究によって，炎症マーカーであるCRPが慢性腎臓病患者の心血管死亡および総死亡のリスクファクターであることが示されている． |

| わかっていなかったこと | ☞ | ● 一方で，実際の臨床の場において，どのくらいの頻度で慢性血液透析患者に対しCRP値が測定されているのか，国内外で明らかにされていない．
● また，透析施設におけるCRP測定の頻度が，透析患者の死亡リスクにどのような影響を与えているのか，今まで明らかにされていない． |

1 何を明らかにしようとしたか：研究の目的

以下のリサーチクエスチョンを明らかにする．
① 透析患者に対するCRPの測定は，各国でどの程度行われているか．
② CRP値が高い透析患者では，低い透析患者と比べ，死亡リスクが高いか．
③ CRPの測定割合が多い透析施設では，少ない透析施設と比べ，透析患者の死亡リスクが低いか．

2 研究の方法

対象患者
DOPPS II（2002～2004年）およびIII（2005～2007年）に参加した世界12カ国，610施設，16,355名の透析患者（CRP値と死亡リスクについての解析は日本の122施設，2,181名の患者のみを対象）

主たる要因
① 血清CRP値
② 透析施設におけるCRP測定患者の割合

主たるアウトカム
① 総死亡
② 心血管死亡

統計解析
Cox比例ハザードモデル

なお，すべての解析は，年齢，性，透析期間，併存疾患，血清アルブミン値などの個人データに関する変数と，施設クラスター効果に対して調整を行った．

3 本研究から明らかになったこと：研究結果のポイント

各国におけるCRP測定割合（図1）

DOPPS IIでは，日本（55.3％）を除くすべての国の透析施設で，CRPは少数の透析患者のみに測定されていた（0～21.6％）．DOPPS IIIでは，カナダとアメリカを除くほぼすべての国の透析施設で，半数以上の透析患者にCRPが測定されていた．

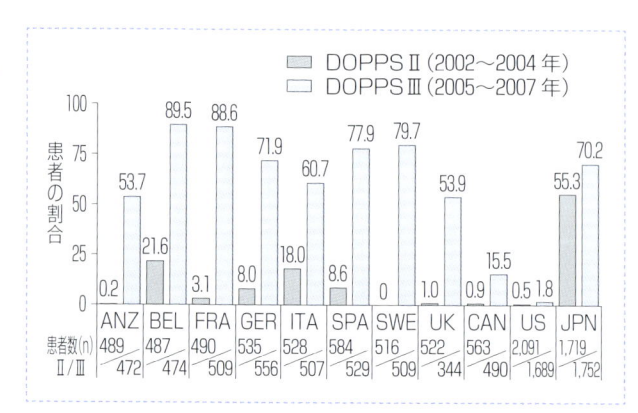

図1 DOPPS IIおよびIII参加国における観察開始時のCRP測定患者の割合
DOPPS登録時に，透析導入後90日以上経過していた患者を対象とした．
〔DOPPS文献161より引用〕

2. 血液透析患者における C-反応性蛋白質 (CRP) と死亡率

● 透析患者の CRP 値の分布

日本における透析患者の CRP 値は，正規分布はしておらず非対称（歪度は正）で，中央値は 0.10 mg/dL であった（平均値 0.34 ± 1.01 mg/dL）．

● 透析患者の CRP 値と死亡リスクとの関連（図2）

日本における透析患者の CRP 値は総死亡リスクと関連し，CRP が 0.3 mg/dL と低値でも有意にリスクとなることが示された．この結果は，白血球数やフェリチン，アルブミンなどの他の炎症マーカーを含むすべての調整変数で補正後も，統計学的に有意であった．

● 透析施設における CRP 測定割合と死亡リスクとの関連（表）

国際的に CRP の測定割合が多い透析施設では，少ない施設と比べ，心血管死亡リスクが低い傾向にあった．

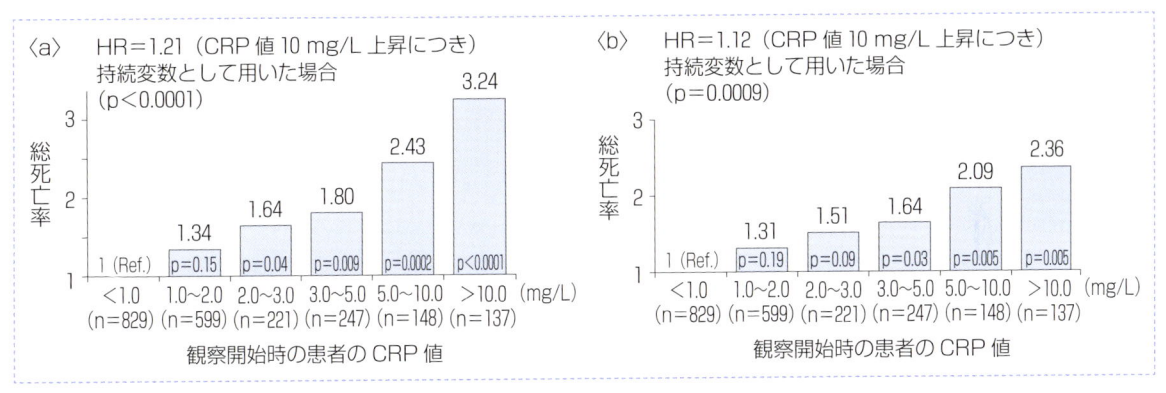

図2　日本における CRP 値レベル別の死亡リスク

a：総死亡率 (HR)：年齢，性別，透析期間，BMI，13 の併存疾患により補正し，施設クラスタリング効果を考慮した．臨床検査値に対して未補正．(n=2,181)
b：spKt/V，治療時間，nPCR，喫煙，ヘモグロビン，アルブミン，カルシウム，リン，BUN，クレアチニン，白血球数，総コレステロール，尿酸，フェリチン，透析期間を追加補正した．(n=2,181)

〔DOPPS 文献 161 より引用〕

表　CRP 測定患者の割合別による死亡率 (HR)

	Unadjusted[a] HR (95% CI, p value)	Adjusted HR1[b] HR (95% CI, p value)	Adjusted HR2[c] HR (95% CI, p value)
全死亡			
(/10 %上昇につき)[d]	1.00 (0.99〜1.03, 0.95)	0.98 (0.94〜1.01, 0.17)	0.99 (0.95〜1.02, 0.53)
≥50 % versus<50 %[e]	0.99 (0.84〜1.18, 0.98)	0.89 (0.75〜1.06, 0.19)	0.92 (0.79〜1.08, 0.33)
心血管死亡			
(/10 %上昇につき)[d]	0.98 (0.94〜1.02, 0.29)	0.95 (0.90〜0.99, 0.01)	0.95 (0.91〜1.01, 0.06)
≥50 % versus<50 %[e]	0.83 (0.65〜1.07, 0.15)	0.72 (0.56〜0.94, 0.01)	0.78 (0.61〜1.01, 0.06)
感染に伴う死亡			
(/10 %上昇につき)[d]	1.01 (0.99〜1.03, 0.53)	1.03 (0.99〜1.07, 0.10)	1.03 (0.99〜1.07, 0.09)
≥50 % versus<50 %[e]	1.23 (0.90〜1.68, 0.20)	1.08 (0.78〜1.50, 0.65)	1.07 (0.77〜1.45, 0.68)

青字は p < 0.05 の有意差を認めた値を示す．
[a] 未補正；DOPPS 研究のフェイズ (DOPPS I, II, III)，地域で層別し，施設クラスタリング効果のみ考慮．
[b] 補正1：上記[a]に加え，年齢，性別，人種，透析期間および 14 の併存疾患に対して補正．
[c] 補正2：上記[b]に加え，臨床検査値および他の患者背景因子（調査開始時）：アルブミン，BUN，クレアチニン，カルシウム，リン，nPCR，総コレステロール，白血球数，重炭酸塩，フェリチン，ヘモグロビン，BMI，spKt/V，透析時間，残存腎機能，喫煙に対して補正．
[d] CRP 測定割合が 10 % 上昇した場合のハザード比（CRP 測定割合を連続変数として扱う）
[e] CRP 測定割合が 50 % 以上の場合のハザード比（CRP 測定割合を二値変数として扱い，CRP 測定割合が 50 % 未満を比較対照とする）

〔DOPPS 文献 161 より引用〕

■まとめ　　テーマ：血液透析患者における C-反応性蛋白質（CRP）と死亡率

- 透析患者に対する CRP の測定割合は，国際的にばらつきがみられるものの，近年増加している．これは，CRP 測定の臨床的意義が国際的に理解されるようになったことを示している．
- 日本の血液透析患者の CRP 値は中央値が 0.10 mg/dL（平均値 0.34±1.01 mg/dL）である．日本における透析患者の CRP 値と総死亡とは関連し，CRP が 0.30 mg/dL 以上で有意に総死亡リスクとなる．この値は，過去の国内での研究で示されているカットオフよりも低い値である．
- 国際的にみて CRP の測定割合が多い透析施設では，患者の心血管死亡のリスクが低い傾向にある．CRP 測定は subclinical な動脈硬化病変や感染症の発見に有用なため，CRP 測定によって効果的な治療介入につながれば，透析患者の予後が改善する可能性がある．

参考文献

1) Zimmermann J, Herrlinger S, Pruy A, et al.：Inflammation enhances cardiovascular risk and mortality in hemodialysis patients. Kidney Int　1999；55：648-658
2) Yeun JY, Levine RA, Mantadilok V, et al.：C-Reactive protein predicts all-cause and cardiovascular mortality in hemodialysis patients. Am J Kidney Dis　2000；35：469-476
3) Pearson TA, Mensah GA, Alexander RW, et al.：Centers for Disease Control and Prevention；American Heart Association：Markers of inflammation and cardiovascular disease：application to clinical and public health practice：A statement for healthcare professionals from the Centers for Disease Control and Prevention and the American Heart Association. Circulation　2003；107：499-511
4) Iseki K, Tozawa M, Yoshi S, et al.：Serum C-reactive protein（CRP）and risk of death in chronic dialysis patients. Nephrol Dial Transplant　1999；14：1956-1960
5) den Elzen WP, van Manen JG, Boeschoten EW, et al.：The effect of single and repeatedly high concentrations of C-reactive protein on cardiovascular and non-cardiovascular mortality in patients starting with dialysis. Nephrol Dial Transplant　2006；21：1588-1595
6) Albert MA, Ridker PM：C-reactive protein as a risk predictor：do race/ethnicity and gender make a difference? Circulation　2006；114：e67-e74

（川口武彦）

MEMO

第5章 日本から発信されたDOPPS研究/J-DOPPS研究

3 より早期で頻回の保存期腎専門医診療は血液透析導入後の低い早期死亡リスクと関連している

DOPPS文献129

Greater first-year survival on hemodialysis in facilities in which patients are provided earlier and more frequent pre-nephrology visits 〔Clin J Am Soc Nephrol 2009; 4: 595-602〕
Hasegawa T, Bragg-Gresham JL, Yamazaki S, et al

Background

わかっていたこと	☞	● 早期からの腎専門医による保存期腎不全診療（pre-nephrology visit；PNV）は血液透析（HD）導入後も生命予後を改善するという報告は単施設研究を中心に認められる.
わかっていなかったこと	☞	● HD導入後，早期の生命予後に影響する併存疾患などの多くの要因を調整した研究は少なく，またPNVに関する診療パターンとHD導入後の生命予後との関連を検討した研究はない.

1 何を明らかにしようとしたか：研究の目的

PNVとHD導入後早期の生命予後との関連について，HD患者の代表的国際コホートであるDOPPSのデータセットを用いて患者レベルだけでなく施設レベル（施設診療パターン）の解析を施行し検討した.

2 研究の方法

● 対象患者
DOPPS参加施設の18歳以上のHD患者のうち新規HD導入患者（HD導入30日以内）8,500名

● 主たる要因・比較対照
主要要因：HD導入1カ月以上前までのPNVの有無（患者レベルおよび施設レベル）

副次的要因：HD導入1カ月以上前までの直近1年間における腎専門医診療回数（患者レベルおよび施設レベル）

● 主たるアウトカム
HD導入後1年以内の全死亡

● 研究方法のポイント
患者レベルでの交絡要因（年齢，性別，人種，腎不全原疾患，14種の併存疾患サマリー，ヘモグロビン値，アルブミン値，クレアチニン値）だけでなく地域差（日本，北米，欧州，オーストラリア・ニュージーランド）も調整しPNVとHD導入後早期（1年間）の全死亡との関連を検討した. また，施設レベルの診療パターン（各施設の在籍HD患者のうちPNVを受けていた患者の占める割合）と個々のHD患者のアウトカム（HD導入後1年以内の全死亡）との関連も併せて検討した.

3 本研究から明らかになったこと：研究結果のポイント

PNVを受けていた患者割合には地域差が存在した（スペイン89.7％～米国76.4％，ベルギー70.1％，日本は86.8％）. PNVと関連する患者背景としては居住地域以外には高血圧や糖尿病性腎症の合併が関連していた. 患者レベルの解析でPNVはHD導入

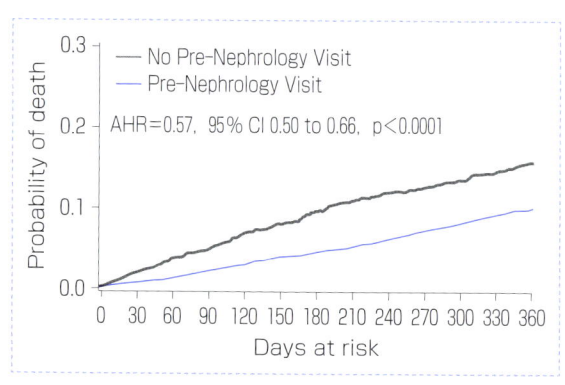

図1 PNVの有無（患者レベル）による累積全死亡ハザード比の比較 〔DOPPS文献129より引用〕

3. より早期で頻回の保存期腎専門医診療は血液透析導入後の低い早期死亡リスクと関連している

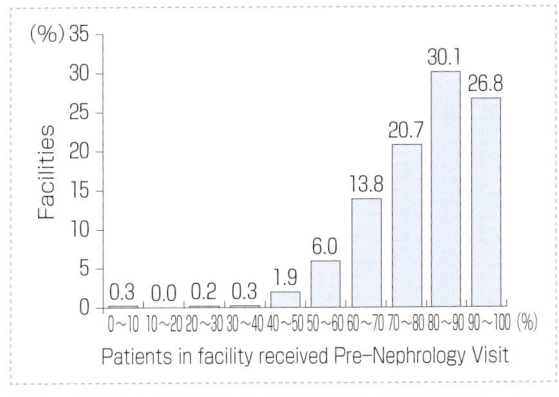

図2 PNVを受けていた患者割合の分布（施設レベル）〔DOPPS文献129より引用〕

図3 PNVを受けていた患者割合（施設レベル）と全死亡リスクとの関連 〔DOPPS文献129より引用〕

後1年以内の全死亡リスクの低下と関連していることが示された（調整ハザード比0.57, 95% CI 0.50〜0.66）（図1）．PNVを受けていた患者割合には施設間格差もあり（図2），またよりPNVを受けていた患者割合が多い施設ほど，在籍HD患者のHD導入後早期（1年間）の全死亡リスクが低いことが施設レベル解析で示された（図3）．HD導入直近1年間の腎専門医による診療回数も，患者レベルだけでなく施設レベルにおいてもHD導入後1年以内の全死亡リスクの低下と関連していた[DOPPS文献129]．

4 本研究の結果が透析診療に与えるインパクト

PNVがHD導入後早期の患者予後を改善することは，単施設や地域レベルの研究によってこれまでも示されてきたが，代表性の高いHD患者の国際的大規模コホートであるDOPPSでも確認され，この結論の一般化可能性がさらに高まった．

PNVの臨床的有用性についてrandomized controlled trial（RCT）を施行することは倫理的にも不可能であり，本論文の知見は結果の妥当性という観点からも"Second best"であると考えられた．

■ まとめ　テーマ：腎専門医による保存期腎不全診療とHD導入後の生命予後との関連

この研究で新たにわかったこと
- PNVには，地域差だけでなく施設間格差も存在していた．
- PNVはHD導入後1年間の死亡リスクの低下と関連することが，患者レベルだけでなく施設レベルの解析でも示された．

この研究が臨床にもたらしたインパクト
- HD導入後の患者予後のより良い改善のために，PNVを受ける患者割合のさらなる増加，言い換えればHD導入前の腎専門医診療の有用性がDOPPSからも改めて示された．

（長谷川毅，高安真美子，笹井文彦）

第5章 日本から発信されたDOPPS研究/J-DOPPS研究

4 透析膜の生体適合性と機能により貧血，エリスロポエチン製剤使用量と予後は異なるか？

DOPPS文献122

Biocompatibility and permeability of dialyzer membranes do not affect anemia, erythropoietin dosage or mortality in Japanese patients on chronic non-reuse hemodialysis : a prospective cohort study from the J-DOPPS II Study 〔Nephron Clin Pract 2008; 109: c100-c108〕
Yokoyama H, Kawaguchi T, Wada T, et al for the J-DOPPS Research Group

Background

わかっていたこと
- 短期の高性能（透析）膜使用は，貧血とエリスロポエチン製剤（rHuEPO）使用量を改善しない[1,2]．
- 透析量の増加と高性能膜は，心血管事故による死亡と初回の入院のみを減少[3]．
- 4年間の高性能・合成膜使用は，2型糖尿病の死亡（心血管事故）を減少[4]．
- 日本人の1施設・後ろ向き研究では，高性能膜は手根管症候群と死亡を減少[5]．

わかっていなかったこと
- 日本人において高性能・合成膜の長期使用による貧血，rHuEPO使用量と生命予後への影響は異なるかもしれない．

1 何を明らかにしようとしたか：研究の目的

日本人における高性能・合成膜の長期使用による貧血，rHuEPO使用量と生命予後への影響を明らかにする．

2 研究の方法

- **対象患者**：J-DOPPS IIに参加した20歳以上の血液透析患者1,207名．
- **おもな要因・比較対照**：透析膜の素材と性能から生体適合性と高性能性（ハイパフォーマンス）を組み合わせて，それぞれの2群（4グループ）を比較検討した．

透析膜素材はセルロース膜（UC），セルローストリアセテート膜（MC），ポリスルフォン膜（PS），その他の合成膜（PANおよびPMMA）の4群に分類した．ハイパフォーマンスは，β_2-ミクログロブリン・クリアランスが10 mL/min以上の透析器として2群に分類した．
- **主たるアウトカム**：ヘモグロビン（Hb）濃度，rHuEPO使用量，総死亡の発生率，心血管死亡の発生率
- **研究方法のポイント**：Cox比例ハザードモデルで解析し，年齢，性別，基礎疾患（一次性腎炎，二次性腎炎，糖尿病，高血圧性腎症，嚢胞腎，その他），血清アルブミン，カルシウム，リン，副甲状腺ホルモン，rHuEPO使用，鉄剤使用，body mass index（BMI），透析量，Kt/V値，透析膜面積，合併症（虚血性心疾患，うっ血性心不全，その他の心疾患，高血圧，脳血管疾患，末梢血管疾患，糖尿病，呼吸器疾患，出血性消化器疾患，神経疾患，精神疾患，皮膚感染症）で調整したハザード比と発生曲線を求めた．

3 本研究から明らかになったこと：研究結果のポイント

研究開始時点で平均年齢59歳，透析期間7.8年，

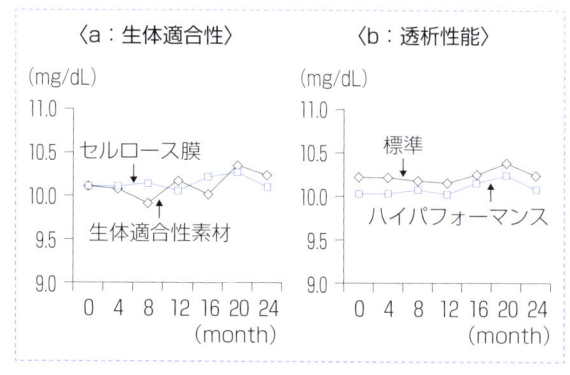

図1 ヘモグロビン濃度
ヘモグロビン濃度は生体適合性（a）と透析性能（b）による差はなかった（ANOVA解析）． 〔DOPPS文献122より引用〕

4. 透析膜の生体適合性と機能により貧血，エリスロポエチン製剤使用量と予後は異なるか？

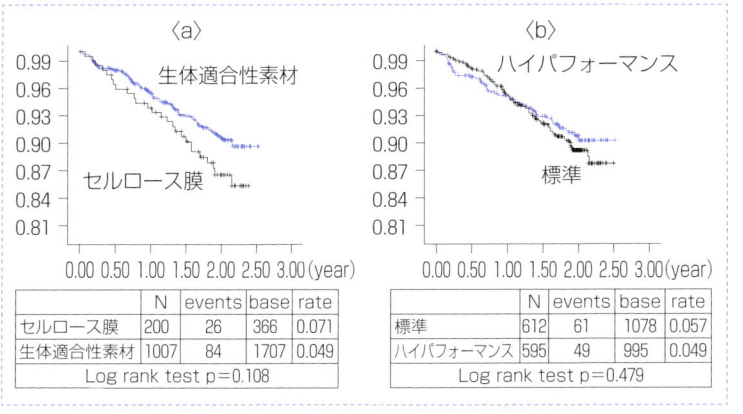

図2　全死亡率の推移
a：生体適合性膜で良好な傾向を認めたが，統計学的に有意ではなかった（0.049 vs. 0.071/人・年，p＝0.108，ログランクテスト）．
b：高性能膜では差はない（0.049 vs. 0.057/人・年，p＝0.479，ログランクテスト）．

〔DOPPS文献122 より引用〕

基礎疾患の 27％が糖尿病，Kt/V 1.33，nPCR 1.05 g/kg/day，Hb 10.1 g/dL，79％に週平均 4,500 IU の rHuEPO を使用していた．

Hb 濃度および rHuEPO 使用量は，2 年間の観察期間では透析膜の生体適合性および性能（標準とハイパフォーマンス）による差を認めなかった（図1）．

2 年間の生存率は 90.9％であり，年齢，心血管疾患の既往，透析アミロイドーシスの合併，低 BMI と低血清アルブミンが有意因子であった．

単変量解析では，生体適合性透析膜は総死亡率（8.3％ vs. 13.0％，p＝0.037）を低下させたが，多変量解析では有意ではなかった（ハザード比 0.70，p＝0.17：Cox 解析，図2）．

4 本研究の結果が透析診療に与えるインパクト

血液透析器の再使用を行わない日本では，透析膜の生体適合性および性能による貧血，rHuEPO 使用量と生命予後への影響が少ないことが判明した．ただし，2 年間の短期の観察でも，単変量解析では生体適合性膜により生命予後の改善がみられており，平均透析期間が 15 年に及ぶわが国では，より長期にわたる検討が必要である．

■まとめ
テーマ：透析膜の性状による貧血と生命予後への影響

この研究で新たにわかったこと
- 日本人における 2 年間の高性能・合成透析膜使用による貧血，rHuEPO 使用量と生命予後への影響は少ない．

この研究が臨床にもたらしたインパクト
- 透析器の再使用のない場合，2 年間では透析膜の性能による貧血と生命予後への影響は少なく，基礎疾患および合併症が重要である．

文　献

1) Locatelli F, Andrulli S, Pecchini F, et al：Effect of high-flux dialysis on the anaemia of haemodialysis patients. Nephrol Dial Transplant　2000；15：1399-1409
2) Richardson D, Lindley EJ, Bartlett C, et al：A randomized, controlled study of the consequences of hemodialysis membrane composition on erythropoietic response. Am J Kidney Dis　2003；42：551-560
3) Eknoyan G, Beck GJ, Cheung AK, et al：Effect of dialysis dose and membrane flux in maintenance hemodialysis. N Engl J Med　2002；347：2010-2019
4) Krane V, Krieter DH, Olschewski M, et al：Dialyzer membrane characteristics and outcome of patients with type 2 diabetes on maintenance hemodialysis. Am J Kidney Dis　2007；49：267-275
5) Koda Y, Nishi S, Miyazaki S, et al：Switch from conventional to high-flux membrane reduces the risk of carpal tunnel syndrome and mortality of hemodialysis patients. Kidney Int　1997；52：1096-1101

（横山　仁）

第5章 日本から発信されたDOPPS研究/J-DOPPS研究

5 ガイドラインの治療指針の修正により，日本の透析患者の推定生存年数はどう変わるか？

DOPPS文献114

血液透析の修正可能な治療指標に起因する日本の透析患者の推定生存年数―DOPPSより

〔透析会誌 2008；41：473-482〕
斎藤　明，秋葉　隆，秋澤忠男，他

Background

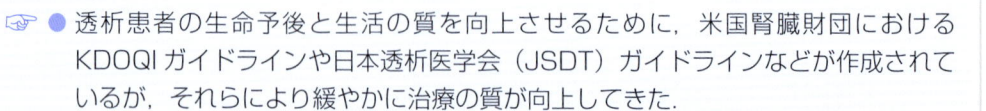

わかっていたこと ☞
- 透析患者の生命予後と生活の質を向上させるために，米国腎臓財団におけるKDOQIガイドラインや日本透析医学会（JSDT）ガイドラインなどが作成されているが，それらにより緩やかに治療の質が向上してきた．

わかっていなかったこと ☞
- ガイドラインに示されている透析治療法や各種合併症に対する治療指針がどこまで達成され，結果として生命予後はどの程度改善されたのであろうか．
- また，個々の治療指針の達成率が向上した場合，今後5年間にわが国の透析患者の生存年数はどれほど延びることが推定できるのだろうか．

1 何を明らかにしようとしたか：研究の目的

本研究では，DOPPS研究に参画したわが国の血液透析患者のデータを解析することにより，ガイドラインの治療指針の修正により日本の透析患者の推定生存年数はどう変わるかを解析し，明らかにすることを目的とした．

2 研究の方法

研究対象

本研究の分析では，患者のアウトカムと血液透析治療の関係を調査した国際的前向きコホート研究DOPPS I（米国，日本，フランス，ドイツ，イタリア，スペイン，英国の7カ国）のデータが収集され，日本におけるガイドライン遵守状況の分析にはDOPPS II（当初7カ国にオーストラリア・ニュージーランド，ベルギー，カナダ，およびスウェーデンが追加された）データが使用され，ガイドライン非遵守時の相対的な死亡リスクの推定にはDOPPS I，IIの全データが使用された．

主たる要因・比較対照

1) 治療方法の変更を通して修正可能であること，
2) 死亡リスクと関連していること，
3) 各指標が，対象患者の多くで推奨レベル（目標値）の範囲外であること，

の3つの視点から血液透析療法の6つの指標，すなわち，① Kt/V，② ヘモグロビンレベル，③ アルブミン，④ 血清無機リン，⑤ 血清カルシウム（Ca），および⑥ 施設でのカテーテル使用において推奨レベル（目標値）を達成していない患者割合をDOPPSデータより解析した．また，本分析結果は2組のガイドラインに沿って示された．最初のデータセットはJSDTの貧血および二次性副甲状腺機能亢進症に関する臨床治療ガイドラインに沿ったもので[1, 2]，2つ目はKt/V，アルブミン，およびカテーテルのKDOQIガイドラインに沿ったものである DOPPS文献42．なお，2つ目の分析にはKDOQIの基準のみが使われている．

主たるアウトカム

日本における6つの治療目標を達成していない患者割合とそのことに起因する死亡リスクをすべての生存年数（患者/年）推定のベースとして，推定生存延長年数（患者/年）を計算した．

研究方法のポイント

DOPPSにおけるすべての患者が6つの治療指標（ガイドライン）推奨レベルを達成したと仮定した場合に予測される5年間の生存曲線と比較した（JSDTガイドラインと米国腎臓財団KDOQIガイドラインの双方に基づき比較・計算した）．死亡の相対リスクの推定にはCox生存モデルを患者背景で

5. ガイドラインの治療指針の修正により，日本の透析患者の推定生存年数はどう変わるか？

表 5年間（2006～2010年）でJSDTおよびKDOQIガイドラインの遵守を向上させることにより延長される日本人血液透析患者の予測生存年数（患者/年）

指標	現状	1 Kt/V ≥1.2	2 Hb ≥10 g/dL	3 PO₄ 3.5～6.0 mg/dL	4 Ca 8.4～10.0 mg/dL	5 アルブミン ≥4.0 g/dL	6 施設での カテーテル ≤10%	合計* (1～6の合計)
年間死亡率（患者年毎）	0.060	0.057	0.054	0.056	0.057	0.046	0.060	0.037
その他の原因による年間喪失率**	0.014	0.014	0.014	0.014	0.014	0.014	0.014	0.014
年間死亡／喪失率合計	0.074	0.071	0.068	0.070	0.070	0.060	0.073	0.051
患者生存年数（合計）	1,419,967	1,427,003	1,436,547	1,431,485	1,429,828	1,463,492	1,420,404	1,491,997
100%が目標値に入っていた場合の患者の延長生存年数（合計年数の%）*5	—	7,036 (0.5%)	16,580 (1.2%)	11,518 (0.8%)	9,861 (0.8%)	43,525 (3.1%)	437 (0.0%)	72,031*3, *4 (5.1%)
50%が目標値に入っていた場合の患者の延長生存年数（合計年数の%）*5	—	3,512 (0.2%)	8,256 (0.6%)	5,743 (0.4%)	4,918 (0.3%)	21,528 (1.5%)	219 (0.0%)	38,743*3 (2.7%)

それぞれのモデルは2006年時点の254,708人の在籍患者（JSDTの2000年データから推定）と5年間で毎年新規導入になる31,925名の患者を基にしている．1～6のモデルは年齢，性別，透析歴，および14の併存疾患のサマリーで補正されているが，その他の要因は補正されていない．

*1～6の欄の要素，および年齢，性別，透析歴，および14の併存疾患のサマリーで補正されている．注目すべきは，6つのすべてのガイドラインを満足した患者は一人もいないこと．
**その他の原因による喪失には腎臓移植，腹膜透析への移行が含まれる．
*3指標間の相関性を考慮に入れているため合計は1～6の欄の個別合計より少ない．
*472,030年は，延長可能な合計生存年数であり，1,491,997患者年から1,419,967患者年を引いた数字である．
*5それぞれの指標が相対リスクとの因果関係を有すると仮定．

〔DOPPS文献114より引用〕

補正して使用し，6つのそれぞれの治療分野（指標）に起因する患者生存年数を推定した．

③ 本研究から明らかになったこと：研究結果のポイント

① 日本人の血液透析患者のうち，ごく少数の患者では5～6つの指標で目標を達成していたが，ほとんどの患者（78.1%）で達成した指標は2～4つであり，20.5%では1つ以下と，かなりの割合の患者が治療指標の推奨レベル（目標値）を達成していなかった．

② 一方，生存年数の延長にもっとも良い効果をもたらしたのは，2つの治療指標であり，血清アルブミン4.0 g/dL以上の患者の割合を増やすこと（すべての患者が目標値を達成した際には43,525患者/年，3.1%増加）と，ヘモグロビン値10 g/dL以上の患者の割合を増やすこと（すべての患者が目標値を達成した際には24,878患者/年，1.8%増加）であった．

③ 生存年数の合計延長年数（72,958患者/年）は，6つの治療指標から独立モデルで別々に算出された患者生存年数の単純合計（99,815患者/年）より27%低いものであった（表）．

④ 本研究の結果が透析診療に与えるインパクト

① この研究では，すでにDOPPS研究において治療方法と患者の予後についての調査により，低透析量（Kt/V），高リン血症，高Ca血症，低アルブミン血症，腎性貧血およびバスキュラーアクセスへのカテーテル使用がJSDTおよびKDOQIガイドライン基準値を達成していない日本人血液透析患者の死亡リスクを分析し，6つの異なる治療指標が推奨レベルを達成した率，また，達成された場合の推定生存延長年数はどれくらい増加するかを明らかにした．

② わが国の臨床治療ガイドラインは6つの治療指標のすべてにわたっていないので，わが国のガイドラインに含まれないアルブミン値と施設のカテーテル使用率についてはKDOQIガイドラインの推奨レベルを用いており，わが国独自のそれらの治療指

標を明らかにする必要があることを明らかにした．

③日本において，ヘモグロビン値がもたらす効果は，どの目標値が適用されたかで異なり，もし 11 g/dL の代わりにヘモグロビン目標値≧ 10 g/dL が使用された場合，患者生存延長年数は 16,580（患者/年）となる．今後も，前向きの無作為比較試験を実施して，ガイドラインの更新を検討すべきことが明らかになった．

■まとめ

テーマ：ガイドラインの治療指針の修正により，日本の透析患者の推定生存年数はどう変わるか？

- 日本の透析患者のうち，78.1 % の患者で達成した治療指標は 6 つのうちの 2 つないし 4 つであり，かなりの割合の患者が治療指標の推奨レベルを達成していなかった．
- 生存年数の延長にもっとも良い効果をもたらしたのは，血清アルブミン値とヘモグロビン値の目標値を達成することの 2 つであった．
- 日本の治療ガイドラインは 6 つの指標すべてにわたっておらず，また KDOQI ガイドラインの目標値と異なるものもあり，今後ガイドラインの更新の検討が望まれる．

文 献

1) 日本透析医学会：2004 年版貧血治療ガイドライン．透析会誌　2004；37：1737-1763
2) 日本透析医学会：透析患者における二次性副甲状腺機能亢進症治療ガイドライン．透析会誌　2006；39：1435-1455

（斎藤　明）

MEMO

第5章 日本から発信されたDOPPS研究/J-DOPPS研究

6 日本における貧血管理の変化と患者予後

DOPPS文献120
Japanese hemodialysis anemia management practices and outcomes (1999-2006): results from the DOPPS
〔Nephrol Dial Transplant 2008；23：3643-3653〕
Akizawa T, Pisoni RL, Akiba T, et al

Background

わかっていたこと
- 日本の血液透析（HD）患者の生命予後は，DOPPS参加国中もっとも良好である．
- 一方，維持ヘモグロビン（Hb）レベルはもっとも低い．
- 一般に透析患者のHbと生命予後，入院のリスク，quality of life（QOL）には関連があり，Hb値が高いほどこれらの予後は良好とされる．

わかっていなかったこと
- 日本における維持Hb値や貧血治療実態とその推移．
- 生命予後が良好である日本で，ほかのDOPPS参加国のようにHbが予後と関連するか．

1 何を明らかにしようとしたか：研究の目的

日本におけるHD患者のHb値，貧血治療実態とその変化，およびHb値と患者予後との関連を検討するのが本研究の目的である．

2 研究方法

● 対象患者
対象は，Japan DOPPS Ⅰ（1999〜2001年）参加64施設，DOPPS Ⅱ（2002〜2004年）参加60施設，DOPPS Ⅲ（2005〜2008年）参加61施設の維持HD患者計4,940名である．

● 主たる要因，比較対照
調査項目は患者背景，検査値，期間中のHb値，赤血球造血刺激因子製剤（ESA）投与頻度，投与量をはじめとする薬剤処方で，一部は各期間での変化を検討した．

● 主たるアウトカム
死亡，死因，QOL，入院の有無である．

● 研究方法のポイント
日本を代表する施設，患者における網羅的データから，Hb値と貧血治療実態の経時的変化，および貧血治療と予後との関連に着目し，これらを前向きに観察した客観性と信頼性の高い研究方法である．

3 本研究から明らかになったこと：研究結果のポイント

① 患者背景の経時的変化では，DOPPSのphaseが進むに従い，高齢者，高血圧，糖尿病合併患者が増加した．合併症では心血管系病変，悪性腫瘍，神経系疾患が増加した．

② Hbの維持レベルは，患者全体の平均値，施設全体の中央値とも，DOPPSのphaseが進むに従い増加した（図1）．

③ DOPPS ⅡとDOPPS Ⅲで比較すると，ESA使用患者の割合（83％），週間エリスロポエチン製剤（rHuEPO）投与量の中央値（4,500 U），鉄剤併用患者の割合，週間鉄剤使用量にほとんど変化はみられなかった．

④ 週当りのrHuEPO投与頻度は3回がもっとも多いものの，週当りの投与量を含め，大きなばらつきが認められた．

⑤ 鉄を静脈内投与する患者の割合，投与量についても施設間で大きなばらつきがみられた．

⑥ 施設当りの鉄投与患者の割合が，20％増加するごとに施設平均Hb値は0.13 g/dL増加し（$p < 0.007$），またトランスフェリン飽和度（TSAT）が20％未満の患者では，35〜50％の患者に比しHbは有意に低く，ferritinが499 ng/mLを超える患者でも，ferritinが50〜99 ng/mLの患者に比しHbは有意に低値であった．

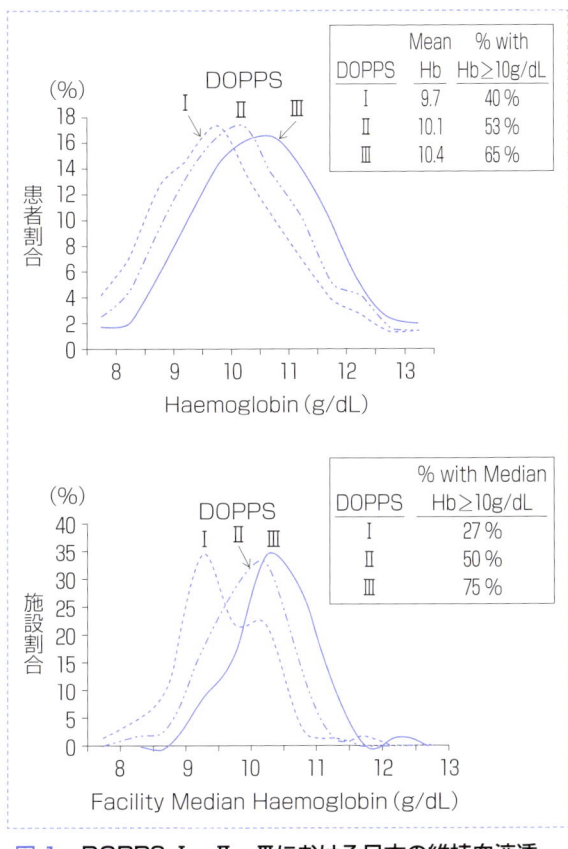

図1 DOPPS I, II, IIIにおける日本の維持血液透析患者のHb値の分布の変化（上）と施設Hb中央値分布の変化（下）
〔DOPPS文献120より引用〕

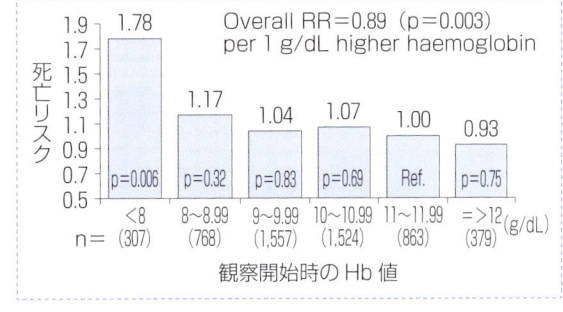

図2 観察開始時のHb値と死亡のリスク
〔DOPPS文献120より引用〕

⑦ Hb値が1g/dL上昇すると死亡のリスクは11%減少するという有意の関連（overall RR＝0.89）が認められた（図2）．SF-36の身体的健康度（PCS）はHb 11〜12g/dLの患者に比し8g/dL未満の患者で1.6ポイント有意に低下していた．精神的健康度（MCS）も同様に1.6ポイント低下していたが，有意差には至らなかった．Hb値と入院には有意の関連は認められなかった．

⑧ 新規透析導入患者の平均Hb値は8.3g/dL，ESA使用患者の割合は72%であったが，これらは導入後の期間とともに増加し，3〜5カ月後には各々10.5g/dL，90%となり，その後9〜12カ月後までほぼ同様で推移した．

■ まとめ　　　テーマ：日本における貧血管理の変化と患者予後

- Hb値と患者予後との明らかな関連が認められ，少なくとも8g/dL未満の患者の生命予後とQOLは不良であることが明確に示された．
- 鉄剤の使用とTSATの上昇は貧血の改善と関連するが，ferritin高値はHb低値と関連し，鉄の有効利用が貧血の改善に重要であることが示された．
- 新規導入患者の貧血治療水準は維持透析患者に比して不十分であり，今後の改善の必要性が明らかにされた．

（秋澤忠男，式田康人）

第5章 日本から発信されたDOPPS研究/J-DOPPS研究

7 継続的なアスピリン投与は新規血液透析患者における動静脈瘻内シャント開存期間を改善する

DOPPS文献112

Consistent aspirin use associated with improved arteriovenous fistula survival among incident hemodialysis patients in the Dialysis Outcomes and Practice Patterns Study

〔Clin J Am Soc Nephrol 2008; 3: 1373-1378〕

Hasegawa T, Elder SJ, Bragg-Gresham JL, et al

Background

| わかっていたこと | ☞ | ● 自家動静脈瘻内シャント（arteriovenous fistula；AVF）は，血液透析（HD）患者のバスキュラーアクセスの「ゴールドスタンダード」である． |
| わかっていなかったこと | ☞ | ● AVF開存に有用な薬剤に関するエビデンスは乏しい． |

1 何を明らかにしようとしたか：研究の目的

アスピリン投与とAVF開存期間の関連について検討した．

2 研究の方法

● 対象患者

DOPPS参加施設の18歳以上のHD患者のうちAVFを有する新規HD導入患者（HD導入30日以内）2,815名．AVF初回使用後早期（14日以内）にAVF閉塞に至った症例は除外．

● 主たる要因・比較対象

アスピリン使用の有無（ベースラインおよび継続的）

● 主たるアウトカム

主要アウトカム：完全AVF不全

副次アウトカム：不完全AVF不全，消化管出血イベント

● 研究方法のポイント

アスピリン使用とAVF開存期間との関連における種々の交絡因子〔年齢，人種，性別，body mass index（BMI），10種の併存疾患サマリー，AVF不全の既往，透析用カテーテル留置の既往，ヘモグロビン値，アルブミン値，クレアチニン値，ワルファリン，その他の抗血小板薬，レニン・アンジオテンシン系阻害薬，スタチン，および日本，北米，欧州/オーストラリア・ニュージーランドの地域差〕を調整した．

主たる要因であるアスピリン使用の有無についてはベースラインデータのみではその後の継続的なアスピリン使用を担保しない可能性（誤分類）を考慮し，1年後の投与状況も勘案した継続的モデルも併せて検討した．

DOPPSのデータセットではAVF不全に陥った日時は正確に把握できるものの，HD歴の長い患者ではバスキュラーアクセスに対する治療履歴がさまざまであり，対象AVFの使用開始時点を特定するのは困難である．そこで対象症例をHD導入時にAVFを有する新規HD導入患者に限定することにより，HD導入日をAVF使用開始時点としてAVF開存期間を可能なかぎり正確に測定できるように定義した．さらにAVF初回使用後早期（14日以内）にAVF閉塞に至った症例はAVF手術手技などの要因による影響が大きく，アスピリンのAVF開存期間に対する有用性を評価するには不適切であると考え除外した．

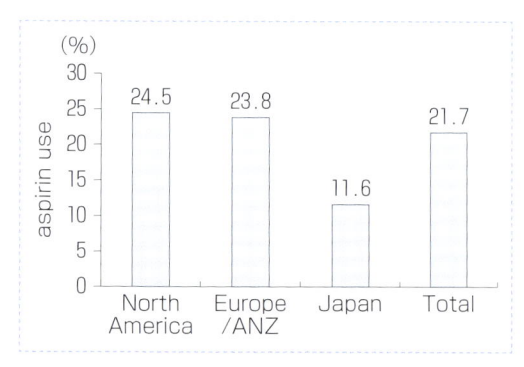

図 地域別ベースラインのアスピリン使用割合
〔DOPPS文献112より引用〕

North America: 24.5%, Europe/ANZ: 23.8%, Japan: 11.6%, Total: 21.7%

表　ベースラインおよび継続的アスピリン投与と各種アウトカムの関連

Model description	Individual outcomes	No. of events	AHR*	95 % CI	P
Baseline aspirin use (yes versus no, n=2,815)					
	Final AVF failure	361	0.89	0.69〜1.15	0.38
	First AVF failure	740	0.93	0.79〜1.10	0.42
	GI bleeding	84	1.01	0.58〜1.77	0.97
Consistent aspirin use** (yes versus no, n=1,411)					
	Final AVF failure	203	0.63	0.42〜0.95	0.03
	First AVF failure	413	0.86	0.67〜1.10	0.24
	GI bleeding	46	0.68	0.28〜1.66	0.40

CI : confidence interval
 * : AHR for individual events (final AVF failure, first AVF failure, and gastrointestinal bleeding) by baseline and consistent aspirin use based upon a multivariate analysis. The multivariate analysis was adjusted for age, race, gender, BMI, 10 comorbid conditions, prior permanent VA failure, prior placement of catheter, laboratory data (hemoglobin, serum albumin, serum creatinine), medications (warfarin, other antiplatelet agent, angiotensin converting enzyme inhibitor, angiotensin receptor blocker, calcium channel blocker, statin), accounted for facility clustering effects, and was stratified by region.
** : Consistent aspirin use was defined as a patient having used aspirin at baseline and one year later, and consistent no aspirin use was defined as a patient not using aspirin at baseline and one year later.

〔DOPPS文献112 より引用〕

❸ 本研究から明らかになったこと：研究結果のポイント

対象HD患者におけるベースラインのアスピリン使用割合には地域差が認められた（図）．ベースラインのアスピリン投与はAVF不全リスクを低下させる傾向を示した一方，消化管出血の発症とは関連を認めなかった．継続的なアスピリン投与は完全AVF不全の調整ハザード比（hazarad ratio；HR）を37％低減していた（表）．

❹ 本研究の結果が透析診療に与えるインパクト

アスピリンはもっとも汎用されている抗血小板薬であり，心血管イベントの予防薬としての有用性が確立している薬剤の一つであるが，末期腎不全患者における有用性や安全性についてのエビデンスは限られている．本研究の結果では，心血管イベントのハイリスク集団であるHD患者のなかでもとくに冠動脈疾患や脳血管疾患などの心血管疾患を併存する症例に対してアスピリンがより投与されていた．アスピリンはこれらの心血管疾患の二次予防薬として投与されていたケースが多数を占めるものと考えられた．

本研究の知見から，新規HD導入患者に対するアスピリン投与はAVF開存に有用であるということが示唆された．また，アスピリン投与に伴う有害事象としてもっとも危惧され処方をためらう大きな事由の一つである消化管出血発症のリスクは，アスピリン投与の有無と関連しないという結果も得られた．

これらの結果から，HD患者にとって「命綱」とも称されるバスキュラーアクセスの「ゴールドスタンダード」であるAVFの開存に対し，安価なアスピリンが安全に使用できる予防的効果をもつ薬剤である可能性が示唆された．

■ まとめ　　テーマ：アスピリン投与とAVF開存期間の関連

この研究で新たにわかったこと
- 新規HD導入患者における継続的アスピリン投与のAVF開存期間に対する有用性が示唆された．

この研究が臨床にもたらしたインパクト
- 安価な抗血小板薬であるアスピリンが，非常に頻度が多くHD診療の切実な問題の一つであるAVF不全の予防に効果がある可能性が示唆されたことは意義があり，さらなる研究の蓄積が待たれる．

（長谷川毅，斉藤ひさ子，藤岡　礼）

第5章 日本から発信されたDOPPS研究/J-DOPPS研究

8 血液透析患者において，糖尿病の併存，血糖コントロールと総死亡は関係があるか？

DOPPS文献80

Diabetes, glycaemic control and mortality risk in patients on haemodialysis: the Japan Dialysis Outcomes and Practice Pattern Study 〔Diabetologia 2007; 50: 1170-1177〕

Hayashino Y, Fukuhara S, Akiba T, et al

Background

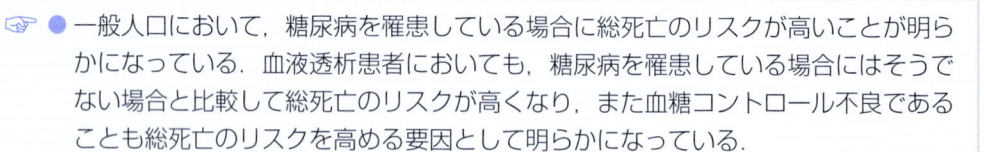

| わかっていたこと | ☞ | ● 一般人口において，糖尿病を罹患している場合に総死亡のリスクが高いことが明らかになっている．血液透析患者においても，糖尿病を罹患している場合にはそうでない場合と比較して総死亡のリスクが高くなり，また血糖コントロール不良であることも総死亡のリスクを高める要因として明らかになっている． |
| わかっていなかったこと | ☞ | ● しかしながら，糖尿病を併存していない血液透析患者と比較して，糖尿病を併存しているが血糖コントロールが良い透析患者の総死亡のリスクについては明らかではなかった．
● また，血糖コントロールと総死亡との関連について，総死亡のリスクを上昇させる血糖コントロール指標の閾値が存在するのかについては十分検討されていない． |

1 何を明らかにしようとしたか：研究の目的

第一に，糖尿病を併存していない血液透析患者と比較して，糖尿病を併存しているが血糖コントロールが良い透析患者の総死亡のリスクについて明らかにすること，第二に，血糖コントロールと総死亡との関連について，総死亡のリスクを上昇させる血糖コントロール指標の閾値が存在するのかについて検討することが，本研究の目的である．

2 研究の方法

● 対象患者

J-DOPPS研究のphase ⅠおよびⅡに参加した慢性血液透析患者を対象とした．

● 主たる要因・比較対象

糖尿病の併存の有無と，血糖コントロールの指標であるHbA1c値（JDS値）を主たる要因とした．ESRD（end stage renal disease）の主要な原因が糖尿病である場合，経口血糖降下薬もしくはインスリン治療を受けている場合，HbA1c値が6.5％以上の場合を糖尿病と定義した．

● 主たるアウトカム

総死亡を主たるアウトカムとした．

● 研究方法のポイント

本研究は，わが国における透析患者を代表してサンプリングされたコホート研究である．糖尿病，血糖コントロールと総死亡との関連について，年齢，性別，貧血の程度，喫煙，糖尿病の治療，併存疾患などの多くの臨床的な要因を考慮に入れたうえで，解析が行われている．

3 本研究から明らかになったこと

① 本研究では，1,569名の糖尿病患者と，3,342名の非糖尿病患者が対象となった．Kaplan-Meier曲線では，糖尿病を併存していない場合と比較して，糖尿病を併存している場合の生存率が有意に低かった（$p<0.001$）（図）．糖尿病を併存しない患者と比較した場合の多変量調整した総死亡に関するハザード比は，糖尿病を併存している場合1.37倍であった（95％信頼区間 1.08〜1.74）．

② HbA1cの値を5分位に分けて，総死亡との関連を検討した解析（表）では，もっともHbA1cの値が低い群（HbA1c 3.3〜4.9％）と比較すると，多変量で調整した総死亡のリスクは2番目の群（HbA1c 5.0〜5.5％）で1.20倍（95％信頼区間 0.52〜2.73），3番目の群（HbA1c 5.6〜6.1％）で

0.80倍（95％信頼区間 0.35〜1.84），4番目の群（HbA1c 6.2〜7.2％）で1.20倍（95％信頼区間 0.46〜3.12）と有意な上昇を認めなかったが，5番目の群（HbA1c 7.3％〜）では2.36倍（95％信頼区間 1.02〜5.47）と有意な上昇を認めていた．

③ もっともHbA1cの値が低い群（HbA1c 3.3〜4.9％）と比較すると，糖尿病を併存していない血液透析患者の多変量で調整した死亡リスクは1.04倍（95％信頼区間 0.53〜2.05）であり，有意差を認めなかった．

④ 本研究の結果が透析診療に与えるインパクト

すでに動脈硬化が進行した血液透析患者においても，血糖コントロールが不良であった場合には総死亡のリスクが高いことが示された．また，血糖コントロールと総死亡との関連は直線的な関係ではなく，総死亡のリスクが高くなるHbA1cの閾値が存在する可能性が明らかになった．

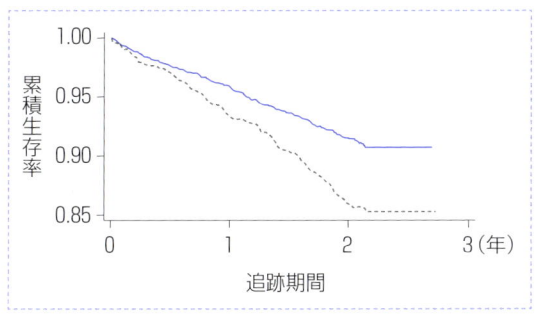

図　糖尿病を併存した血液透析患者（点線）と併存していない血液患者（実線）の生存率の比較

糖尿病を併存している場合には，有意に生存率が低かった（ログランク検定　p＜0.001）．〔DOPPS文献80 より引用〕

表　血糖コントロールと総死亡との関係

	非糖尿病 (n=3,340)	糖尿病（HbA1c 5分位） 第1 (n=110)	第2 (n=126)	第3 (n=115)	第4 (n=127)	第5 (n=114)	HbA1c 不明 (n=979)	p値（傾向検定）
HbA1c (%)	—	3.3〜4.9	5.0〜5.5	5.6〜6.1	6.2〜7.2	7.3〜19.9	—	
患者/年	5,520	142	168	159	185	161	1,457	
死亡数	245	8	11	8	10	17	108	
ハザード比(95％CI) 年齢調整	1.20 (0.60〜2.40)	1	1.23 (0.51〜2.93)	0.98 (0.43〜2.21)	1.07 (0.42〜2.70)	2.38 (1.08〜5.25)	1.80 (0.89〜3.65)	0.0136
統計モデル1*	1.07 (0.55〜2.10)	1	1.28 (0.54〜3.04)	1.20 (0.54〜2.69)	1.30 (0.51〜3.29)	2.55 (1.17〜5.56)	1.85 (1.66〜2.05)	0.032
統計モデル2**	1.04 (0.53〜2.05)	1	1.20 (0.52〜2.73)	0.80 (0.35〜1.84)	1.20 (0.46〜3.12)	2.36 (1.02〜5.47)	1.57 (0.79〜3.13)	0.1110

*年齢，性別，ヘモグロビン，BMI（body mass index）で調整した統計モデル．
**年齢，性別，ヘモグロビン，BMI，喫煙歴，糖尿病の治療内容，併存疾患の有無（脂質異常症，高血圧，脳血管疾患，心血管疾患，心不全，その他の心疾患，末梢動脈疾患，肺疾患，消化器疾患），糖尿病の罹病期間で調整した統計モデル．

〔DOPPS文献80 より引用〕

■ まとめ　　テーマ：血液透析患者における糖尿病の併存，血糖コントロールと総死亡

この研究で新たにわかったこと
- 糖尿病を併存する血液透析患者において，血糖コントロールと総死亡の関係には閾値が存在する．
- 血糖コントロールの良い糖尿病を併存した血液透析患者と糖尿病を併存していない血液透析患者の間には，総死亡のリスクに差を認めなかった．

（林野泰明）

第5章 日本から発信されたDOPPS研究/J-DOPPS研究

9 血液透析患者における骨ミネラル代謝と生命予後

DOPPS文献82

Association of mineral metabolism factors with all-cause and cardiovascular mortality in hemodialysis patients : the Japan Dialysis Outcomes and Practice Patterns Study (J-DOPPS)

〔Hemodial Int. 2007; 11: 340-348〕
Kimata N, Albert JM, Akiba T, et al

Background

わかっていたこと
- 血液透析（HD）患者の高カルシウム（Ca）血症，高リン（P）血症，副甲状腺ホルモン（intact PTH）値の増加は総死亡，心血管疾患による死亡リスクの上昇と密接に関係している．
- P，Caに代表される骨ミネラル代謝の適切な管理は，透析患者の予後を改善させる要因の一つである．

わかっていなかったこと
- 日本における透析患者の大規模無作為抽出調査報告がなく，諸外国と本邦との，骨ミネラル代謝の影響を国際的に比較した検討もなかった．

1 何を明らかにしようとしたか：研究の目的

日本における透析患者の大規模無作為抽出調査報告がなかったため，J-DOPPSのデータをもとに，日本のHD患者におけるミネラル代謝因子と総死亡および心血管疾患による死亡リスクの調査を，他のDOPPS参加諸国と同一のプロトコールで同時期に行い，併存疾患や各種データ値を用いて調整して予後解析を行った．

2 研究方法

対象患者
対象は，J-DOPPS Ⅰ, Ⅱに参加した日本のHD患者計5,041例

主たる要因・比較対象
血清アルブミン補正カルシウム（Ca$_{Alb}$）値，P値，

表1 補正後相対死亡リスク（総死亡/心血管疾患による死亡リスク）と骨ミネラル代謝因子との関連

	総死亡	心血管疾患による死亡
血清Ca$_{Alb}$値	・RR＝1.22 [*4]　1 mg/dL 上昇につき ・RR＝1.53*　≧10.4 mg/dL の場合 　　　　　　　　（vs. 8.4～＜9.0 mg/dL）	・RR＝1.28*　1 mg/dL 上昇につき ・RR＝2.29*　≧10.4 mg/dL の場合 　　　　　　　　（vs. 8.4～＜9.0 mg/dL）
血清リン値	・RR＝1.61**　＜3.5 mg/dL の場合 ・RR＝1.33*　≧6.5 mg/dL の場合 　　　　　　　（各 vs. 4.5～＜5.5 mg/dL）	・RR＝1.13**　1 mg/dL 上昇につき
血清カルシウム・リン値		・RR＝1.07 [*3]　5 mg^2/dL^2 上昇につき ・RR＝0.51**　＜45 mg^2/dL^2 の場合 　　　　　　　（vs. 45～＜55 mg^2/dL^2）
血清intact PTH値	・RR＝1.04*　100 pg/mL 上昇につき	・RR＝1.08 [*4]　100 pg/mL 上昇につき ・RR＝2.01*　≧500 pg/mL の場合 　　　　　　　（vs. 101～＜300 pg/mL）

*p＜0.05，**p＜0.01，[*3]p＜0.005，[*4]p＜0.001

〔DOPPS文献82の表3，図1，2を統合，引用〕

表2 K/DOQIガイドラインが推奨する検査値の範囲別にみた特定の治療法の実施状況

(患者比率：％)

	血清 intact PTH 値 (pg/mL)		
	<150	150〜<300	≧300
ビタミンD製剤の使用	55.5	60.2	70.2
カルシウム値<9.5 mg/dL および 　リン値<5.5 mg/dL の患者に対する 　ビタミンD製剤の使用	56.6	52.6	72.2
透析液カルシウム高濃度（>2.5 mEq/L）	85.4	78.4	71.6

	血清リン値 (mg/dL)		
	<3.5	3.5〜<5.5	≧5.5
リン吸着薬の使用	82.8	84.1	82.4

	血清 Ca$_{Alb}$ 値 (mg/dL)		
	<8.4	8.4〜<9.5	≧9.5
透析液カルシウム低濃度（≦2.5 mEq/L）	18.4	22.2	23.1

〔DOPPS文献82より引用〕

intact PTH値，Ca・P積値，透析液Ca濃度

● **主たるアウトカム**

総死亡および心血管疾患による死亡

● **研究方法のポイント**

日本における骨ミネラル代謝関連因子と生命予後との関係，および日本における診療パターンの検討．

③ 本研究から明らかになったこと：研究結果のポイント（表1, 2）

① 高Ca血症，高P血症，intact PTH値の増加は総死亡，心血管疾患による死亡のリスク上昇に関連し，Ca・P積値の増加も心血管疾患による死亡のリスク上昇と密接に関連していた．これは他のDOPPS諸国で観察された所見と一致し，わが国においてもミネラル管理がHD患者の予後に大きな影響を及ぼしていた．また，従来のDOPPSに関する論文と比較すると，本邦におけるミネラル代謝の影響度にも大きな差異はないと考えられた．

② 診療パターンを解析すると，3％の症例がintact PTH高値であるにもかかわらず活性型ビタミンD製剤が投与されておらず，またintact PTH低値であるにもかかわらず同剤が過半数の患者に投与されていた．同様に，低P血症の患者にP吸着薬が処方され，一方，高P血症の患者でも薬剤の未投与患者が存在するなど，他のDOPPS諸国に見出されたのと同じ問題点が指摘された．

③ わが国の診療パターンで，もっとも特徴的な点は，透析液Ca濃度である．血清Ca濃度とは無関係に2/3の患者で3.0 mEq/Lの透析液が使用され，さらに透析液Ca濃度が患者予後に影響を及ぼしていなかった．この点は低Ca透析液で予後改善を示した他のDOPPS諸国の成績とは異なっており，このことには，日本の透析液中央供給システムの普及が影響している可能性が推定された．

■ **まとめ**　　テーマ：**血液透析患者における骨ミネラル代謝と生命予後**

- 骨ミネラル管理（血清Ca$_{Alb}$値，P値，intact PTH値）は，わが国でも透析患者の予後に大きな影響を及ぼし，その適切な管理が諸外国同様に重要な課題であることが改めて認識させられた．
- 診療パターンにおいては，他のDOPPS諸国同様に，適正な治療選択がなされていない症例頻度がある一定の割合存在し，他のDOPPS諸国に見出されたのと同じ問題点が指摘された．

（木全直樹）

第5章 日本から発信されたDOPPS研究/J-DOPPS研究

10 高カルシウム血症は血液透析患者におけるメンタルヘルスを低下させる

DOPPS文献104

Hypercalcaemia is associated with poor mental health in haemodialysis patients: results from Japan DOPPS 〔Nephrol Dial Transplant 2007;22:1658-1664〕
Tanaka M, Yamazaki S, Hayashino Y, et al

Background

わかっていたこと
- DOPPS研究においては，CES-D（Center for Epidemiologic Studies Depression Scale）スコアを用いると，透析患者では高頻度にうつが認められ，CES-Dスコアが高いほど総死亡リスク，入院リスク，透析中止リスクが上昇する[DOPPS文献48]．
- 「うつ」を認めた透析患者群では有意にPTHが高いことが報告されている[1]．
- 透析患者では，活性型ビタミンD製剤やカルシウム（Ca）含有リン吸着薬の投与から高Ca血症をきたす頻度が高く，高Ca血症がいらいら感やせん妄などの精神神経症状をきたすことが知られている．

わかっていなかったこと
- 透析患者における血清Ca値と「うつ」あるいは「メンタルヘルス」について検討した報告は少ない．

1 何を明らかにしようとしたか：研究の目的

透析患者におけるミネラル管理〔高Ca血症，高リン（P）血症，高副甲状腺ホルモン（PTH）血症〕がメンタルヘルスに及ぼす影響について検討した．

2 研究の方法

対象者
Japan-DOPPSのphase I, IIに参加した20歳以上の血液透析患者計5,041例を対象とした．

主たる要因
血清補正Ca, P, Ca×P積, intact PTH

主たるアウトカム
健康関連QOL調査票日本語版（以下，SF-36）スコア[2]より抽出したメンタルヘルススコア

研究方法のポイント
補正Ca, PTHおよびP値は，K/DOQIガイドラインをもとに，補正Ca値およびintact PTHのカットポイントを設け，カテゴリ化し，共分散分析を用いて検討した．

多変量モデルを作成し，対象者の性別，年齢，アルブミン，P，ビタミンD製剤の投薬の有無，P吸着薬の投薬の有無，併存疾患（13種）の有無，および，副甲状腺摘出術（PTX）の既往などで調整し，ミネラル管理がメンタルヘルスに及ぼす影響について検討した．

3 本研究から明らかになったこと：研究結果のポイント

血清補正Ca値が11 mg/dL以上の群は，8.4以上10.2 mg/dL未満の群，10.2以上11 mg/dL未満の群と比較して，メンタルヘルススコアが有意に低かった（図）．一方，血清P，Ca×P積，intact PTH

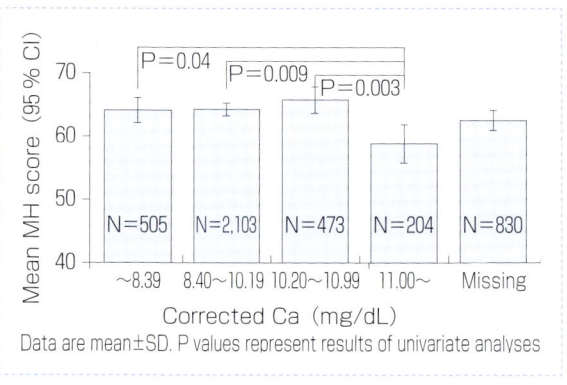

図 血清補正カルシウム値とメンタルヘルススコアの関連 〔DOPPS文献104 より引用〕

表 補正カルシウム値別活性型ビタミンD静注療法およびカルシウム含有リン吸着薬投与患者の割合

Drugs	Corrected Ca level (mg/dL)				P (x^2)
n :	≤ 8.39 257	8.40～10.19 1,006	10.20～10.99 209	>11.00 94	
Intravenous vitamin D or vitamin D analogues	6.2%	8.3%	19.6%	21.3%	<0.0001
Calcium containing phosphate binder	57.6%	77.9%	82.8%	83.3%	<0.0001

The analysis was performed only for Phase II in 1,566 patients, excluding 208 with missing corrected calcium data.

〔DOPPS文献104より引用〕

とメンタルヘルスとの間には，有意な関連は認めなかった．さらに高Ca血症に影響を及ぼす因子について検討した結果，高Ca血症群ほど，静注ビタミンD療法，Ca含有P吸着薬の投与を受けている頻度が有意に高かった（表）．

4 本研究の結果が透析診療に与えるインパクト

今回の検討結果より，高Ca血症は透析患者のメンタルヘルスを悪化させる因子であることが明らかとなった．透析の臨床の現場においては，高Ca血症が持続しているにもかかわらず，PTHあるいはPのコントロール目的で，むやみに活性型ビタミンD製剤やCa含有P吸着薬を長期に投与し続けている症例も多いと考えられる．透析患者に対する活性型ビタミンD静注療法あるいはCa含有P吸着薬投与に際しては，高Ca血症がメンタルヘルスを悪化させる因子であることを念頭におき，血清Ca値を厳格にコントロールする必要があると考えられ，医原性高Ca血症に対し，新たな視点から医師へ警告を発する結果となった．

■ まとめ　　　テーマ：高Ca血症とメンタルヘルスの関連

この研究で新たにわかったこと
- 高Ca血症は，透析患者のメンタルヘルスを悪化させる因子であることが明らかとなった．

この研究が臨床にもたらしたインパクト
- 高Ca血症が持続しているにもかかわらず，PTHあるいはPのコントロール目的で，むやみに活性型ビタミンD製剤やCa製剤を長期に投与し続ける医師が一定程度存在し，これが透析患者のメンタルヘルスを悪化させる可能性が示唆された．

文献

1) Driessen M, Wetterling T, Wedel T, et al：Secondary hyperparathyroidism and depression in chronic renal failure. Nephron 1995；70：334-339
2) Fukuhara S, Bito S, Green J, et al：Translation, adaptation, and validation of the SF-36 Health Survey for use in Japan. J Clin Epidemiol 1998；51：1037-1044

（田中元子）

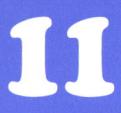

第5章 日本から発信されたDOPPS研究/J-DOPPS研究

11 うつを有する透析患者への治療パターン，および死亡リスクとの関連性

DOPPS文献70

Symptoms of depression, prescription of benzodiazepines, and the risk of death in hemodialysis patients in Japan
〔Kidney Int 2006; 70: 1866-1872〕
Fukuhara S, Green J, Albert J, et al

Background

わかっていたこと
- 血液透析患者では，うつ状態の患者が多い．
- うつの診断割合に国際的に大きなばらつきがある．とくに日本では診断割合が低い．
- うつ状態は，将来の死亡と関連する．
- うつに対する薬剤治療法としては，抗うつ薬の使用が標準的である．ベンゾジアゼピン薬を単独で使用すべきではないと勧告されている．
- 重度のうつ状態でも，抗うつ薬が処方されていない例が少なくない．

わかっていなかったこと
- 血液透析患者におけるうつ状態への治療実態が日本ではわかっていない．
- 血液透析患者におけるうつ状態への治療の種類と，死亡との関連性はわかっていない．

1 何を明らかにしようとしたか：研究の目的

目的1：うつに対する治療パターンを記述する．ベンゾジアゼピン薬の処方実態を明らかにする．施設レベルの処方割合の比較，および処方割合を国別で比較する．

目的2：うつと診断された透析患者に対するベンゾジアゼピン薬の単独使用が死亡に与える影響を明らかにする．

2 研究の方法

● 対象患者

日本のDOPPS phase I～IIIの血液透析患者のうち，医師によりうつと診断された患者（下記，目的2の解析においては，ばらつきが少ない日本だけでは意味ある解析ができないので，世界のDOPPSデータも用いて検討した）．

● 主たる要因・比較対照

目的1：DOPPS参加施設，国

目的2：うつと診断された透析患者でベンゾジアゼピン薬の単独使用された患者

対照：それ以外のうつ透析患者

● 主たるアウトカム

目的1：うつ治療の種類．ベンゾジアゼピン薬の単独使用された透析患者の割合

目的2：生存時間

● 研究方法のポイント

目的1：記述解析，横断解析（施設レベルの，国別で比較）

目的2：縦断解析．主要な交絡因子で調整（Cox回帰分析）

3 本研究から明らかになったこと：研究結果のポイント

目的1：うつと診断された透析患者への治療パターンは，国家間で大きな違いがあった．とくに日本では，ベンゾジアゼピン薬の単独処方割合が多いこと（図），しかも施設間のばらつきが少なく全国に共通する現象であることが明らかになった．

目的2：ベンゾジアゼピン薬の単独処方と死亡との関連性を解析した．その結果，ベンゾジアゼピン薬の単独処方が，死亡と関連することが明らかになった．

4 本研究の結果が透析診療に与えるインパクト

本研究結果は，わが国の透析患者へのうつ治療の問題点を明らかにし，今後のうつ診療の質改善を促した．また，ベンゾジアゼピン薬の単独処方と死亡

との関連性を世界で初めて示し，世界の透析治療へインパクトを与えた．なお，この論文発表後，同じリサーチ・クエスチョンで，ハーバード大学の薬剤疫学グループが大規模データベースを用いて解析を行い，われわれの結果と同様な結果を示した[1]．

また，わが国の透析医療を支える医師やコメディカルに，診療の質および医学教育・卒後研修の改善の必要性を認識させた．

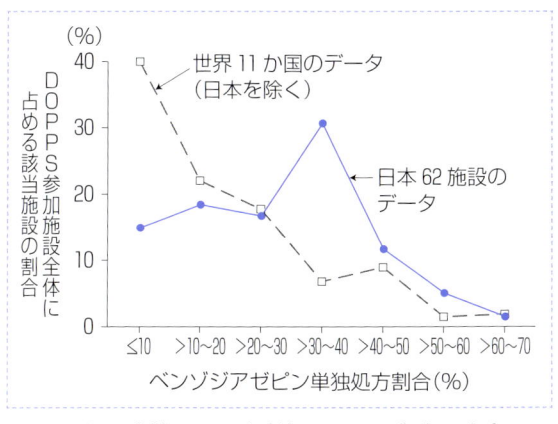

図　うつ症状のある患者*へのベンゾジアゼピン単独処方割合の分析：透析施設単位の解析
*CES-D 得点が 10 点以上の患者
〔DOPPS 文献 70 より引用〕

■ まとめ　　　テーマ：うつの治療パターンと死亡との関連性

この研究で新たにわかったこと
- 本研究は，わが国の透析うつ診療の質の実態を明らかにした．
- わが国の透析医療において，うつへの治療が諸外国と比較して異なり，不良な予後とも関連していることを明らかにした．

この研究が臨床にもたらしたインパクト
- わが国および世界の透析うつ診療の質の改善を促した．

文献
（巻末「DOPPS 文献 48」についてもご参照ください）

1) Winkelmayer WC, Mehta J, Wang PS：Benzodiazepine use and mortality of incident dialysis patients in the United States. Kidney Int　2007；72：1388-1393

（福原俊一）

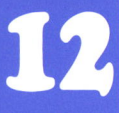

第5章 日本から発信されたDOPPS研究/J-DOPPS研究

12 DOPPS研究での透析施設における長い入院期間と早期再入院との関連の，二次性副甲状腺機能亢進症例における検討と考察

DOPPS文献56

Early hospital readmission was less likely for hemodialysis patients from facilities with longer median length of stay in the DOPPS study 〔Hemodial Int 2005; 9: 23-29〕

Tadaki F, Inagaki M, Miyamoto Y, et al

Background

わかっていたこと
- 早期再入院のリスクは，最初の入院期間に直接的かつ明白に相関があること．
- 透析施設の入院期間中央値とは相反する関係にあること．

わかっていなかったこと
- 日本における入院期間の長さと再入院率の関係．

1 目的

DOPPS参加地域中とくに入院期間が長い日本における入院期間と再入院の関係について，当院（東海大学病院）に入院した重症二次性副甲状腺機能亢進症の患者を例に検討した．

2 DOPPS研究における入院期間

DOPPSの結果から，入院期間の短い透析施設は早期再入院の発生率が高いという報告がある[DOPPS文献44]．透析施設による平均入院期間は，米国4.3日，欧州6.6日，日本13.5日で日本がとくに長い．2003年7月～2004年6月における東海大学病院の平均入院期間は14.14日，中央値は12.0日であった．また再入院は11.3％で日本におけるDOPPS研究の結果と変わらなかった（表1）．また，入院となった原因疾患による再入院についてであるが，DOPPS研究では再入院率は疾患によってさほど差がないが，東海大学病院ではかなりの差があった（表2）．

3 当院における二次性副甲状腺機能亢進症の治療例

47歳の女性．慢性糸球体腎炎にて1981年透析導入．1995年に二次性副甲状腺機能亢進症の診断で治療開始するも内科的治療でコントロールつかず病状増悪．副甲状腺摘出術（PTx）目的に入院となった．副甲状腺4腺すべて腫大し，かつALP 2,949 IU/Lと骨病変の著明な進行がみられたため副甲状腺全摘術＋自家移植が施行された．術後グルコン酸カルシウム静注を開始し，漸減するものの血中カルシウム（Ca）6 mg/dLまで低下したため活性化型ビタミンD_3追加．この後'hungry bone'状態遷延．Caの補充を続け，最終的に第49病日で退院となった．

4 入院期間を決定する因子

この症例は，透析導入後14年間ビタミンD製剤による治療をまったく受けておらず，14年目にビタミンD_3のパルス療法を開始した．しかしパルス療法による高Ca血症のため治療継続できず中止と再開を繰り返した．当院入院時いわゆる'hungry bone syndrome'の状態で，術後2カ月にわたる大

表1 平均入院期間の比較[a]

	All DOPPS	US-DOPPS	Euro-DOPPS	Japan-DOPPS	東海大学病院
入院期間：中央値（日）	5.0	4.0	5.0	12.5	12.0
平均入院期間（日）	6.9	4.3	6.6	13.6	14.1

[a]：Modified from table 3 of Lopes et al. 〔DOPPS文献44より引用・改変〕

12. DOPPS研究での透析施設における長い入院期間と早期再入院との関連の，二次性副甲状腺機能亢進症例における検討と考察

表2 最初の入院の原因疾患分布と，30日以内の再入院の割合[a]

入院の原因疾患	最初の入院での割合 (n=248) DOPPS	東海大学病院[b]	再入院での割合 (n=28) DOPPS	東海大学病院[b]	最初の入院時と同じ原因疾患による再入院の割合 DOPPS	東海大学病院[b]
Overall	100	100	26.6	11.3	44.3	28.6
Coronary heart disease	8.4	10.9	27.2	14.8	40.2	25.9
Other cardiac disease	9.3	3.6	27.7	11.1	38.4	33.3
Vascular access	22.6	13.7	26.8	0.0	56.7	35.3
Infectious disease	11.9	5.2	25.7	23.1	35.2	46.2
Peripheral vascular disease	6.3	3.2	30.8	62.5	50.4	87.5
Gastrointestinal or hepatic disease	9.2	6.9	24.7	35.3	40.9	64.7
Pulmonary disease	4.5	1.6	26.7	0.0	33.2	25.0
Cerebrovascular or neurologic disease	4.4	3.2	25.1	37.5	34.5	37.5
Endocrine or metabolic disease	3.6	11.7	26.2	0.0	36.9	20.7
Musculoskeletal disease	3.0	4.0	19.3	0.0	27.8	0.0
Cancer	1.8	4.0	33.1	0.0	66.4	20.0
Psychiatric or mental illness	1.2	1.6	32.0	0.0	18.8	0.0
Health maintenance or routine care	1.7	20.6	21.4	3.9	17.7	9.8
Trauma or injury related condition	1.2	0.0	15.0	0.0	17.5	0.0
Vision related	0.7	7.7	12.2	21.1	27.8	42.1
Missing reason	10.0	0.0	25.6	0.0	54.5	0.0
Other	0.0	2.0	0.0	0.0	0.0	0.0

[a] Modified from Table 2 of Lopes et al., [b] Data analyzed from 305 hemodialysis patients who were hospitalized in the Tokai University Hospital from July 2003 to June 2004.

〔DOPPS文献56より引用〕

量のCa投与でようやく胸椎の骨粗鬆状態や大動脈の石灰化が改善している．

この症例は治療として副甲状腺機能亢進症に対する副甲状腺全摘術＋自家移植が施行されたが，手術のみでは治療にならず，術後の低Ca血症に対する治療が重要な位置を占める．このような患者に対しては十分な入院期間による治療が不可欠であり，病態を無視した入院期間の短縮は早期再入院の可能性が高くなり，病態も増悪する．DOPPSにおける日本の透析施設の入院期間は長いがこのような合併症を治療するには必要といえる．また疾患別に再入院率に差があることは，入院期間の短縮の要請よりも疾患の治療を優先した結果であろう．

DOPPS参加地域における医療費削減の要請は程度の差はあれ共通するものである．日本における入院期間が際立って長いことは患者背景の違いが大きいことはあるが，このままというわけにはいかず今後入院期間の短縮に向けての対応がより必要になることは確実である．

■まとめ　テーマ：透析施設における長い入院期間と早期再入院との関連

- 日本における入院期間の長さは，患者背景と治療内容に負うところが大きい．
- DOPPS研究参加地域で際立って長い日本の入院期間は，今後可能なかぎりでの短縮を検討する必要がある．

（但木　太）

第5章 日本から発信されたDOPPS研究/J-DOPPS研究

13 日本の血液透析患者における骨ミネラル代謝因子と貧血管理

DOPPS文献62

Mineral metabolism and haemoglobin concentration among haemodialysis patients in the Dialysis Outcomes and Practice Patterns Study (DOPPS)

〔Nephrol Dial Transplant 2005; 20: 927-935〕
Kimata N, Akiba T, Pisoni RL, et al

Background

わかって
いたこと
- 血液透析（HD）患者の多くで，腎性貧血，骨ミネラル代謝異常が認められる．
- 高リン（P）血症，高カルシウム（Ca）血症は予後が悪い．
- 貧血が高度であると予後が悪い．

わかって
いなかったこと
- 透析患者の貧血に骨ミネラル代謝指標値が関連しているか否か．

1 何を明らかにしようとしたか：研究の目的

同研究では，HD患者の生命予後に影響を与える，貧血と骨ミネラル代謝異常において，貧血改善の到達目標をヘモグロビン（Hb）値≧11 g/dLとした場合の骨ミネラル代謝異常が貧血に与える影響を中心に，週間エリスロポエチン（rHuEPO）製剤投与量と骨ミネラル代謝指標値との関連などを検討した．

2 研究方法

● 対象患者

対象は，DOPPS phase IIに参加した12カ国，317施設，12,089名の慢性HD患者

● 主たる要因・比較対象

貧血（Hb値≧11 g/dL）や週間rHuEPO製剤投与量に影響を与える要因として，患者背景，血清アルブミン補正カルシウム（Ca$_{Alb}$）値，血清P値，intact PTH値，副甲状腺摘出術（PTX）施行歴など骨ミネラル代謝関連因子との関係を検討．

● 主たるアウトカム

Hb値≧11 g/dLならびに週間rHuEPO製剤投与量に影響を与える骨ミネラル代謝関連因子．

● 研究方法のポイント

到達目標であるHb値≧11 g/dLに与える骨ミネ

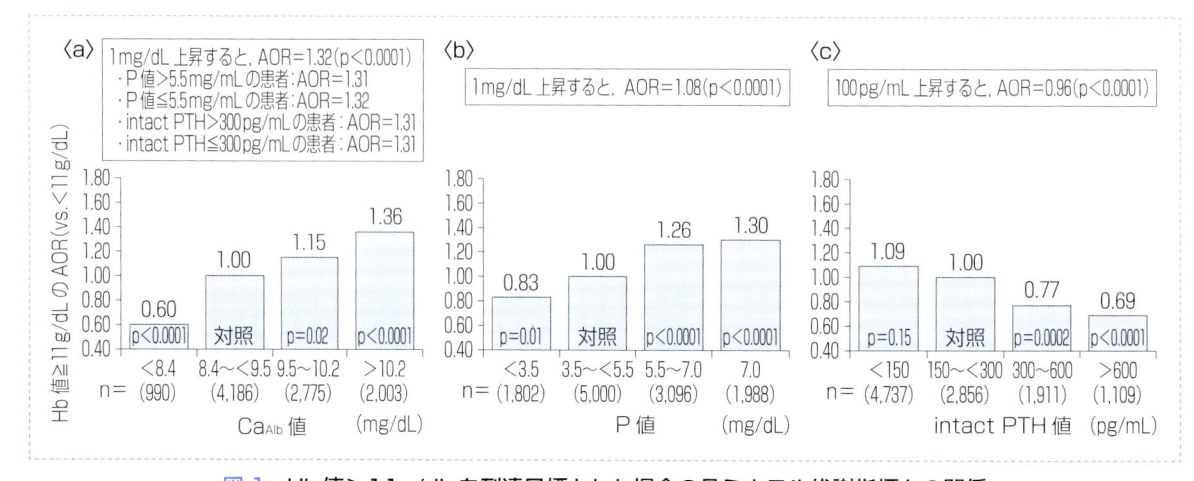

図1 Hb値≧11g/dLを到達目標とした場合の骨ミネラル代謝指標との関係
〔DOPPS文献62 より引用〕

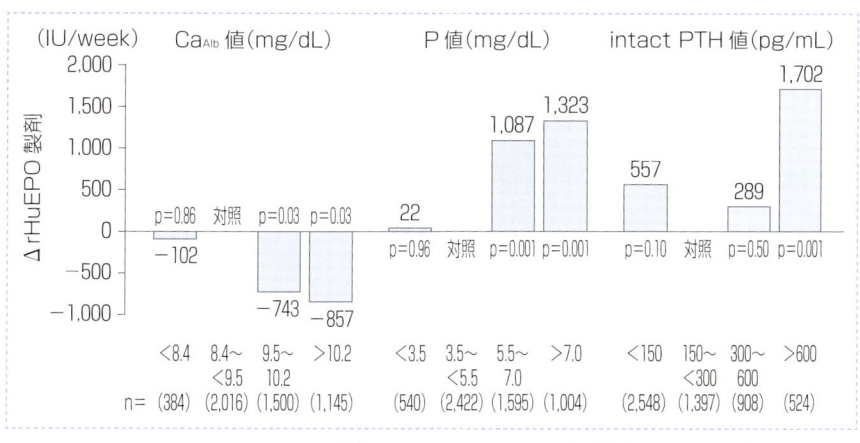

図2 週間rHuEPO製剤投与量と骨ミネラル代謝指標値との関連
〔DOPPS文献62より引用〕

ラル代謝関連因子の影響を検討した．

3 本研究から明らかになったこと：研究結果のポイント

到達目標Hb値≧11 g/dLとの関連

Hb値≧11 g/dLを到達目標とした場合に，Ca_Alb値（1 mg/dL上昇すると，AOR＝1.32，p＜0.0001）と血清P値（1 mg/dL上昇すると，AOR＝1.08，p＜0.0001）が高いほど目標に到達しやすいのに対して，intact PTH値が高いほど目標到達しにくく（100 pg/mL上昇すると，AOR＝0.96，p＜0.0001），層別解析でも同様の傾向が示された（図1）．

週間rHuEPO製剤投与量との関連

本研究で骨ミネラル代謝指標値とHb値との関連が見出されたため，rHuEPO製剤投与量との関連を層別解析で検討したところ，平均投与量（10,386 IU/week）に対して，intact PTH値＞600 pg/mL群は，対照群（150〜300 pg/mL）に対して投与量が1,702 IU/week（p＝0.001）と多く，P値＞5.5 mg/dLの各群は対照群（3.5〜5.5 mg/dL）に比べて1,087〜1,323 IU/week（p＝0.001）と投与量が多いことがわかった．逆に，Ca_Alb値は8.4〜9.5 mg/dLを超える患者では，対照群（8.4〜9.5 mg/dL）に比べて743〜857 IU/week（p＝0.03）少なかった（図2）．

■まとめ　テーマ：日本の血液透析患者における骨ミネラル代謝因子と貧血管理

- 本研究では，CaおよびPの高値は，各々高Hb値と関連していることが示され，これらは，ビタミンD製剤使用，PTH濃度，rHuEPO投与量から独立した因子であり，貧血管理面で有益な結果が得られた．
- しかし，CaおよびPの高値は，予後不良の規定因子であり，貧血に対して有益性はあるが，それを上回るデメリットも存在する．
- したがって，K/DOQI推奨値の範囲内に骨ミネラル代謝指標を維持することで，HD患者の良好な予後が得られると考えられる．

（木全直樹）

第5章 日本から発信されたDOPPS研究/J-DOPPS研究

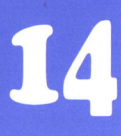

14 DOPPSによる日本と欧米の透析処方の差異

DOPPS文献 45
日本における国際血液透析患者調査DOPPSの成績

〔日本透析医学会雑誌 2004；37：1865-1873〕
秋葉 隆, 秋澤忠男, 福原俊一, 他

Background

わかっていたこと
- United States Renal Data System（USRDS）と日本透析医学会のデータ比較から，またわが国の透析患者の生命予後の比較から，わが国透析医療の成績が米国より良好であることは報告されていた[1]．
- しかしながら，その原因として，「日本では腎移植の機会が得られず若い元気な患者が透析を続けるから」などとの指摘がなされ，「透析療法の質」の差であるか，議論が分かれていた．

わかっていなかったこと
- USRDSの調査や，日本の透析医学会統計調査委員会の調査がそれぞれ行われていたが，欧州のデータはほとんど報告されていなかった．
- また共通の方法で収集されたデータではなく，透析治療の内容そのものに関する国際的な比較はほとんど行われていなかった．

1 何を明らかにしようとしたか：研究の目的

各国の診療内容の違いを明らかにし，その違いが治療成績の差に結びつく可能性を明らかにした．

2 研究の方法

1996年から2001年までの6年間にわたりフランス，ドイツ，イタリア，日本，スペイン，英国，米国の計7カ国で実施されたDOPPS I 研究で集積された，それぞれの国を代表する透析施設において治療を受けている患者のなかから，調査対象患者を無作為に抽出し，前向きに観察データを解析した．

3 本研究から明らかになったこと

J-DOPPSとJ-DOPPS以外に分けて比較した．研究開始時における背景因子は年齢同一，性別はわが国が男性の比率が高く，原因疾患はわが国で慢性糸球体腎炎，欧米で高血圧性腎硬化症の比率が高かった．併存症では，欧米が冠動脈疾患・うっ血性心不全・肺疾患・糖尿病の併存比率が高かった．

診療内容は，欧米が動静脈瘻（自己血管による）の比率が低く，その監視内容でも，静脈圧・再循環率測定が高頻度に行われていた（表1）．透析量に関連するパラメータとしては，わが国がsp Kt/Vの値が低く，sp Kt/V＜1.2の割合が多く，透析時間が長く，処方血流量が少なく，透析器膜面積が小さく，合成高分子膜使用割合が少なかった（表2）．

一方，日本の血液透析患者のヘモグロビン濃度は，ほかの6カ国と比べて著明に低く（当時），エリスロポエチン投与量を増加するか，赤芽球癆の問題が解消したら，投与経路を皮下注に変更すれば（投与量の増加なしに）改善することが示された．

表1 DOPPS I 在籍患者〔新規導入（導入 90 日未満）以外の患者〕の研究開始時におけるバスキュラーアクセス

研究開始時のバスキュラーアクセスの種類（%）	J-DOPPS	J-DOPPS 以外	χ^2 p 値
動静脈瘻（自己血管による）	93	45	
人工血管	4	38	<0.0001
カテーテル	0.3	16	
その他	3	1	

〔DOPPS 文献 45 より引用〕

表2 DOPPS I 在籍患者（透析歴 1 年を超える患者）*に対する透析量に関する診療プロトコール

透析量指標	J-DOPPS	J-DOPPS 以外	p 値
平均透析量（sp Kt/V）	1.33	1.41	0.002
透析量（sp Kt/V）1.2 未満の患者割合（%）	32.4	22.4	0.005
平均透析量（dp Kt/V）	1.19	1.25	<0.0001
処方透析量	1.30	1.42	<0.0001
透析時間（分）	244	222	<0.0001
平均拡散容積（L）	32.9	40.0	<0.0001
処方血流量（mL/min）	195	360	<0.0001
透析器膜面積（m^2）	1.51	1.70	<0.0001
透析膜種類（%）			
合成高分子	51	62	
改質化セルロース	35	26	χ^2 <0.0001
セルロース	14	12	

*：残存腎機能の影響を避けるために透析歴 1 年以上の患者に限定した．

〔DOPPS 文献 45 より引用〕

■ まとめ　　テーマ：DOPPS による日本と欧米の透析処方の差異

- 日本の透析患者は，ほかの 6 カ国と比較して顕著に死亡率が低く[DOPPS文献19]，透析量の少ない患者群においては，血流量を増加する，膜面積を増加する，透析時間を延長するなどの治療法の変更を行えば，その成績はさらに改善することが期待できることが明らかになった．
- 一方，日本の血液透析患者のヘモグロビン濃度は，ほかの 6 カ国と比べて著明に低く（当時），エリスロポエチン投与量を増加するか，赤芽球癆の問題が解消したら，投与経路を皮下注に変更すれば（投与量の増加なしに）改善することが示された．
- 以上から，日本の血液透析患者の診療内容を DOPPS データを使ってほかの 6 カ国と比較することによって，日本の透析医療の内容を改善できることが示された．

文献

1) Held PJ, Akiba T, Stearns NS：Survival of middle-aged dialysis patients in Japan and the US, 1988-89. Friedman EA（ed.）：Developments in Nephrology. Volume 35 Death on dialysis. 1994, 13-23, Kluwer Academic Publishers

（秋葉　隆）

第5章 日本から発信されたDOPPS研究/J-DOPPS研究

15 世界3地域の透析患者における健康関連QOLの比較

DOPPS文献24

Worldwide Dialysis Outcomes and Practice Patterns Study. Health-related quality of life among dialysis patients on three continents: the Dialysis Outcomes and Practice Patterns Study
〔Kidney Int 2003; 64: 1903-1910〕
Fukuhara S, Lopes AA, Bragg-Gresham JL, et al

Background

わかって いたこと	☞	● 透析医療の進歩にもかかわらず，血液透析患者の健康関連QOL（quality of life）は一般住民集団と比較して非常に低いこと．
		● 欧州や米国と比較して，日本においては血液透析患者の生命予後が良いこと．
わかって いなかったこと	☞	● 多国間で，血液透析患者の健康関連QOLが異なるか？（差異の程度や差異の要因）

1 何を明らかにしようとしたのか：研究の目的

米国，欧州5カ国（フランス・ドイツ・イタリア・スペイン・英国），ならびに日本の血液透析患者の健康関連QOLを比較し，国際間のQOLの差異の要因を分析すること．

2 研究の方法

● 対象患者

DOPPS研究（第Ⅰ期，観察期間1996～2001年）に参加した7カ国の20歳以上の血液透析患者．

● 主たる要因

対象患者の居住地域（欧州・米国・日本）．

● 主たるアウトカム

SF-36の8つの下位尺度得点〔身体機能・日常役割機能（身体）・身体の痛み・全体的健康感・活力・社会生活機能・日常役割機能（精神）・心の健康〕，ならびに腎疾患特異的尺度（KDQOL）の11の下位尺度得点（症状・腎疾患の日常生活への影響・腎疾患による負担・勤労状況・認知機能・人との付き合い・性機能・睡眠・ソーシャルサポート・透析スタッフからの励まし・透析ケアに対する患者満足度）．

● 研究方法のポイント

本研究では，各種の患者背景要因による調整のほか，各国の国民標準値に基づく換算がなされたSF-36の下位尺度得点（NBS）を用いることで，国際間での結果の比較妥当性の確保に努めている．

3 本研究から明らかになったこと：研究結果のポイント

① 本研究の結果，日本の患者は，米国・欧州の患者と比較して，SF-36における「身体機能」の下位尺度得点において良好な値を示し，粗点にしておおよそ20ポイントの差が認められた．この結果は，性・年齢，ならびに併存症などの患者背景要因で調整した後も有意な差を認めた（p＜0.0001，欧州－日本間での比較）．これは国民標準値に基づくスコアを用いた分析においても，同様の結果であった（表）．

② 「心の健康」の下位尺度得点に関しては，日本の患者と米国と欧米の患者で大きな差を認めなかった．

③ 一方，腎疾患特異的尺度の下位尺度に関しては，日本の患者は，米国・欧州の患者と比較して，「腎疾患による負担」を強く感じている結果が示された．この結果は，性・年齢，ならびに併存症などの患者背景要因で調整するとさらにその差は強まる結果となった（p＜0.0001，欧州－日本間での比較，図）．

4 本研究が透析診療に与えるインパクト

本研究の結果より，米国・欧州の患者と比較して，日本の透析患者はきわめて良好な身体的QOLを示した一方で，腎疾患に対する負担を強く感じていることが明らかとなった．なお，「腎疾患による負担」の質問は，おもに腎疾患による生活の妨げ，時間的

表 国民標準値に基づく SF-36 下位尺度得点の平均
（一般住民集団との差を表示，単位は標準偏差）

	欧州 (n=2,406)	日本 (n=2,087)	米国 (n=2,885)
身体機能	−1.65	−1.34**	−1.48*
日常役割機能（身体）	−1.14	−1.04	−0.98*
身体の痛み	−0.63	−0.52	−0.56
全体的健康感	−1.37	−1.06**	−1.27*
活　力	−0.94	−0.71**	−0.76*
社会生活機能	−0.97	−0.80*	−0.76*
日常役割機能（精神）	−1.12	−0.96*	−0.61**
心の健康	−0.57	−0.57	−0.41

**$p<0.0001$（対欧州），*$p<0.05$（対欧州）

※上記の結果は，性・年齢，人種，併存症，末期腎不全の原疾患，ヘマトクリット，末期腎不全に関する合併症，世帯年収，雇用の有無で調整．

〔DOPPS文献24 より引用〕

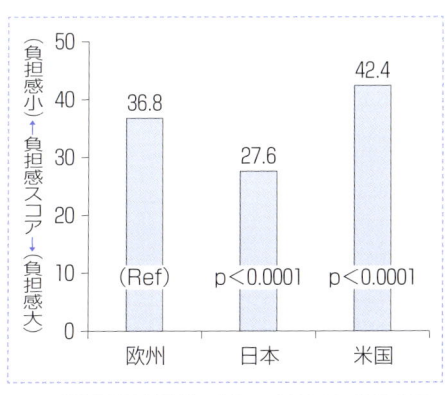

図 腎疾患特異的尺度における「腎疾患による負担」の下位尺度得点

- 欧州：36.8（Ref）
- 日本：27.6（$p<0.0001$）
- 米国：42.4（$p<0.0001$）

（負担感小 ← 負担感スコア → 負担感大）

〔DOPPS文献24 より引用〕

な負担，家族に対する負担などに焦点を当てている．このことは，身体機能が良好な透析患者でもなお，腎疾患が多大な負担となりうるものであることを示唆している．

今後もさらなる検討が必要であるものの，以上に述べた各地域間での健康関連QOLの差異は，患者の背景要因や併存症で調整した後も認められていることから，透析診療の質や関連する医療行為がその要因となっている可能性がある．

■ まとめ　　　テーマ：国際間での健康関連 QOL の比較

この研究で新たにわかったこと
- 日本の患者は，米国や欧州の患者と比較して，身体機能に関するQOLはきわめて良い値を示した．一方で腎疾患に対する負担感が強いことが明らかになった．

この研究が臨床にもたらしたインパクト
- 上記の結果は，患者の背景要因や併存症で調整しても認められるものであるため，透析診療の質や医療行為が患者のQOLに関連している可能性を示した．

参考文献
（巻末「DOPPS文献2」についてもご参照ください）

1) Kimmel PL, Peterson RA, Weish KL, et al：Psychological factors, behavioral compliance and survival in urban hemodialysis patients. Kidney Int　1998；54：245-254

（山本洋介，福原俊一）

付 録

DOPPS の研究デザイン

DOPPS の組織

付 録

1 [DOPPS の研究デザイン]
コホート研究とは？

What is a cohort study?

Background

- コホート研究は，観察研究の一つであり，注目する対象集団の中で要因の有無を測定して群分けを行い，アウトカムが起こるまで追跡を行う方法である．
- コホート研究は，リアルワールドの患者を対象としているので，適切に分析された結果は診療現場に還元しやすい反面，交絡因子に注意深く対処しなければ，要因とアウトカムの関連を過大（過小）評価してしまう可能性もある．
- しかし最近の DOPPS 研究では，周辺構造モデルや操作変数といった高度な統計学的手法を用いて適応交絡に対処する試みがなされている．

コホート研究は実臨床での疑問を調べるための，典型的な臨床疫学の研究デザインである．本稿では特長・限界を紹介する．

1 研究の枠組み

コホート研究では，注目する対象集団のなかで要因の有無を測定して群分けを行い，それからアウトカムが起こるまで追跡をする（図）．たとえば，血液透析患者におけるアスピリン内服（要因）と内シャント不全（アウトカム）の関連を調べた Hasegawa らの研究 DOPPS文献112 では，最初にアスピリン内服の有無で患者を 2 群に分け，観察開始時から内シャント不全が発生するまでの時点を追跡している．アウトカムは，内シャント不全のような臨床イベントの発生のほか，入院や死亡の発生が着目されることが多い．ある要因とアウトカムの関連性は，要因のある群と要因のない群の間で，アウトカムの発生を比較することで推定することができる．対象者は，イベントを発生する可能性をもつ集団（at risk 集団）でなくてはならない．イベントを発生しえない者やすでにイベントを発生した者は，研究対象には含まれない．前述の内シャント不全の例では，対象者に人工血管やカテーテル使用者が含まれることはない．なぜなら，内シャント不全が発生しえないからである．

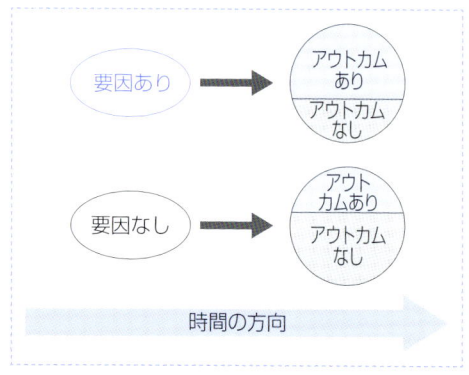

2 発生率とは？ ハザード比とは？

DOPPS では，死亡や入院などといった臨床イベントの発生率を調べることが多い．発生率の定義は，単位時間当りのイベント発生頻度である．車のスピードメーターを見ればある瞬間にどれくらいの距離を進むかがわかるのと同じように，発生率では，ある瞬間にどの程度のイベントが発生するかがわかる．発生率は，分子をイベント発生人数とし，分母を研究期間中に観察された対象者ごとの時間の合計（人・時間）とすることで得られる．したがって，イベント発生人数が増えるほど，あるいは，イベントが発生するまでの時間が短くなるほど，発生率は大きくなる．

要因の有無によるイベントの発生率の比較は，ハザード比という指標で数値化される．単純化すると，ハザード比は瞬間的なイベント発生の比である．比

図 コホート研究
コホート研究では，最初に要因の有無を同定し，それからアウトカム発生の有無を時間の流れに沿って追跡する．

が1より大きいほどイベントが起こりやすく，比が1より小さいほど，イベントが起こりにくい．

③ コホート研究の特長

特長をいくつか挙げる．第一に，コホート研究では，要因とアウトカム発生までの時間の順序が，横断研究などに比べて明瞭である．たとえば，うつ症状（要因）と痒み（アウトカム）をある一時点で測定し，関連を分析する横断研究では，痒みがひどいためにうつ症状になりやすくなるのか，うつ症状のために痒みを感じやすいのかはわからない．Yamamotoらは，血液透析患者においてうつ症状の有無をはじめに同定し，その後の痒みの発症を追跡するデザインをとることで，この問題を回避している[DOPPS文献 128]．

第二に，コホート研究では，複数の要因とアウトカムの関係を調査することができる．実際，DOPPSコホートから，前述の例以外のリサーチ・クエスチョンを分析した論文が多数出版されている．

第三に，コホート研究によって，リアルワールドの治療の有効性や有害事象を明らかにすることができる．ランダム化比較試験では，厳格な組み入れ基準や除外基準のために，リアルワールドの集団と比べて健康な患者のみが参加しやすい．この集団で信憑性の高い効能が得られたとしても，リアルワールドの患者に必ずしも当てはまるかどうかはわからない．コホート研究は，これらのリアルワールドの患者を研究対象としているので，適切に分析された結果は診療現場に還元しやすい．とくにDOPPS研究では各国の透析施設をランダムに抽出し，さらにその施設の中からもランダムに患者を抽出する二段階の抽出方法を採用しているため，高い代表性を担保している．つまり，DOPPSで得られた結果は，各国の患者全体に適用しやすいというメリットがある．

④ コホート研究の限界

コホート研究で，ある要因とアウトカムの関連の大きさが得られたとき，なんらかの原因で大きさを過大評価，あるいは過小評価している場合がある．この原因として，交絡因子が重要である．たとえば，高リン血症治療薬と死亡率の関連を評価する場合，医師は重症度が軽い患者に偏って高リン血症治療薬を処方するかもしれない．したがって，高リン血症治療薬が死亡率を低下させるのではなく，軽症患者なので死亡率が低いだけという可能性が除外しきれない．このような交絡はとくに適応交絡と呼ばれ，測定されている患者特性で統計学的に完璧な是正をすることは困難である．しかし最近のDOPPS研究では，周辺構造モデルや操作変数といった高度な統計学的手法を用いて適応交絡に対処する試みがなされている[DOPPS文献 125, 135]．

交絡以外のバイアスも，要因とアウトカムの関連の大きさを歪める原因である．選択的な追跡不能（loss to follow up）は重要なバイアスの一つである．たとえば，糖尿病の有無と心血管病の発症を調べる研究で，転院などの理由で追跡不能となった患者が糖尿病群に偏って多い場合を考えてみよう．もしも糖尿病の患者に転院が多く，理由として糖尿病が重度であるために心筋梗塞を起こしているのであれば，これらの患者のイベント発生を無視して比較をするために，糖尿病と心血管病発症の関連の大きさは実際よりも過小評価されるであろう．DOPPS研究では，このような追跡不能な患者を最小限にするために，転院後の60日以内の健康状態も追跡する工夫が施されている．

■ **まとめ** テーマ：コホート研究とは？

- コホート研究とは，要因の有無を測定し，それからアウトカムが起こるまで追跡する研究デザインである．
- DOPPS研究におけるコホートの特長
  ①二段階のランダムな抽出方法によって，各国の透析患者をよく反映した集団となっている．
  ②複数の要因とアウトカムを調査することによって，多数のリサーチ・クエスチョンを分析できるようになっている．

（栗田宜明）

付録

[DOPPSの研究デザイン]

2 DOPPSのサンプリング方法

Sampling method for DOPPS

Background

- 疫学研究では，研究対象の全数データを収集・分析することが理想ではあるが，それは不可能な場合が多く，研究を効率的かつ客観的に進めうるサンプリング方法が重要となる．

1 DOPPSのサンプリング方法の特徴

　DOPPSのサンプリング方法の特徴は，調査対象を無作為に選抜することにある．疫学研究では研究対象の全数のデータを収集・分析することが理想ではあるが，対象数が多い場合には不可能であったり，あるいは莫大な労力と費用・時間を要することになるため，研究を効率的かつ客観的に進めるサンプリング方法が必要となる．DOPPSでは，参加12カ国において血液透析（HD）を施行する全透析施設，およびそこで治療を受ける全HD患者のなかから無作為に対象をサンプリングすることで，DOPPSから得られるデータがその国を代表する透析施設や透析医療の実態を反映する工夫を凝らした．

　本邦においては日本透析医学会が実施する全国調査（「わが国の透析療法の現況」），米国においては透析医療費の保険償還と引き換えにメディケアに提出されたデータを用いて分析されるUSRDS（United States Renal Data System）が全数調査であるが，それらとDOPPS（ランダムサンプリング）から得られたデータとを比較するとその類似性がわかる．

　なお，DOPPSでは調査対象施設は維持透析患者を25名以上有する施設に限定しており（この制限により除外された施設は全体の5％未満），これは施設の治療方針と患者アウトカムとの関連を記述するための必要な要件として設定された．また，DOPPSはHDを調査対象としており，在宅HD（ほとんどの国でHD治療の5％未満だが，オーストラリア・ニュージーランドでは患者の15～29％が在宅HDを受けている）や腹膜透析は調査から除外されている．

2 施設の選抜方法の実際（ランダムサンプリング時に考慮される因子など）

　DOPPSにおいて調査対象施設は，施設の所在する地理的区分（患者の分布），および施設の経営形態がランダムサンプリング時に考慮される（日本では地理的区分として47の都道府県，経営形態は10区分が考慮されている：表1）[DOPPS文献2,33]．日本の透析施設には日本透析医学会により6桁の施設番号（ID）が付番されており，IDは地域（都道府県）や経営形態等の情報から構成されている．また，各施設の最大透析患者数，都道府県別，経営形態別の透析患者の分布に関する情報なども公開されており，DOPPSコーディネートセンターでは，それらの情報をもとに，対象施設候補（ID）をコンピュータで選抜した．

　その結果，DOPPS参加施設（DOPPS Ⅳ）は添付の図表に示す地域（図）と経営形態（表2）で構成されている．

3 患者の選抜方法の実際

　参加施設からの患者選抜は，以下の手順で行われる．

　① 施設で維持透析を受ける18歳以上のHD患者全例が，CHC（Cumulative Hemodialysis Census）という患者名簿上にリストアップされる（近年はWeb上のサイト「DOPPSリンク」にて入力されている）．

　② 個人情報が切り離された形でDOPPSコーディネートセンターにCHCが送付される．

　③ DOPPSコーディネートセンターではCHCを利用し，コンピュータにより各施設20名から最大40名の調査対象患者を無作為に選抜する．各施設

表1 透析施設の選抜の概要（DOPPS Ⅳ：2009〜2011 年）

国	全施設数	選抜施設数	全患者数	選抜患者数	地域数	層別割り付けに用いられた施設の分類（経営形態等）
米国*	4,343	142	313,978	7,254	10	［大規模チェーン・中規模チェーン・小規模チェーン］，［独立施設・病院関連施設］，［農村部・非農村部］
カナダ**	147	19	17,081	691	9	病院・サテライト・サテライト（セルフケア）
日本[#1]	3,659	59	273,922	2,258	10 (47)[*3]	私立診療所・私立病院・私立総合病院・国公立大学・私立大学・国立病院・都道府県市町村立病院・社会保険病院・厚生連・その他公的施設
ドイツ	1,079	21	66,508[#2]	965	16	クリニック（医療センター）・チェーン・私立独立施設
イタリア*	490	20	36,292	885	19	［中核病院・サテライト］，［公立施設・私立施設］
フランス	365	17	31,754[#3]	779	22	総合病院・私立病院・大学・大学関連病院
英国	265	18	20,972[#4]	797	11	中核病院・サテライト
スペイン[#5]	325	20	20,685	1,074	19	中核施設・サテライト
スウェーデン*[4]	49	20	2,280	880	5	病院・サテライト・大学
ベルギー	37（ワロン地区）27（フランダース地区）[*5]	19	2,120（ワロン地区の患者数．フランダース地区は不明）	843	2	中核病院・サテライト
オーストラリア*[4]	120	17	5,518	661	7	中核病院・サテライト
ニュージーランド*[4]	14	2	905	116	1	中核病院・サテライト

*：20 名以上の HD 患者を治療している施設，**：province（州）のみ（territory 准州は含まず），[*3]：47 の都道府県を 10 地区に分類，[*4]：25 名以上の HD 患者を治療している施設，[*5]：中核病院（high-care unit）のみ
[#1]：わが国の慢性透析療法の現況（2008 年 12 月 31 日現在），[#2]：Quasi-Niere 研究（2006 年），[#3]：The REIN registry（2008 年末），[#4]：UK Renal Registry（2008 年末），[#5]：ERA-EDTA Annual Report（2008 年末）

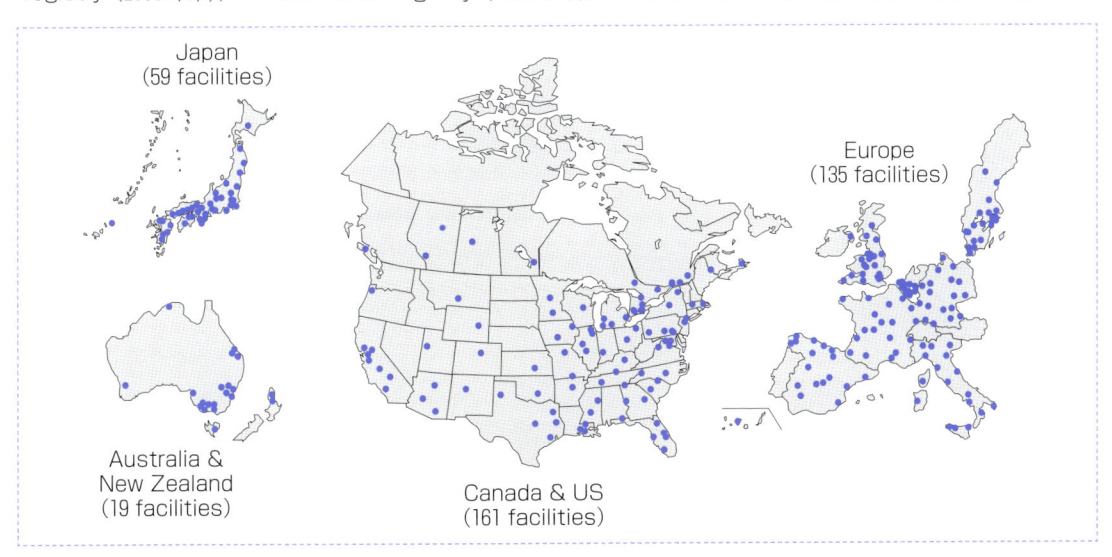

Japan (59 facilities)
Europe (135 facilities)
Australia & New Zealand (19 facilities)
Canada & US (161 facilities)

図 DOPPS Ⅳ参加国（地域）と施設

表2 日本における経営形態別のDOPPS (J-DOPPS Ⅳ) 参加施設数

	本邦における患者分布(%)*	目標とした施設数(%)	実際の参加施設数(%)
私立診療所	53.4	31 (51.7)	28 (47.4)
私立病院	28.7	17 (28.3)	17 (28.8)
私立総合病院	2.6	2 (3.3)	1 (1.7)
国公立大学	0.3	0 (0.0)	0 (0.0)
私立大学	0.9	1 (1.7)	1 (1.7)
国立病院	0.3	0 (0.0)	1 (1.7)
都道府県市町村立病院	6.3	4 (6.7)	5 (8.5)
社会保険病院	1.3	1 (1.7)	2 (3.4)
厚生連	2.8	2 (3.3)	1 (1.7)
その他公的施設	3.5	2 (3.3)	3 (5.1)
計	100	60 (100)	59 (100)

*日本透析医学会の情報（2009年末，最大収容能力）から推定

のサンプルサイズは，施設で治療を受ける全HD患者数を考慮した所定のアルゴリズムにより決定されている．

④ 施設では選抜された患者の同意を得て調査を開始する．

⑤ CHCは調査開始後3年間，定期的に最新の情報に更新される．すなわち，他院からの転入等で当該施設にて新たに透析治療を受けることになった新規患者が追加され，他院への転院や死亡が記録され，常に施設の全透析患者が把握される．

⑥ 3年間の調査のなかで患者が死亡するなどして調査対象患者数が減少した場合は，新たにCHCに追加された患者のなかから四半期ごとに選抜・補充され，解析に必要なサンプルサイズが確保される．

なおDOPPS Ⅱでは，上記に加えて，新規導入患者については特別に（ランダム選抜ではなく）各施設にて15名までもれなく調査対象として選抜された（DOPPS Ⅴでも同様に予定されている）．

④ DOPPSのサンプリング方法の限界（リミテーション）

DOPPSでは調査対象施設から維持透析患者が一定数以下の施設を除外しているため，日本では維持透析患者は少ないが重症患者の集まる大学病院などは選抜されにくくなり，日本透析医学会のデータに比しDOPPS (J-DOPPS) において患者死亡率が低い理由と説明されている．また，DOPPSでは候補に挙がった施設が調査への参加に必ずしも同意されない場合があり，参加同意施設と参加非同意施設間のバイアスが出現する可能性は否定できない．

■まとめ　　　　　　　　　　　　　　テーマ：DOPPSのサンプリング

- DOPPSは透析患者の予後に影響を及ぼす要因を検討する研究であるが，収集するデータが各国の透析治療の様式やHD患者全体を代表するようにサンプリング方法に工夫を凝らしている．
- DOPPSでは，参加12カ国においてHDを施行する全透析施設およびそこで治療を受けている全患者のなかから無作為に対象をサンプリングすることで，収集するデータの代表性を確保している．

（田端　亮，Ronald L. Pisoni，Bruce M. Robinson）

MEMO

付録

[DOPPS の研究デザイン]

3 アウトカムとは何か？

Outcomes in clinical research

Background

透析医療に関する臨床疫学研究の現状
- 透析医療に関する臨床疫学研究は世界の各地域に存在する．
- しかしながら，これらの研究は，研究デザインが統一されておらず，診療プロセスやアウトカムの国際比較が困難であった．

DOPPS で可能になったアウトカム評価
- DOPPS では，①世界各地域間での研究デザインの統一，②要因やアウトカムの評価項目の共通化，が図られている．
- これにより，各国の透析医療における診療パターンを記述し，診療プロセスを含むさまざまな要因とアウトカムとの関連性を検討することが可能になった．

1 アウトカムとは何か

客観的なアウトカム指標

医療におけるアウトカムとは，患者に対して提供された医療がもたらす最終的な結果を指す．従来，臨床疫学研究においては，客観性・普遍性・重大性などの観点から罹患率（疾患の発症率）や死亡率，検査値に代表される客観的なアウトカム指標が用いられてきた．

主観的なアウトカム指標

一方，客観的な指標以外にも，患者の視点に基づくアウトカムの評価も可能である．その代表的なものが健康関連 QOL である．そもそも QOL とは，身体面・精神面の健康状態から，幸福感，満足度，さらには経済状態などをも含む広い概念であるが，そのうち構成する要素を健康状態に直接関連する項目に限定したものとして健康関連 QOL が定義され国際的なコンセンサスを得ている．

2 DOPPS におけるアウトカム指標

DOPPS で検証可能なアウトカム指標

DOPPS では，客観的なアウトカム指標として，患者の生命予後（死亡率），入院，血管アクセス，心筋梗塞などの特定の疾患の発症などが用いられる．一方，主観的アウトカム指標としては，腎疾患特異的 QOL 尺度（KD-QOL）や SF-36 などの健康関連 QOL が用いられている．

DOPPS でのアウトカム測定の実際

患者の生命予後や入院などの客観的なアウトカム指標に関しては，それらイベントの発生日が把握されており，生存時間解析を実施することができる．一方，主観的アウトカム指標は，年1回の患者記入式調査によって収集されている．

3 DOPPS における要因

要因とは何か？

なお，臨床研究におけるアウトカムの評価は，対象者を検証すべき要因によってグループに分け，それら各グループのアウトカム指標の差を比較することでなされることが多い．

DOPPS で検証可能な要因としては，患者背景（併存症や経済状態をも含む），血清クレアチニン値などの検査値，透析処方の内容（Kt/V など），バスキュラーアクセスの種類（カテーテル使用か，内シャントか），投与中の薬剤，施設ごとの透析業務・方針など，多岐にわたる．

DOPPS での要因測定の実際

DOPPS では，要因となりうる項目を，世界各国共通かつ同じ頻度で収集している．たとえば，併存症や詳細な透析処方，バスキュラーアクセスの種類は，調査開始時に1回，経済状態を含む患者記入式の質問紙調査は年1回の頻度で収集されている．な

表 DOPPSにおける要因・アウトカムの評価

	開始時	4カ月後	8カ月後	1年後	1年4カ月後	1年8カ月後	2年後
以下の発生年月日 ・死亡 ・転院 ・入院 ・他科診療 ・脱落 ・シャント異常 ・腎移植 ・CAPDへの変更 など	\multicolumn{7}{c}{（左記のイベント発生時にその年月日を記録）}
既往歴・併存症・透析歴	●						
血液検査結果・透析処方の内容	●	●	●	●	●	●	●
使用薬剤	●	●	●	●	●	●	●
KD-QOL・SF-36・CES-Dなどの健康関連QOL	●			●			●
透析施設調査・透析責任者調査	●			●			

表中の ● は記録されるタイミングを示す

お，検査値や薬剤処方など，経時的な変化を伴う項目はおおむね年に3回収集されている（表）．

4 DOPPSにおけるアウトカム評価の実例

DOPPSにおけるアウトカム評価の実例としては，バスキュラーアクセスの種類（内シャントか，人工血管か，カテーテルか）を要因とし，患者の死亡をアウトカム指標として，各要因の間で死亡率がどのように異なるかを国際的に比較する研究が行われている．この研究の結果，各種交絡要因で調整してもなお，内シャントの利用が有意に死亡率の低下に関連していることが明らかとなった．

■ まとめ　　　　　　　　　　　　　　　　　　　テーマ：アウトカムとは何か？

- 医療におけるアウトカムとは，患者に対して提供された医療がもたらす最終的な結果を指し，死亡や発症などの客観的なアウトカム指標と，QOLなどの患者の主観に基づくアウトカム指標に大別される．
- DOPPSでは，要因やアウトカムの指標に関して，評価項目や測定の時期を多国間で統一することで，血液透析領域初の国際的な大規模観察研究が可能となった．

参考文献
（巻末「DOPPS文献2, 125」についてもご参照ください）

1) ピーター・M・フェイヤーズ，デビッド・マッキン（福原俊一，数間恵子 監訳）：QOL評価学—測定・解析・解釈のすべて．2005，中山書店，東京
2) 山本洋介，山崎 新，福原俊一：患者立脚型アウトカム．Medical Forum 2007；11：34-35

（山本洋介）

付 録

4 [DOPPSの研究デザイン] 調整因子とは何か？

What is an adjusting factor?

Background

- 要因とアウトカムの関連を調べる，あるいは治療の効果を調べる分析的観察研究において，交絡への対処が重要な問題である．
- 交絡因子は測定していれば，解析で対処（調整）することが可能である．交絡の影響を取り除くために，解析で調整する因子のことを調整因子と呼ぶ．

1 交絡因子とは？

交絡とは，要因とアウトカムの関連を歪める現象のことで，理想的な比較と実際の比較に差があることと定義される．例として，薬剤Xの心血管イベント抑制効果を調べる場合を考える．理想的な比較とは，対象者全員が薬剤Xを内服していた場合に測定される心血管イベントの発生頻度と，対象者全員が薬剤Xを内服していなかった場合に測定される心血管イベントの発生頻度の比較であるが，これは実際にはできない理想的な比較である．一方，観察研究で行われる比較は，対象者を，薬剤Xを内服していたグループと薬剤Xを内服していなかったグループの2つに分けて，それぞれのグループで測定された心血管イベントの発生頻度を比較する．後者の比較では，それぞれのグループがもともともっていた心血管イベントの起こしやすさに違いがあるかもしれない．そのため，2つのグループで心血管イベントの発生頻度に差を認めた場合でも，その差が薬剤Xの効果に基づくものであるのか，もともとグループがもっていた心血管イベントの起こしやすさの違いに基づくものであるのか区別することが困難である．

この交絡を起こす犯人が交絡因子である．交絡因子は，要因・アウトカム以外で研究に関与する第三の因子の1つである．第三の因子には，アウトカムに影響する予後因子，要因とアウトカムの中間にある中間因子，要因を介してのみアウトカムに関連する因子，要因とアウトカムの関連を修飾する因子などさまざまな種類がある（図）[1]．これらは，要因，アウトカムとの関係性を図示するとわかりやすい．

要因とアウトカムの関連性を歪める交絡因子には以下の三つの条件がある．① アウトカムに影響を与える予後因子である，② 要因と比較対照のグループに偏って分布する，③ 要因とアウトカムの中間にない（中間因子でない）．これら3条件を満たしているかどうか，先行研究や医学的知識から検討し交絡因子の候補を見つけることができる．

2 調整すべき因子とは？

観察研究では，重要な交絡因子については事前にもらさず測定し，対処することが必要である．解析前に研究デザインで対処する方法としては，限定，マッチングなどがある．解析時に対処（調整）する方法としては，層化，回帰モデルなどがある．

層化の場合，層化するための交絡因子が増えると掛け算で層の数が増え，各層の対象者数が減少してしまう．たとえば，年齢で3層，性別で2層に分け

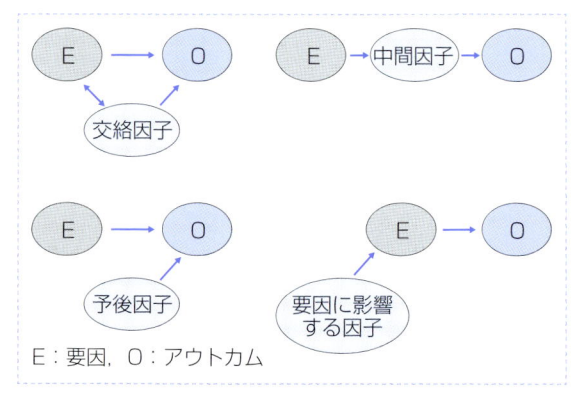

E：要因，O：アウトカム

図　第三の因子の種類
〔文献1）より引用〕

ると，6つの層ができてしまう．そのため，複数の交絡因子で調整が必要な場合，交絡調整の方法として回帰モデルが選択されることが多い．回帰モデルは，アウトカム変数の型，分布，相関の有無によって適切なモデルを選択する必要がある．医学研究でよく利用されるのは，線形回帰，ロジスティック回帰，Cox回帰などである．回帰モデルでも，対象数・アウトカムの発生頻度によって調整因子の数には限界があり，調整因子は優先順位をつけて選択する必要がある．

先行研究や医学知識から重要な交絡因子だと判断されるものが，調整因子として優先順位がもっとも高い．「巨人の肩の上に立つ」という言葉をご存知だろうか？　科学の進歩は既存の知見のうえに成り立っているという意味で使用されるが，Isaac Newtonが引用した言葉としても有名で，Google Scholarの標語にもなっている．最近，『PLoS one』という雑誌で，この言葉が医学研究の世界で成り立っているかどうか，トップジャーナルの引用文献数をもとに検討がなされた[2]．その結果，科学の進歩に貢献するtop levelの論文は，引用頻度の高い論文を引用していることが明らかになった．これから得られる教訓は，先人に学ぶことの重要性である．調整因子についても，データから得られたp値によって選択されるべきではなく，先行研究より事前に検討しておくということである．臨床研究論文を解釈する際にも，この視点で，重要な交絡因子が研究のなかで適切に対処がなされているかどうか批判的に吟味する必要がある．

重要な調整因子の見つけ方を示す．

① アウトカムに影響する医学的に重要な予後因子をリストアップする．
② リストアップされた予後因子が要因と関連するかどうかを検討する．
③ ①と②を満たす因子が要因とアウトカムの中間にないか確認する．
④ ①～③を満たす因子が交絡因子の候補となり，測定が可能かどうか検討する．

以上の手順をすべて満たすものが，調整すべき交絡因子として，優先順位が高い．次に考慮すべきは，①のみを満たす医学的に重要な予後因子である．予後因子を調整因子として加える意味は，推定精度の向上のためである．この作業をグループで行うと，良いブレインストーミングになる．

3 調整方法の工夫

対象者数・アウトカム発生頻度に対して，調整因子の数が多いときにはどのように対処すればよいだろうか．2つの方法を紹介する．

1つ目は，複数の交絡因子をまとめて1つの変数として再定義する方法である．たとえば，透析患者の併存症は多様であるが（DOPPSでは14疾患が測定されている），これをスコア化して一つの変数に置き換えることができる（例：カールソン・インデックスなど）．

2つ目の方法として傾向スコアを利用する方法がある．傾向スコアは，治療を受ける確率をモデルから推定したものである．調整因子は，傾向スコアを推定するモデルに投入されるので，一般の回帰モデルと比べて多くの調整因子を扱えることが多い．

■ まとめ

テーマ：調整因子とは何か？

- 観察研究において交絡因子への対処が重要である．事前に検討し，測定していれば，解析時に調整可能である．
- 解析で交絡へ対処する際には，先人に学び，医学的に重要な調整因子を選択することが重要である．

文　献

1) 松村真司，福原俊一：概念モデルをつくる．2008，特定非営利活動法人　健康医療評価研究機構，東京
2) Bornmann L, de Moya Anegon F, Leydesdorff L：Do scientific advancements lean on the shoulders of giants? A bibliometric investigation of the Ortega hypothesis. PLoS One　2010：5：e13327

（福間真悟）

付録

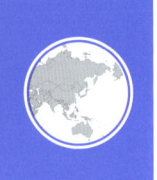

[DOPPSの組織]

DOPPS phase I〜V
―参加国とおもな活動内容

Organization of DOPPS

Background

- DOPPSはこれまでも述べられているとおり，血液透析患者の治療方法と予後の関連性を検討する国際的な前向き観察研究である．本稿では，DOPPSの組織や参加国，おもな活動内容について紹介する．

1 DOPPSの組織

DOPPSは，米国Michigan州Ann Arborに拠点を置く非営利研究機関Arbor Research Collaborative for Health（Arbor Research）が企画，統括し，運営している．その諮問機関に準ずるものとしてSteering Committee，そして各DOPPS参加国のCountry Investigator，さらに8つのSpecific Research Priority AreaからなるTask Force（表1）を設け，また，実務に関する統括を行うDOPPS Coordinating CenterをArbor Research内に設置している．

日本のDOPPS（J-DOPPS）は，国際共同研究であるWorldWide-DOPPSの一部であり，その組織は，わが国において本研究の指導的な役割を担うステアリング委員をはじめ，研究アドバイザーとして，顧問および地区世話人，また，J-DOPPSデータを利用した情報発信を担うワーキンググループにより構成され，協和発酵キリン株式会社が研究事務局を務めている．

2 DOPPSの調査項目と，DOPPS IVまでのおもな活動

DOPPSは，患者背景（既往歴，併存疾患など），臨床検査値，血液透析処方，バスキュラーアクセス，投与薬剤，施設ごとの透析業務・方針，運営スタッフの人数や人員配置など，多岐にわたる調査項目を収集している．さらに，Kidney Disease Quality of Life Short Form（KDQOL-SF）をはじめ，学歴や就労状況，世帯収入などの社会経済的な項目も自己記入式質問紙により収集している．これらの調査項目は，調査票ごとに決められたスケジュールにより時系列的に収集され，収集された世界各国のデータ

表1 Task Force

Specific Research Priority Area
- Anemia
- Cardiovascular Disease & Inflammation
- Diabetes & Nutrition
- Dialysis Prescription and Practice
- Health Economics and Policy
- Mineral and Bone Disorder
- Patient Centered Care & Quality of Life
- Vascular Access

はArbor Research内のDOPPSデータセンターに集約され，各国の共同研究者によって透析患者の予後に影響を及ぼす因子などが分析される．

DOPPS I〜DOPPS IVまでの参加国とおもな活動を表2に示す．

1996年に米国で開始されたDOPPS Iはその後，英国，フランス，イタリア，ドイツ，スペイン，日本が加わり，7カ国で実施された．

DOPPS IIでは，さらにカナダ，オーストラリア，ニュージーランド，ベルギー，スウェーデンが加わり，参加国の拡大とともに各施設の研究担当者の負担を軽減することを目的とした新しいデータ収集のプロトコールが開発された．また，末期腎不全前の診療内容や栄養，バスキュラーアクセス術に関する調査内容が追加された．

DOPPS IIIでは，患者アンケートの質問内容の充実がはかられ，患者満足度，患者の自己管理，睡眠の質，家族のサポート，食習慣などが調査項目に追加された．また，DOPPS IIIに参加した米国の18施設を二次サンプルとして，医師，看護師，ソーシャルワーカー，栄養士に58の定性的半構造的面接を行い，診療および最善のケアを提供するための対処

表2　DOPPS I～DOPPS IVまでの参加国とおもな活動

phase	研究期間（年）	参加国	おもな活動
DOPPS I	1996～	米国	7種の調査票によるデータ収集
	1998～	＋英国，フランス，イタリア，ドイツ，スペイン	
	1999～2001	＋日本	
DOPPS II	2002～2004	DOPPS I 参加国＋カナダ，オーストラリア，ニュージーランド，ベルギー，スウェーデン	DOPPS I からの継続調査 新しいデータ収集プロトコールの開発
DOPPS III	2005～2008	DOPPS II 参加国と同一	PCS[*1]の実施 データ収集項目の追加 患者アンケートの拡充 DOPPSリンクの導入
DOPPS IV	2009～2011	DOPPS III 参加国と同一	DPM[*2]の開始

[*1]：PCS：Processes of Care Study
[*2]：DPM：DOPPS Practice Monitor

法を検討する調査（Processes of Care Study：PCS）が実施され，さらに調査票を介さずにWeb上のサイトでデータ収集を行うDOPPSリンクが導入された．

そして，DOPPS IVでは，米国で2011年から実施されている新たな医療制度（包括支払制度）に透析施設が順応できるかどうかをサーベイランスするDOPPS Practice Monitor（DPM）が開始されている．

3 DOPPS V

2012年より開始されたDOPPS Vは，中国，アラブ首長国連邦，オマーン，カタール，クウェート，サウジアラビア，バーレーンが加わり（2012年12月現在），より広い地域でのデータ収集が行われている．これまでより全体の患者数も増加し，より大規模な国際的集計がなされつつある．

■まとめ
テーマ：DOPPSの組織

- DOPPSは，米国の非営利研究機関であるArbor Researchが運営する国際的な共同研究である．
- 国際的な透析治療の調査研究の目的を果たすべく，データ収集方法の改善や調査項目の拡充などがはかられてきた．
- phaseの進行に伴い，その調査地域を拡大し，2012年から開始されたDOPPS Vは，計19カ国で実施されている（2012年12月現在）．

（鈴木圭司）

DOPPS 文献リスト (2012年9月現在)

No.	Title	Author	Journal
1	Factors influencing type of permanent vascular access at start of hemodialysis. Proceedings of the Eighth Annual National Kidney Foundation Clinical Nephrology Meetings	Goodkin DA, Chen K, Held PJ, et al	National Kidney Foundation 1999；187-188
2	The Dialysis Outcomes and Practice Patterns Study（DOPPS）：An international hemodialysis study	Young EW, Goodkin DA, Mapes DL, et al	Kidney Int 2000；57：S74-S81
3	An update on the Dialysis Outcomes and Practice Patterns Study（DOPPS）	Goodkin DA, Young EW	Contemporary Dialysis & Nephrology 2001；October：36-40
4	Dialysis Outcomes and Practice Patterns Study：data on the use of central venous catheters in chronic hemodialysis [Article in French]	Combe C, Pisoni RL, Port FK, et al	Nephrologie 2001；22：379-384
5	Body mass index and mortality in 'healthier' as compared with 'sicker' haemodialysis patients：results from the Dialysis Outcomes and Practice Patterns Study（DOPPS）	Leavey SF, McCullough K, Hecking E, et al	Nephrol Dial Transplant 2001；16：2386-2394
6	The dialysis outcomes and practice patterns study（DOPPS）：how can we improve the care of hemodialysis patients？	Goodkin DA, Mapes DL, Held PJ	Semin Dial 2001；14：157-159
7	Association between vascular access failure and the use of specific drugs：the Dialysis Outcomes and Practice Patterns Study（DOPPS）	Saran R, Dykstra DM, Wolfe RA, et al	Am J Kidney Dis 2002；0：1255-1263
8	Vascular access use and outcomes：results from the DOPPS	Pisoni RL	Contrib Nephrol 2002；137：13-19
9	Erythropoietin therapy in Europe：results from the DOPPS	Pisoni RL；DOPPS	Contrib Nephrol 2002；137：396-402
10	Vascular access use in Europe and the United States：results from the DOPPS	Pisoni RL, Young EW, Dykstra DM, et al	Kidney Int 2002；61：305-316
11	Hemodialysis vascular access preferences and outcomes in the Dialysis Outcomes and Practice Patterns Study（DOPPS）	Young EW, Dykstra DM, Goodkin DA, et al	Kidney Int 2002；61：2266-2271
12	Depression as a predictor of mortality and hospitalization among hemodialysis patients in the United States and Europe	Lopes AA, Bragg J, Young E, et al	Kidney Int 2002；62：199-207
13	Mortality risk in hemodialysis patients and changes in nutritional indicators：DOPPS	Pifer TB, McCullough KP, Port FK, et al	Kidney Int 2002；62：2238-2245
14	Ergebnisse der internationalen DOPPS Hämodialysestudie in Europa und in Deutschland	Hecking E, Bommer J, Port FK	Mitteilungen der Deutschen Arbeitsgemeinschaft für Klinische Nephrologie_(Grüne Hefte)2002；31

No.	Title	Author	Journal
15	Health-related quality of life and associated outcomes among hemodialysis patients of different ethnicities in the United States : the Dialysis Outcomes and Practice Patterns Study (DOPPS)	Lopes AA, Bragg-Gresham JL, Satayathum S, et al	Am J Kidney Dis 2003 ; 41 : 605-615
16	What has DOPPS taught us about haemodialysis in the UK?	Rayner HC, Greenwood R, Pisoni RL, et al	Br J Ren Med 2003 ; 8 : 6-8
17	Random sample (DOPPS) versus census-based (registry) approaches to kidney disease research	Port FK, Wolfe RA, Held PJ, et al	Blood Purif 2003 ; 21 : 85-88
18	Haemodialysis in the UK – lessons learned from DOPPS	Rayner H, Greenwood R, Pisoni R L, et al	British Journal of Renal Medicine 2003 ; 8 (2) 6-8
19	Association of comorbid conditions and mortality in hemodialysis patients in Europe, Japan, and the United States : the Dialysis Outcomes and Practice Patterns Study (DOPPS)	Goodkin DA, Bragg-Gresham JL, Koenig KG, et al	J Am Soc Nephrol 2003 ; 14 : 3270-3277
20	Creation, cannulation and survival of arteriovenous fistulae : data from the Dialysis Outcomes and Practice Patterns Study	Rayner HC, Pisoni RL, Gillespie BW, et al	Kidney Int 2003 ; 63 : 323-330
21	Patterns of hepatitis B prevalence and seroconversion in hemodialysis units from three continents : the DOPPS	Burdick RA, Bragg-Gresham JL, Woods JD, et al	Kidney Int 2003 ; 63 : 2222-2229
22	Nonadherence in hemodialysis : associations with mortality, hospitalization, and practice patterns in the DOPPS	Saran R, Bragg-Gresham JL, Rayner HC, et al	Kidney Int 2003 ; 64 : 254-262
23	Health-related quality of life as a predictor of mortality and hospitalization : the Dialysis Outcomes and Practice Patterns Study (DOPPS)	Mapes DL, Lopes AA, Satayathum S, et al	Kidney Int 2003 ; 64 : 339-349
24	Health-related quality of life among dialysis patients on three continents : the Dialysis Outcomes and Practice Patterns Study	Fukuhara S, Lopes AA, Bragg-Gresham JL, et al	Kidney Int 2003 ; 64 : 1903-1910
25	Results of the international hemodialysis study DOPPS in Spain and Europe	Cruz JM, Piera L, Bragg-Gresham JL, et al	[Article in Spanish] Nefrologia 2003 ; 23 : 437-443
26	Vascular access use and outcomes in the U.S., Europe, and Japan : results from the Dialysis Outcomes and Practice Patterns Study	Pisoni RL, Young EW, Mapes DL, et al	Nephrol News Issues 2003 ; 17 : 38-43, 47
27	Dialysis dose and patient outcomes : Can results from observational studies by integrated with results from the HEMO study?	Port FK, Wolfe RA	Seminars in dialysis 2003 ; 16 : 13-16
28	High dialysis dose is associated with lower mortality among women but not among men	Port FK, Wolfe RA, Hulbert-Shearon TE, et al	Am J Kidney Dis 2004 ; 43 : 1014-1023

No.	Title	Author	Journal
29	Anemia management and outcomes from 12 countries in the Dialysis Outcomes and Practice Patterns Study (DOPPS)	Pisoni RL, Bragg-Gresham JL, Young EW, et al	Am J Kidney Dis 2004 ; 44 : 94-111
30	International variation in vitamin prescription and association with mortality in the Dialysis Outcomes and Practice Patterns Study (DOPPS)	Fissell RB, Bragg-Gresham JL, Gillespie BW, et al	Am J Kidney Dis 2004 ; 44 : 293-299
31	Association of predialysis serum bicarbonate levels with risk of mortality and hospitalization in the Dialysis Outcomes and Practice Patterns Study (DOPPS)	Bommer J, Locatelli F, Satayathum S, et al	Am J Kidney Dis 2004 ; 44 : 661-671
32	The Dialysis Outcomes and Practice Patterns Study (DOPPS) and the Kidney Disease Outcomes Quality Initiative (K/DOQI) : a cooperative initiative to improve outcomes for hemodialysis patients worldwide	Port FK, Eknoyan G	Am J Kidney Dis 2004 ; 44 (5 Suppl 2) : 1-6
33	The Dialysis Outcomes and Practice Patterns Study (DOPPS) : design, data elements, and methodology	Pisoni RL, Gillespie BW, Dickinson DM, et al	Am J Kidney Dis 2004 ; 44 (5 Suppl 2) : 7-15
34	Mortality among hemodialysis patients in Europe, Japan, and the United States : case-mix effects	Goodkin DA, Young EW, Kurokawa K, et al	Am J Kidney Dis 2004 ; 44 (5 Suppl 2) : 16-21
35	Vascular access results from the Dialysis Outcomes and Practice Patterns Study (DOPPS) : performance against Kidney Disease Outcomes Quality Initiative (K/DOQI) Clinical Practice Guidelines	Rayner HC, Besarab A, Brown WW, et al	Am J Kidney Dis 2004 ; 44 (5 Suppl 2) : 22-26
36	Anemia management for hemodialysis patients : Kidney Disease Outcomes Quality Initiative (K/DOQI) guidelines and Dialysis Outcomes and Practice Patterns Study (DOPPS) findings	Locatelli F, Pisoni RL, Akizawa T, et al	Am J Kidney Dis 2004 ; 44 (5 Suppl 2) : 27-33
37	Magnitude and impact of abnormal mineral metabolism in hemodialysis patients in the Dialysis Outcomes and Practice Patterns Study (DOPPS)	Young EW, Akiba T, Albert JM, et al	Am J Kidney Dis 2004 ; 44 (5 Suppl 2) : 34-38
38	Kidney Disease Outcomes Quality Initiative (K/DOQI) and the Dialysis Outcomes and Practice Patterns Study (DOPPS) : nutrition guidelines, indicators, and practices	Combe C, McCullough KP, Asano Y, et al	Am J Kidney Dis 2004 ; 44 (5 Suppl 2) : 39-46
39	Dose of dialysis : key lessons from major observational studies and clinical trials	Saran R, Canaud BJ, Depner TA, et al	Am J Kidney Dis 2004 ; 44 (5 Suppl 2) : 47-53
40	Health-related quality of life in the Dialysis Outcomes and Practice Patterns Study (DOPPS)	Mapes DL, Bragg-Gresham JL, Bommer J, et al	Am J Kidney Dis 2004 ; 44 (5 Suppl 2) : 54-60

No.	Title	Author	Journal
41	Dialysis Outcomes and Practice Patterns Study (DOPPS) data on medications in hemodialysis patients	Andreucci VE, Fissell RB, Bragg-Gresham JL, et al	Am J Kidney Dis 2004 ; 44 (5 Suppl 2) : 61-67
42	DOPPS estimates of patient life years attributable to modifiable hemodialysis practices in the United States	Port FK, Pisoni RL, Bragg-Gresham JL, et al	Blood Purif 2004 ; 22 : 175-180
43	Epidemiology of vascular access for hemodialysis and related practice patterns	Saran R, Pisoni RL, Weitzel WF	Contrib Nephrol 2004 ; 142 : 14-28
44	Early readmission and length of hospitalization practices in the Dialysis Outcomes and Practice Patterns Study (DOPPS)	Lopes AA, Leavey SF, McCullough K, et al	Hemodial Int 2004 ; 8 : 287-294
45	Results of the international DOPPS hemodialysis study in Japan	Akiba T, Akizawa T, Fukuhara S, et al	日本透析医学会雑誌 2004 ; 37 : 1865-1873
46	Patterns of hepatitis C prevalence and seroconversion in hemodialysis units from three continents : the DOPPS	Fissell RB, Bragg-Gresham JL, Woods JD, et al	Kidney Int 2004 ; 65 : 2335-2342
47	Analgesic prescription patterns among hemodialysis patients in the DOPPS : potential for underprescription	Bailie GR, Mason NA, Bragg-Gresham JL, et al	Kidney Int 2004 ; 65 : 2419-2425
48	Screening for depression in hemodialysis patients : associations with diagnosis, treatment, and outcomes in the DOPPS	Lopes AA, Albert JM, Young EW, et al	Kidney Int 2004 ; 66 : 2047-2053
49	Haemodialysis prescription, adherence and nutritional indicators in five European countries : results from the Dialysis Outcomes and Practice Patterns Study (DOPPS)	Hecking E, Bragg-Gresham JL, Rayner HC, et al	Nephrol Dial Transplant 2004 ; 19 : 100-107
50	Mortality and hospitalization in haemodialysis patients in five European countries : results from the Dialysis Outcomes and Practice Patterns Study (DOPPS)	Rayner HC, Pisoni RL, Bommer J, et al	Nephrol Dial Transplant 2004 ; 19 : 108-120
51	Anaemia in haemodialysis patients of five European countries : association with morbidity and mortality in the Dialysis Outcomes and Practice Patterns Study (DOPPS)	Locatelli F, Pisoni RL, Combe C, et al	Nephrol Dial Transplant 2004 ; 19 : 121-132
52	Timing of first cannulation and vascular access failure in haemodialysis : an analysis of practice patterns at dialysis facilities in the DOPPS	Saran R, Dykstra DM, Pisoni RL, et al	Nephrol Dial Transplant 2004 ; 19 : 2334-2340
53	HMG-coenzyme a reductase inhibitor use is associated with mortality reduction in hemodialysis patients	Mason NA, Bailie GR, Satayathum S, et al	Am J Kidney Dis 2005 ; 45 : 119-126
54	Selected lessons learned from the Dialysis Outcomes and Practice Patterns Study (DOPPS)	Pisoni RL, Greenwood RN	Contrib Nephrol 2005 ; 149 : 58-68

No.	Title	Author	Journal
55	Lo studio dopps (Dialysis Outcomes and Practice Patterns Study) : risultati della coorte italiana	Pontoriero G, Santoro D, Messina A, et al	Giornale Italiano di Nefrologia 2005 ; 22 : 494-502
56	Early hospital readmission was less likely for hemodialysis patients from facilities with longer median length of stay in the DOPPS study	Tadaki F, Inagaki M, Miyamoto Y, et al	Hemodial Int 2005 ; 9 : 23-29
57	Does case mix explain the differences in dialysis mortality rates around the world? A report from the Dialysis Outcomes and Practice Patterns Study (DOPPS)	Goodkin DA	iKidney - Nephrology Incite 2005 : 13
58	Predictors and consequences of altered mineral metabolism : the Dialysis Outcomes and Practice Patterns Study	Young EW, Albert JM, Satayathum S, et al	Kidney Int 2005 ; 67 : 1179-1187
59	Kidney transplantation and wait-listing rates from the international Dialysis Outcomes and Practice Patterns Study (DOPPS)	Satayathum S, Pisoni RL, McCullough KP, et al	Kidney Int 2005 ; 68 : 330-337
60	Factors associated with "do not resuscitate" orders and rates of withdrawal from hemodialysis in the international DOPPS	Fissell RB, Bragg-Gresham JL, Lopes AA, et al	Kidney Int 2005 ; 68 : 1282-1288
61	Anemia and mortality in hemodialysis patients : accounting for morbidity and treatment variables updated over time	Robinson BM, Joffe MM, Berns JS, et al	Kidney Int 2005 ; 68 : 2323-2330
62	Mineral metabolism and haemoglobin concentration among haemodialysis patients in the Dialysis Outcomes and Practice Patterns Study (DOPPS)	Kimata N, Akiba T, Pisoni RL, et al	Nephrol Dial Transplant 2005 ; 20 : 927-935
63	Peripheral arterial disease in patients with end-stage renal disease : observations from the Dialysis Outcomes and Practice Patterns Study (DOPPS)	Rajagopalan S, Dellegrottaglie S, Furniss AL, et al	Circulation 2006 ; 114 : 1914-1922
64	Improving outcomes for dialysis patients in the international Dialysis Outcomes and Practice Patterns Study	Port FK, Pisoni RL, Bommer J, et al	Clin J Am Soc Nephrol 2006 ; 1 : 246-255
65	Large variations in prescriptions of gastrointestinal medications in hemodialysis patients on three continents : the Dialysis Outcomes and Practice Patterns Study (DOPPS)	Bailie GR, Mason NA, Elder SJ, et al	Hemodial Int 2006 ; 10 : 180-188
66	Revisiting survival differences by race and ethnicity among hemodialysis patients : the Dialysis Outcomes and Practice Patterns Study	Robinson BM, Joffe MM, Pisoni RL, et al	J Am Soc Nephrol 2006 ; 17 : 2910-2918
67	Longer treatment time and slower ultrafiltration in hemodialysis : associations with reduced mortality in the DOPPS	Saran R, Bragg-Gresham JL, Levin NW, et al	Kidney Int 2006 ; 69 : 1222-1228

No.	Title	Author	Journal
68	Mortality risk for patients receiving hemodiafiltration versus hemodialysis : European results from the DOPPS	Canaud B, Bragg-Gresham JL, Marshall MR, et al	Kidney Int 2006 ; 69 : 2087-2093
69	Incidence and risk factors for hip or other bone fractures among hemodialysis patients in the Dialysis Outcomes and Practice Patterns Study	Jadoul M, Albert JM, Akiba T, et al	Kidney Int 2006 ; 70 : 1358-1366
70	Symptoms of depression, prescription of benzodiazepines, and the risk of death in hemodialysis patients in Japan	Fukuhara S, Green J, Albert J, et al	Kidney Int 2006 ; 70 : 1866-1872
71	Haemodialysis vascular access problems in Canada : results from the Dialysis Outcomes and Practice Patterns Study (DOPPS II)	Mendelssohn DC, Ethier J, Elder SJ, et al	Nephrol Dial Transplant 2006 ; 21 : 721-728
72	Correlates and outcomes of dementia among dialysis patients : the Dialysis Outcomes and Practice Patterns Study	Kurella M, Mapes DL, Port FK, et al	Nephrol Dial Transplant 2006 ; 21 : 2543-2548
73	Starting and withdrawing haemodialysis—associations between nephrologists' opinions, patient characteristics and practice patterns (data from the Dialysis Outcomes and Practice Patterns Study)	Lambie M, Rayner HC, Bragg-Gresham JL, et al	Nephrol Dial Transplant 2006 ; 21 : 2814-2820
74	Pruritus in haemodialysis patients : International results from the Dialysis Outcomes and Practice Patterns Study (DOPPS)	Pisoni RL, Wikström B, Elder SJ, et al	Nephrol Dial Transplant 2006 ; 21 : 3495-3505
75	Dopps estimate of patient life years attributable to modifiable haemodialysis practices in Belgium	Jadoul M, Lameire N, Bragg-Gresham JL, et al	Acta Clin Belg 2007 ; 62 : 102-110
76	Diuretic use, residual renal function, and mortality among hemodialysis patients in the Dialysis Outcomes and Practice Pattern Study (DOPPS)	Bragg-Gresham JL, Fissell RB, Mason NA, et al	Am J Kidney Dis 2007 ; 49 : 426-431
77	Aspirin prescription and outcomes in hemodialysis patients : the Dialysis Outcomes and Practice Patterns Study (DOPPS)	Ethier J, Bragg-Gresham JL, Piera L, et al	Am J Kidney Dis 2007 ; 50 : 602-611
78	Estimated life expectancy of UK HD patients if clinical practice guidelines are met	Rayner HC, Greenwood R, MacTier R, et al	Br J Renal Med 2007 ; 12 : 11-14
79	Predictors of early mortality among incident US hemodialysis patients in the Dialysis Outcomes and Practice Patterns Study (DOPPS)	Bradbury BD, Fissell RB, Albert JM, et al	Clin J Am Soc Nephrol 2007 ; 2 : 89-99
80	Diabetes, glycaemic control and mortality risk in patients on haemodialysis : the Japan Dialysis Outcomes and Practice Pattern Study	Hayashino Y, Fukuhara S, Akiba T, et al	Diabetologia 2007 ; 50 : 1170-1177
81	DOPPS estimate of guideline impact on survival in hemodialysis in Italy	Pontoriero G, Locatelli F, Andreucci VE, et al	[Article in Italian] G Ital Nefrol 2007 ; 24 : 221-229

No.	Title	Author	Journal
82	Association of mineral metabolism factors with all-cause and cardiovascular mortality in hemodialysis patients : the Japan dialysis outcomes and practice patterns study	Kimata N, Albert JM, Akiba T, et al	Hemodial Int 2007 ; 11 : 340-348
83	End-stage renal disease and economic incentives : the International Study of Health Care Organization and Financing (ISHCOF)	Dor A, Pauly MV, Eichleay MA, et al	Int J Health Care Finance Econ 2007 ; 7 : 73-111
84	The organization and funding of the treatment of end-stage renal disease in Australia	Harris A	Int J Health Care Finance Econ 2007 ; 7 : 113-132
85	Belgium's mixed private/public health care system and its impact on the cost of end-stage renal disease	Van Biesen W, Lameire N, Peeters P, et al	Int J Health Care Finance Econ 2007 ; 7 : 133-148
86	The economics of end-stage renal disease care in Canada : incentives and impact on delivery of care	Manns BJ, Mendelssohn DC, Taub KJ	Int J Health Care Finance Econ 2007 ; 7 : 149-169
87	International Study of Health Care Organization and Financing for end-stage renal disease in France	Durand-Zaleski I, Combe C, Lang P	Int J Health Care Finance Econ 2007 ; 7 : 171-183
88	International study of health care organization and financing : development of renal replacement therapy in Germany	Kleophas W, Reichel H	Int J Health Care Finance Econ 2007 ; 7 : 185-200
89	International Study of Health Care Organization and Financing for renal replacement therapy in Italy : an evolving reality	Pontoriero G, Pozzoni P, Vecchio LD, et al	Int J Health Care Finance Econ 2007 ; 7 : 201-215
90	The organization and financing of end-stage renal disease treatment in Japan	Fukuhara S, Yamazaki C, Hayashino Y, et al	Int J Health Care Finance Econ 2007 ; 7 : 217-231
91	The organization and financing of dialysis and kidney transplantation services in New Zealand	Ashton T, Marshall MR	Int J Health Care Finance Econ 2007 ; 7 : 233-252
92	The organization and financing of end-stage renal disease in Spain	Luño J	Int J Health Care Finance Econ 2007 ; 7 : 253-267
93	The financing and organization of medical care for patients with end-stage renal disease in Sweden	Wikström B, Fored M, Eichleay MA, et al	Int J Health Care Finance Econ 2007 ; 7 : 269-281
94	International Study of Health Care Organization and Financing of renal services in England and Wales	Nicholson T, Roderick P	Int J Health Care Finance Econ 2007 ; 7 : 283-299
95	The organization and financing of kidney dialysis and transplant care in the United States of America	Hirth RA	Int J Health Care Finance Econ 2007 ; 7 : 301-318

No.	Title	Author	Journal
96	Designing Nephrology Social Work Interventions to Improve Self-Management and Adherence Based on the Dialysis Outcomes and Practice Patterns Study	Callahan MB	Journal of Nephrology Social Work 2007 ; 26 : 11-17
97	Depression Management for Hemodialysis Patients : Using DOPPS Data to Further Guide Nephrology Social Work Intervention	Johnstone S	Journal of Nephrology Social Work 2007 ; 26 : 18-31
98	DOPPS : Making the Case for Using Functioning and Well-Being Surveys to Assess Risk and Improve Outcomes	Witten B	Journal of Nephrology Social Work 2007 ; 26 : 32-40
99	Diabetes : Dialysis Outcomes and Practice Patterns Study Results and Innovative Patient Care Programs	Funk-Schrag W	Journal of Nephrology Social Work 2007 ; 26 : 41-44
100	Withdrawal from Dialysis : The Literature, DOPPS, and Implications for Practice	King K	Journal of Nephrology Social Work 2007 ; 26 : 45-53
101	DOPPS and the Elderly : Implications for Nephrology Social Work Practice	McKevitt PM, Bommer J, Bragg-Gresham JL, et al	Journal of Nephrology Social Work 2007 ; 26 : 55-65
102	DOPPS estimate of patient life years attributable to modifiable hemodialysis practices in Spain	Piera L, Cruz JM, Braga-Gresham JL, et al	[Article in Spanish] Nefrologia 2007 ; 27 : 496-504
103	Sexual dysfunction in dialysis patients treated with antihypertensive or antidepressive medications : results from the DOPPS	Bailie GR, Elder SJ, Mason NA, et al	Nephrol Dial Transplant 2007 ; 22 : 1163-1170
104	Hypercalcaemia is associated with poor mental health in haemodialysis patients : results from Japan DOPPS	Tanaka M, Yamazaki S, Hayashino Y, et al	Nephrol Dial Transplant 2007 ; 22 : 1658-1664
105	Lack of appetite in haemodialysis patients—associations with patient characteristics, indicators of nutritional status and outcomes in the international DOPPS	Lopes AA, Elder SJ, Ginsberg N, et al	Nephrol Dial Transplant 2007 ; 22 : 3538-3546
106	DOPPS estimate of patient life years attributable to modifiable hemodialysis practices in Canada	Mendelssohn DC, Yeates KE, Ethier J, et al	Nephrol News Issues 2007 ; 21 : 69-70, 72, 74-76 passim
107	Factors associated with health-related quality of life among hemodialysis patients in the DOPPS	Lopes AA, Bragg-Gresham JL, Goodkin DA, et al	Qual Life Res 2007 ; 16 : 545-557
108	Travel time to dialysis as a predictor of health-related quality of life, adherence, and mortality : the Dialysis Outcomes and Practice Patterns Study (DOPPS)	Moist LM, Bragg-Gresham JL, Pisoni RL, et al	Am J Kidney Dis 2008 ; 51 : 641-650

No.	Title	Author	Journal
109	Mortality risk for dialysis patients with different levels of serum calcium, phosphorus, and PTH : the Dialysis Outcomes and Practice Patterns Study (DOPPS)	Tentori F, Blayney MJ, Albert JM, et al	Am J Kidney Dis 2008 ; 52 : 519-530
110	Enhanced training in vascular access creation predicts arteriovenous fistula placement and patency in hemodialysis patients : results from the Dialysis Outcomes and Practice Patterns Study	Saran R, Elder SJ, Goodkin DA, et al	Ann Surg 2008 ; 247 : 885-891
111	A review article : sevelamer hydrochloride and metabolic acidosis in dialysis patients	Oka Y, Miyazaki M, Takatsu S, et al	Cardiovasc Hematol Disord Drug Targets 2008 ; 8 : 283-286
112	Consistent aspirin use associated with improved arteriovenous fistula survival among incident hemodialysis patients in the dialysis outcomes and practice patterns study	Hasegawa T, Elder SJ, Bragg-Gresham JL, et al	Clin J Am Soc Nephrol 2008 ; 3 : 1373-1378
113	Trends in medication use and clinical outcomes in twelve countries : results form the Dialysis Outcomes and Practice Patterns Study (DOPPS)	Tentori F	Contrib Nephrol 2008 ; 161 : 48-54
114	The DOPPS estimate of patient life years attributable to modifiable hemodialysis-Practices in Japan-	Saito A, Akiba T, Akizawa T, et al	透析会誌 2008 ; 41 : 473-482
115	Out-of-pocket spending and medication adherence among dialysis patients in twelve countries	Hirth RA, Greer SL, Albert JM, et al	Health Aff (Millwood) 2008 ; 27 : 89-102
116	High alkaline phosphatase levels in hemodialysis patients are associated with higher risk of hospitalization and death	Blayney MJ, Pisoni RL, Bragg-Gresham JL, et al	Kidney Int 2008 ; 74 : 655-663
117	Sleep quality predicts quality of life and mortality risk in haemodialysis patients : results from the Dialysis Outcomes and Practice Patterns Study (DOPPS)	Elder SJ, Pisoni RL, Akizawa T, et al	Nephrol Dial Transplant 2008 ; 23 : 998-1004
118	Vascular access use and outcomes : an international perspective from the Dialysis Outcomes and Practice Patterns Study	Ethier J, Mendelssohn DC, Elder SJ, et al	Nephrol Dial Transplant 2008 ; 23 : 3219-3226
119	A practice-related risk score (PRS) : a DOPPS-derived aggregate quality index for haemodialysis facilities	Mendelssohn DC, Pisoni RL, Arrington CJ, et al	Nephrol Dial Transplant 2008 ; 23 : 3227-3233
120	Japanese hemodialysis anemia management practices and outcomes (1999-2006) : results from the DOPPS	Akizawa T, Pisoni RL, Akiba T, et al	Nephrol Dial Transplant 2008 ; 23 : 3643-3653
121	DOPPS estimate of patient life years attributable to modifiable hemodialysis practices in France	Canaud B, Combe C, Bragg-Gresham JL, et al	[Article in French] Nephrol Ther 2008 ; 4 : 256-265

No.	Title	Author	Journal
122	Biocompatibility and permeability of dialyzer membranes do not affect anemia, erythropoietin dosage or mortality in japanese patients on chronic non-reuse hemodialysis : a prospective cohort study from the J-DOPPS II study	Yokoyama H, Kawaguchi T, Wada T, et al	Nephron Clin Pract 2008 ; 109 : c100-108
123	The Dialysis Outcomes and Practice Patterns Study (DOPPS) : Reviewing the first 12 years and looking ahead (editorial)	Robinson BM, Port FK	NephSAP 2008;7: 367-373
124	DOPPS Schätzung der Auswirkungen veränderbarer Hämodialyseverfahren auf die überlebensrate von Dialysepatienten in Deutschland	Bommer J, Bragg-Gresham JL, Eichleay MA, et al	Nieren und Hochdruckkrankheiten 2008 ; 37 : 545-554
125	Facility hemodialysis vascular access use and mortality in countries participating in DOPPS : an instrumental variable analysis	Pisoni RL, Arrington CJ, Albert JM, et al	Am J Kidney Dis 2009 ; 53 : 475-491
126	Conversion of vascular access type among incident hemodialysis patients : description and association with mortality	Bradbury BD, Chen F, Furniss A, et al	Am J Kidney Dis 2009 ; 53 : 804-814
127	The burden of amputation among hemodialysis patients in the Dialysis Outcomes and Practice Patterns Study (DOPPS)	Combe C, Albert JM, Bragg-Gresham JL, et al	Am J Kidney Dis 2009 ; 54 : 680-692
128	Depressive symptoms predict the future risk of severe pruritus in haemodialysis patients : Japan Dialysis Outcomes and Practice Patterns Study	Yamamoto Y, Hayashino Y, Yamazaki S, et al	Br J Dermatol 2009 ; 161 : 384-389
129	Greater first-year survival on hemodialysis in facilities in which patients are provided earlier and more frequent pre-nephrology visits	Hasegawa T, Bragg-Gresham JL, Yamazaki S, et al	Clin J Am Soc Nephrol 2009 ; 4 : 595-602
130	Key comorbid conditions that are predictive of survival among hemodialysis patients	Miskulin D, Bragg-Gresham J, Gillespie BW, et al	Clin J Am Soc Nephrol 2009 ; 4 : 1818-1826
131	International hemodialysis patient outcomes comparisons revisited : the role of practice patterns and other factors	Robinson BM, Port FK	Clin J Am Soc Nephrol 2009 ; 4 Suppl 1 : S12-17
132	Low health-related quality of life is associated with all-cause mortality in patients with diabetes on haemodialysis : the Japan Dialysis Outcomes and Practice Pattern Study	Hayashino Y, Fukuhara S, Akiba T, et al	Diabet Med 2009 ; 26 : 921-927
133	Trends and consequences of mineral bone disorder in haemodialysis patients : lessons from The Dialysis Outcomes and Practice Patterns Study (DOPPS)	Blayney MJ, Tentori F	J Ren Care 2009 ; 35 Suppl 1 : 7-13
134	Rosiglitazone is associated with mortality in chronic hemodialysis patients	Ramirez SP, Albert JM, Blayney MJ, et al	J Am Soc Nephrol 2009 ; 20 : 1094-1101

No.	Title	Author	Journal
135	The survival advantage for haemodialysis patients taking vitamin D is questioned : findings from the Dialysis Outcomes and Practice Patterns Study	Tentori F, Albert JM, Young EW, et al	Nephrol Dial Transplant 2009 ; 24 : 963-972
136	Prescription of antihypertensive agents to haemodialysis patients : time trends and associations with patient characteristics, country and survival in the DOPPS	Lopes AA, Bragg-Gresham JL, Ramirez SP, et al	Nephrol Dial Transplant 2009 ; 24 : 2809-2816
137	Beta-blocker prescription and outcomes in hemodialysis patients from the Japan Dialysis Outcomes and Practice Patterns Study	Nakao K, Makino H, Morita S, et al	Nephron Clin Pract 2009 ; 113 : c132-139
138	Impact of early referral to nephrologist on mental health among hemodialysis patients : a Dialysis Outcomes and Practice Patterns Study (DOPPS)	Yokoyama Y, Yamazaki S, Hasegawa T, et al	Nephron Clin Pract 2009 ; 113 : c191-197
139	Depressive symptoms predict the subsequent risk of bodily pain in dialysis patients : Japan Dialysis Outcomes and Practice Patterns Study	Yamamoto Y, Hayashino Y, Akiba T, et al	Pain Med 2009 ; 10 : 883-889
140	Hemodialysis vascular access training and practices are key to improved access outcomes	Goodkin DA, Pisoni RL, Locatelli F, et al	Am J Kidney Dis 2010 ; 56 : 1032-1042
141	Independent and joint associations of nutritional status indicators with mortality risk among chronic hemodialysis patients in the Dialysis Outcomes and Practice Patterns Study (DOPPS)	Lopes AA, Bragg-Gresham JL, Elder SJ, et al	J Ren Nutr 2010 ; 20 : 224-234
142	Atrial fibrillation in hemodialysis patients : clinical features and associations with anticoagulant therapy	Wizemann V, Tong L, Satayathum S, et al	Kidney Int 2010 ; 77 : 1098-1106
143	International trends in erythropoietin use and hemoglobin levels in hemodialysis patients	McFarlane PA, Pisoni RL, Eichleay MA, et al	Kidney Int 2010 ; 78 : 215-223
144	Physical exercise among participants in the Dialysis Outcomes and Practice Patterns Study (DOPPS) : correlates and associated outcomes	Tentori F, Elder SJ, Thumma J, et al	Nephrol Dial Transplant 2010 ; 25 : 3050-3062
145	Dialysis Outcomes and Practice Patterns Study estimate of patient life-years attributable to modifiable haemodialysis practices in Sweden	Wikström B, Jacobson SH, Bragg-Gresham J, et al	Scand J Urol Nephrol 2010 ; 44 : 113-120
146	Caring for dialysis patients : international insights from the Dialysis Outcomes and Practice Patterns Study (DOPPS). Identifying best practices and outcomes in the DOPPS	Robinson BM, Port FK	Semin Dial 2010 ; 23 : 4-6
147	The increasing use of hemodialysis catheters : evidence from the DOPPS on its significance and ways to reverse it	Rayner HC, Pisoni RL	Semin Dial 2010 ; 23 : 6-10

No.	Title	Author	Journal
148	Mineral and bone disorder and outcomes in hemodialysis patients : results from the DOPPS	Tentori F	Semin Dial 2010 ; 23 : 10–14
149	Health-related quality of life and depression among participants in the DOPPS : predictors and associations with clinical outcomes	Tentori F, Mapes DL	Semin Dial 2010 ; 23 : 14–16
150	International economics of dialysis : lessons from the DOPPS	Hirth RA	Semin Dial 2010 ; 23 : 16–18
151	Facility-level interpatient hemoglobin variability in hemodialysis centers participating in the Dialysis Outcomes and Practice Patterns Study (DOPPS) : Associations with mortality, patient characteristics, and facility practices	Pisoni RL, Bragg-Gresham JL, Fuller DS, et al	Am J Kidney Dis 2011 ; 57 : 266–275
152	The Dialysis Outcomes and Practice Patterns Study (DOPPS) Practice Monitor : rationale and methods for an initiative to monitor the new US bundled dialysis payment system	Robinson B, Fuller D, Zinsser D, et al	Am J Kidney Dis 2011 ; 57 : 822–831
153	The associations of social support and other psychosocial factors with mortality and quality of life in the dialysis outcomes and practice patterns study	Untas A, Thumma J, Rascle N, et al	Clin J Am Soc Nephrol 2011 ; 6 : 142–152
154	Clinical practices and outcomes in elderly hemodialysis patients : results from the Dialysis Outcomes and Practice Patterns Study (DOPPS)	Canaud B, Tong L, Tentori F, et al	Clin J Am Soc Nephrol 2011 ; 6 : 1651–1662
155	C-reactive protein and prediction of 1-year mortality in prevalent hemodialysis patients	Bazeley J, Bieber B, Li Y, et al	Clin J Am Soc Nephrol 2011 ; 6 : 2452–2461
156	Uric acid levels and all-cause and cardiovascular mortality in the hemodialysis population	Latif W, Karaboyas A, Tong L, et al	Clin J Am Soc Nephrol 2011 ; 6 : 2470–2477
157	Naturally occurring higher hemoglobin concentration does not increase mortality among hemodialysis patients	Goodkin DA, Fuller DS, Robinson BM, et al	J Am Soc Nephrol 2011 ; 22 : 358–365
158	Changes in anemia management and hemoglobin levels following revision of a bundling policy to incorporate recombinant human erythropoietin	Hasegawa T, Bragg-Gresham JL, Pisoni RL, et al	Kidney Int 2011 ; 79 : 340–346
159	Interprovincial differences in the achievement of K/DOQI targets of mineral metabolism in Canada	Lebner AC, Beard KM, Soroka SD, et al	Nephrol Dial Transplant 2011 ; 26 : 156–163
160	Hospitalization risks related to vascular access type among incident US hemodialysis patients	Ng LJ, Chen F, Pisoni RL, et al	Nephrol Dial Transplant 2011 ; 26 : 3659–3666

No.	Title	Author	Journal
161	C-reactive protein and mortality in hemodialysis patients : the Dialysis Outcomes and Practice Patterns Study (DOPPS)	Kawaguchi T, Tong L, Robinson BM, et al	Nephron Clin Pract 2011 ; 117 : c167-178
162	Predialysis serum sodium level, dialysate sodium, and mortality in maintenance hemodialysis patients : the Dialysis Outcomes and Practice Patterns Study (DOPPS)	Hecking M, Karaboyas A, Saran R, et al	Am J Kidney Dis 2012 ; 59 : 238-248
163	Phosphate binder use and mortality among hemodialysis patients in the Dialysis Outcomes and Practice Patterns Study (DOPPS) : evaluation of possible confounding by nutritional status	Lopes AA, Tong L, Thumma J, et al	Am J Kidney Dis 2012 ; 60 : 90-101
164	The DOPPS Practice Monitor for US dialysis care : trends through August 2011	Pisoni RL, Fuller DS, Bieber BA, et al	Am J Kidney Dis 2012 ; 60 : 160-165
165	Dialysate sodium concentration and the association with interdialytic weight gain, hospitalization, and mortality	Hecking M, Karaboyas A, Saran R, et al	Clin J Am Soc Nephrol 2012 ; 7 : 92-100
166	Modifiable practices associated with sudden death among hemodialysis patients in the Dialysis Outcomes and Practice Patterns Study	Jadoul M, Thumma J, Fuller DS, et al	Clin J Am Soc Nephrol 2012 ; 7 : 765-774
167	Dialysis outcomes and analysis of practice patterns suggests the dialysis schedule affects day-of-week mortality	Zhang H, Schaubel DE, Kalbfleisch JD, et al	Kidney Int 2012 ; 81 : 1108-1115
168	Psychosocial variables are associated with being wait-listed, but not with receiving a kidney transplant in the Dialysis Outcomes and Practice Patterns Study (DOPPS)	Szeifert L, Bragg-Gresham JL, Thumma J, et al	Nephrol Dial Transplant 2012 ; 27 : 2107-2113
169	Longer dialysis session length is associated with better intermediate outcomes and survival among patients on in-center three times per week hemodialysis : results from the Dialysis Outcomes and Practice Patterns Study (DOPPS)	Tentori F, Zhang J, Li Y, et al	Nephrol Dial Transplant 2012 ; 27 : 4180-4188
170	Disappearance of association in diabetic patients on hemodialysis between anemia and mortality risk : the Japan dialysis outcomes and practice pattern study	Inaba M, Hayashino Y, Shoji T, et al	Nephron Clin Pract 2012 ; 120 : c91-100

和文索引

あ
アウトカム　22, 112, 152, 158, 160
　──研究　24
　──指標　158
アスピリン　132
　──と AVF 開存期間　132
アルブミン　76, 126

い
インスリン　134
医原性高カルシウム血症　138
一般化可能性　28
医療政策　107
因果関係　28

う
うつ　80, 138, 140
　──症状　80, 84
　──と痒み　84
　──と死亡　80
　──の治療パターンと死亡との関連性　140
うつ病診療のばらつき　26

え
エリスロポエチン（rHuEPO）　116, 124
　──製剤　144
　──製剤投与量　130, 146
栄養　76

か
ガイドライン　102, 104
カテーテル　40, 44, 110, 126
カルシウム（Ca）　54, 58, 126, 136, 138
　──・リン積　136
　──代謝指標適正値　54
概念モデル　22
活性型ビタミン D 製剤　136
痒み　84
観察研究　24, 28, 30, 160

き
客観的なアウトカム指標　158

け
経営形態　154
経口血糖降下薬　134
傾向スコア　30
経口鉄剤　66
血液透析患者　138
血管アクセス　→バスキュラーアクセスを見よ
血糖コントロールと総死亡　134
血流量　34, 36, 38
　──と生命予後　38
健康医療評価研究機構（iHope International）　92, 98
健康関連 QOL　72, 78, 82, 86, 148
　──調査票　138
　──の国際間差異　148
限定　160

こ
コホート研究　152
抗うつ薬　140
高カルシウム血症　138, 144
　──とメンタルヘルス　138
　医原性──　138
高カルシウム透析液　46
抗血小板薬　132
構造化　28
行動変容　28
交絡因子　22, 152, 160
高リン血症　136, 144
骨ミネラル代謝
　──指標値と Hb 値との関連　144
　──と生命予後　136

さ
再入院　142

し
シナカルセト　58
　──＋低用量ビタミン D 療法　58
　──と心血管系合併症　58
　──と生命予後　58
自己血管内シャント　→ AVF を見よ

施設診療パターン　122
主観的なアウトカム指標　158
消化管出血発症のリスク　132
静注鉄剤　66, 116, 130
除水量　42
人工血管内シャント　→ AVG を見よ
診察時間　88
　──と MCS　88
　──と PCS　88
　──と満足度　88
　──と予後　88
腎疾患特異的 QOL 尺度　80
腎性貧血　60, 63, 76, 116, 144
　──診療パターン　70, 116
身体的健康度　72, 88
診療ガイドライン　102, 104
診療報酬　107, 112, 116

す
推定生存年数　126
睡眠障害　86
睡眠の質　86
　──と体の痛み　86

せ
精神的健康度　72, 88
生存の延長　126
生存率　124
生体適合性　124
生命予後　110
赤芽球癆　146
赤血球造血刺激因子製剤
　→ ESA を見よ
専門医　88

そ
層化，回帰モデル　160
操作変数法　30

た
第三の因子　22, 160
代表サンプル　154
探索的研究　28

ち
調整因子　160
地理的区分　154
治療選択交絡　30

て

低カルシウム透析液　46
低リン血症　136
鉄剤投与量　66
鉄補充療法　66, 116

と

トランスフェリン飽和度
　→TSATを見よ
透析液
　――Ca濃度　46, 54, 136
　――Ca濃度と生命予後　46
　――のエンドトキシン濃度
　　112
透析時間　34, 36, 38, 42
　――とアウトカム　112
　――と死亡リスク　107
　――と死亡率　36
　――と生命予後　36
　――のばらつき　26
透析処方　146
　――の選択　42
透析膜の生体適合性　124
透析量　→Kt/Vを見よ
糖尿病　82, 134

に

二次性副甲状腺機能亢進症
　58, 142
　――と入院期間　142
日本透析医会　107
日本透析医学会　107, 146
　――ガイドライン　104, 107,
　　126
　――の全国調査　154

日本におけるDOPPS参加施設
　数　154
入院期間　142

は

ハイパフォーマンス　124
ハザード比　152
バスキュラーアクセス（VA）
　40, 110, 132, 146
　――形態と死亡リスク　44
　――選択の国際比較　40
　――選択のばらつき　26
　――とアウトカム　112
発生率　152
ばらつき　26

ひ

ビタミンD製剤投与　48, 54
　――と生命予後　48

ふ

フェリチン　66, 76, 116, 130
副甲状腺摘出術（PTx）　58, 142
　――の頻度　54
副甲状腺ホルモン　→PTHを
　見よ

へ

ヘモグロビン（Hb）　60, 63, 70,
　76, 116, 124, 126, 130, 144, 146
　――値とESA投与量　63
　――値と患者予後　130
　――値と健康関連QOL　72
　――値と骨ミネラル代謝指標
　　値　144
　――値の変動と生命予後　70

ベンゾジアゼピン薬　140

ほ

保存期腎専門医診療　122

ま

マッチング　160
膜面積　36, 38
満足度　88

め

メンタルヘルス　138

も

モデル調整　30

よ

要因　22, 152, 158, 160
　――とアウトカムの関連　28

ら

ランダム化比較試験　24
ランダムサンプリング　28, 154

り

リアルワールド・エビデンス
　30
リサーチ・クエスチョン　22,
　26, 28, 30, 98, 112
リン　54, 58, 126, 136
リン吸着薬　54, 136, 138
臨床研究
　――のコア・コンピテンシー
　　92
　――のリテラシー　92
臨床研究デザイン塾　92, 98

欧文索引

A

Arbor Research Collaborative for Health　16, 162
arteriovenous fistula（AVF）　40, 44, 110, 132
arteriovenous graft（AVG）　40, 44

C

CES-D（Center for Epidemiologic Studies Depression Scale）　80
CRP　118
　――と死亡リスク　118

D

DOPPS
　――参加国（地域）　154, 162
　――と臨床試験の違い　24
　――におけるリサーチ・クエスチョン　22
　――の概念モデル　22
　――の起源　16
　――の研究デザイン　158, 160
　――のサンプリング方法　154
　――の組織　162
　――の調査項目　162
DOPPS Practice Monitor（DPM）　162

E

erythropoietin 製剤　→エリスロポエチン（rHuEPO）を見よ
ESA　60, 66, 116
　――低反応性　76
　――投与量　63
　――包括化　116
evidence-based medicine（EBM）　102
EVOLVE 試験　58

H

Hb　→ヘモグロビンを見よ
health related quality of life（HRQOL）　72, 78, 82, 86, 148
hungry bone syndrome　142

I

iHope International　92, 98
instrumental variable approach　44
intention-to-treat（ITT）解析　24

J

J-CLIP（Japanese Clinical Investigator's Publication support）　92, 98
　――によって発信された論文リスト　98

K

KDCS　78
KDIGO　102
　――ガイドライン　104
K/DOQI　102
　――ガイドライン　104, 126
KDQOL-SF　72, 78, 80
KDQOL-SF-36™（The Kidney Disease Quality of Life Short Form）　86
Kt/V　34, 36, 38, 42, 126, 146
　――と死亡率　36
　――と生命予後　42
　――の国際比較　34

M

mental component summary（MCS）　72, 78, 82, 86, 88
Mental Health Inventory 尺度（MHI-5）　84

P

physical component summary（PCS）　72, 78, 82, 86, 88
PQRST　92
pre-nephrology visit（PNV）　122
PTH　51, 54, 58, 136
　――値と心血管死亡リスク　51
　――値と生命予後　51

Q

QOL　78, 88, 130
　健康関連――　72, 78, 82, 86, 148

S

Short-Form Health Survey（SF-36）　72, 82, 86, 138, 148

T

TSAT　66, 76, 116, 130

U

United States Renal Data System（USRDS）　16, 146, 154

DOPPS──透析臨床にもたらした impact

2013年2月25日　第1版1刷発行
2013年5月20日　第1版2刷発行

監　修	黒川　　清
編　集	秋澤　忠男，斎藤　　明，秋葉　　隆，福原　俊一
発行者	増永　和也
発行所	株式会社日本メディカルセンター
	東京都千代田区神田神保町 1-64（神保町協和ビル）
	〒101-0051　TEL 03(3291)3901(代)
印刷所	シナノ印刷株式会社

ISBN978-4-88875-253-4

©2013　乱丁・落丁は，お取り替えいたします．

本書の複写にかかる複製，上映，譲渡，公衆送信（送信可能化を含む）の各権利は株式会社日本メディカルセンターが管理の委託を受けています．

JCOPY〈(社)出版者著作権管理機構　委託出版物〉

本書の無断複写は著作権法上での例外を除き禁じられています．複写される場合は，そのつど事前に，(社)出版者著作権管理機構（電話 03-3513-6969，FAX 03-3513-6979，e-mail : info@jcopy.or.jp）の許諾を得てください．